摂食障害のセルフヘルプ援助
患者の力を生かすアプローチ

西園マーハ文

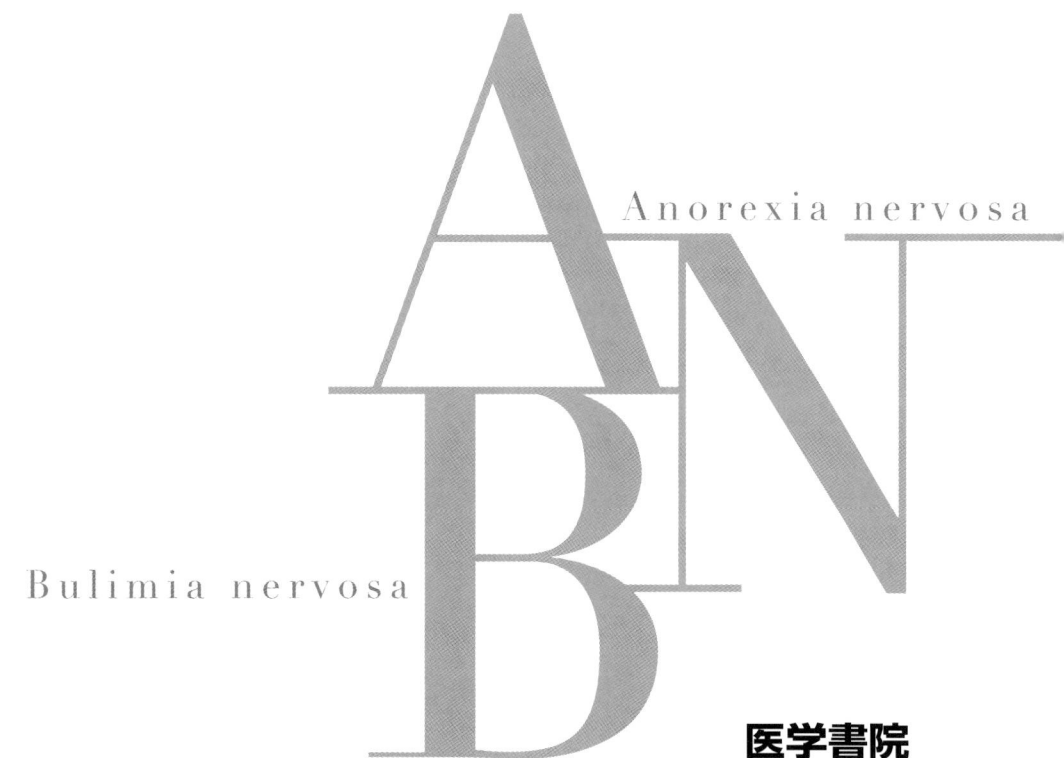

Anorexia nervosa

Bulimia nervosa

医学書院

【著者紹介】
西園マーハ文

　財団法人 東京都医学研究機構 東京都精神医学総合研究所「心の健康づくりのための予防・治療・リハビリ法」プロジェクト副参事研究員。1985年九州大学医学部卒業，慶應義塾大学医学部研修医。1986年英国エジンバラ大学留学，1987年慶應義塾大学医学部助手，1998年東京都精神医学総合研究所主任研究員，2000年同副参事研究員，現在に至る。2007年4月より慶應義塾大学医学部客員准教授も務める。2008～2009年ロンドンInstitute of Psychiatry客員研究員，日本社会精神医学会理事，日本摂食障害学会評議員。

　著書に，『過食症からの脱出』（共著），『摂食障害のチーム医療』『摂食障害治療サポートガイドブック』『生活しながら治す摂食障害』（以上，女子栄養大学出版部），『摂食障害 心と身体のケアアドバイスブック』（精神看護出版）。

　研究所勤務になってから，本書で扱った摂食障害以外に産後メンタルヘルスも研究テーマに。学校や保健所が主なフィールドで，病院受診前の方々に援助している。「病院勤務時代にはみえなかった，受診前の方々の精神病理学は大変興味深い。『グレーゾーン学』を今後も発展させたい。また一方で，摂食障害患者さんの回復過程の不思議についてもさらに研究を続けたい」。古典的な摂食障害についても資料収集中。

摂食障害のセルフヘルプ援助―患者の力を生かすアプローチ

発　行　2010年5月15日　第1版第1刷©

著　者　西園マーハ文

発行者　株式会社　医学書院
　　　　代表取締役　金原　優
　　　　〒113-8719　東京都文京区本郷1-28-23
　　　　電話 03-3817-5600（社内案内）

印刷・製本　大日本法令印刷

本書の複製権・翻訳権・上映権・譲渡権・公衆送信権（送信可能化権を含む）は㈱医学書院が保有します．

ISBN978-4-260-01044-3

JCOPY 〈㈳出版者著作権管理機構 委託出版物〉
本書の無断複写は著作権法上での例外を除き禁じられています．複写される場合は，そのつど事前に，㈳出版者著作権管理機構（電話 03-3513-6969，FAX 03-3513-6979，info@jcopy.or.jp）の許諾を得てください．

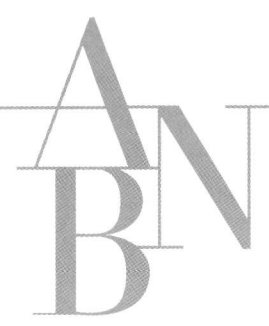

序

　摂食障害は，近年，一般診療で目にする「普通の病気」になってきた。学生相談室など，医療以外の相談に訪れる者も多い。しかし残念ながら，摂食障害に本格的に取り組む専門家はなかなか増えない。摂食障害の治療は難しいというイメージが浸透してしまったようにも思われる。

　一方，研究の世界では治療研究の進歩が著しい。しかし，研究対象となるのは，摂食障害の診断基準を満たし，併存診断がなく，年齢がある枠の範囲，しかも毎週治療に通えるなど，条件が整った模範的な対象である。実際には，このような患者は少なく，実地臨床と研究のギャップは大きい。現実の患者に対峙するときは，良い結果を誇る認知行動療法などの技法をどう実地に応用するかというところに臨床的センスが求められる。

　摂食障害の本格的な治療法については，さまざまな参考書が手に入る。しかし，実地応用に必要な考え方については，これまで参考書がほとんどなかった。筆者は，実地応用の中では，「本人のセルフヘルプを援助する」姿勢(guided self-help)が非常に大事なのではないかと考え，これをテーマに本書を執筆することにした。この本のコアである症例部分は，「本人のセルフヘルプを援助する」場面をできるだけ臨場感を持って示すために書いた架空の症例である。「最初からこんなに言語化できる患者はいない」「こんなに診察時間はとれない」と思われる方も多いと思う。それぞれの治療者の臨床場面では，ここで挙げたことをさらに実地応用していただければと思う。

　本書は，筆者がロンドンのInstitute of Psychiatryの摂食障害ユニットで研究をしながら，英国各地で摂食障害の治療に携わる方々の話を聞いていた1年の間に執筆したものである。本文で，「海外では」という記述の部分が英国の話に偏っているのはそのためである。いわゆる「箱モノ」的には，英国の病院がすべて日本より優れているとは言えない。しかし，治療技術，臨床的アイデア，職種間の連携には，学ぶべきことが非常に多かった。その基本にあったのが，この本で紹介した本人の力を引き出しつつ治療をしていく治療態度であった。今後，日本においても，摂食障害の専門家が増えることを切に願っているが，一方で「摂食障害に特化した専門家」でなくて

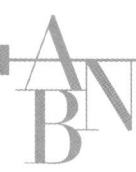

　も，基本的なトレーニング，患者との信頼関係，周囲とのチームワーク，患者がおかれている状況に対する洞察力などを駆使すれば援助可能な対象も多いということは明るい希望である．このような仕事の際に，この本を道標に使っていただければと思う．

　執筆中は，医学書院　西村僚一さんの遠隔指導に助けられた．締め切り時間がロンドンより8時間早いことに気付いて慌てたり，良い日本語が浮かばず困ったこともあった．1日のうちに，英国の仕事と執筆の両方をやっていたこの特殊な執筆状況が，この本の中の海外事情や海外からの参考書を読む際の距離感を縮めるのに少しでも役に立っていたら嬉しいことである．

　2010年4月　桜の後の雪の日に

西園マーハ文

目次

第1部　理論編

第1章　摂食障害の特徴と治療―治療の難しさを乗り越えるために …… 2
- **1** はじめに ………………………………………………………………… 2
- **2** 症状の理解――セルフヘルプに導入しやすい症状 ………………… 4
  - （1）拒食症 …………………………………………………………… 5
  - （2）過食症 …………………………………………………………… 9
  - （3）特定不能の摂食障害 …………………………………………… 13
- **3** セルフヘルプ，指導付きセルフヘルプ ……………………………… 13
  - **COLUMN**：体重の単位とまぼろしの線 ……………………………… 16

第2章　さまざまな治療法とセルフヘルプの生かし方 ………………… 17
- **1** 従来の治療法の再考 …………………………………………………… 17
  - （1）治療者と患者の治療関係 ……………………………………… 17
  - （2）治療法の分類と特徴 …………………………………………… 18
- **2** 指導付きセルフヘルプに活用できる考え方と技法 ………………… 21
  - （1）認知行動療法 …………………………………………………… 21
  - （2）動機付け面接法 ………………………………………………… 25
- **3** セルフヘルプを援助する治療者像 …………………………………… 28
- **4** 実際の会話にみる治療関係 …………………………………………… 29
  - （1）メディカルモデルの問題点 …………………………………… 29
  - （2）指導付きセルフヘルプに導入するコツ ……………………… 32
- **5** 医学的処置が必要な状況 ……………………………………………… 36

第3章　治療の流れとセルフヘルプの生かし方 ………………………… 38
- **1** 多職種連携と本人の治療動機 ………………………………………… 38
- **2** 組織を超えた初診時の連携 …………………………………………… 40
- **3** 紹介時の注意点 ………………………………………………………… 42
  - **COLUMN**：いったん治療を終了する ………………………………… 44

第4章　指導付きセルフヘルプについて―さらに知っておくべきこと …… 45
- **1** 症状モニターをしないほうがよいとき ……………………………… 45
  - （1）本人の要因 ……………………………………………………… 45
  - （2）治療者側の要因 ………………………………………………… 46

2 ライフサイクルとセルフヘルプの位置付け ………………………… 47
 （1）長期化のパターン，回復のパターン ……………………… 47
 （2）新しい家族関係について ……………………………………… 52
 （3）摂食障害と生活の自立 ………………………………………… 52

3 海外での試み ……………………………………………………………… 55
 （1）病院・地域連携，施設間連携 ………………………………… 55
 （2）学校の対応 ……………………………………………………… 56
 （3）「標準的な治療」を超えて …………………………………… 56
 （4）BEAT などの援助団体 ………………………………………… 57

第 2 部　実践編　　59

第 5 章　初診時の外来でのセルフヘルプの導入 ………………………… 60
CASE 1　テーマ：家族はあまり心配していない中学生に対する治療の導入 …… 60
　　　　　　【小児科医×A さん（15 歳女性，中学 3 年）とその母親】

 Prologue ………………………………………………………………… 60
 Scene ❶-1：初診の動機を確認する ………………………………… 60
 Scene ❶-2：体重を量り，BMI を計算する ……………………… 61
 Scene ❶-3：正常と異常：母親の考えを聞く …………………… 63
 Scene ❶-4：血圧や脈拍を確認する ………………………………… 64
 Scene ❶-5：検査の結果を説明する ………………………………… 65
 Scene ❶-6：発症状況について確認する …………………………… 66
 Scene ❶-7：本人には何ができるか ………………………………… 66
 Scene ❶-8：2 週間の経過を振り返る ……………………………… 67
 Scene ❶-9：食事の工夫 ……………………………………………… 69
 Scene ❶-10：母親の役割 …………………………………………… 70
 Commentary 1：摂食障害と家族 …………………………………… 71
 Commentary 2：診察時の体重測定をルーチンに ……………… 73
 Epilogue ……………………………………………………………… 75
 COLUMN：セッションの録音 ……………………………………… 75

CASE 2　テーマ：家族の不安が強い高校生に対する治療 ……………………… 76
　　　　　　【内科医×B さん（17 歳女性，高校 2 年）とその母親】

 Prologue ……………………………………………………………… 76
 Scene ❷-1：母親の相談 …………………………………………… 76
 Scene ❷-2：母親から見た症状の確認 …………………………… 76

Scene ❷-3：学校での適応や対人関係		77
Scene ❷-4：本人の受診の勧め		78
Scene ❷-5：本人の受診		81
Scene ❷-6：本人が困っていることを探す		82
Scene ❷-7：今後の治療について話し合う		84
Scene ❷-8：検査結果をふまえて今後のことを考える		85
Scene ❷-9：本人の食生活に家族はどれだけかかわるべきか		86
Scene ❷-10：本人の家族への干渉		87
Commentary 1：治療の責任		88
Commentary 2：紹介のプロセス		89
Epilogue		90
CASE 3	**テーマ：ライフイベントを動機付けに生かす（栄養指導の併用）**	**91**
	【精神科医と栄養士×Cさん（30歳女性，会社員）】	
Prologue		91
Scene ❸-1：人から勧められて受診したケースとの最初の対話		91
Scene ❸-2：体重について話してみる		91
Scene ❸-3：ホルモン療法の意味について話し合う		92
Scene ❸-4：何をどう変えるのか		93
Scene ❸-5：変えたくない理由を考えてみる		95
Scene ❸-6：変えたくない理由を検討したうえで治療計画を立てる		97
Scene ❸-7：栄養士との対話		98
Scene ❸-8：1か月の食事を振り返る		101
Commentary 1：目標体重・体重回復のスピード		102
Commentary 2：「ライフイベント」と治療計画，治療動機		104
Epilogue		104
CASE 4	**テーマ：症状悪化への気付き（過活動の理解）**	**105**
	【精神科医×Dさん（24歳女性，元会社員で現在資格試験浪人中）】	
Prologue		105
Scene ❹-1：過活動症状に注目して経過を振り返る		105
Scene ❹-2：経過をまとめてみる		107
Scene ❹-3：過活動の内容を確認する		108
Scene ❹-4：食事と睡眠の習慣について話してみる		108
Scene ❹-5：1週間の生活を振り返る(1)		109
Scene ❹-6：1週間の生活を振り返る(2)		111
Scene ❹-7：体重と過活動の関係を考える		112
Scene ❹-8：睡眠との関連についても考えてみる		113
Commentary 1：摂食障害と過活動		115
Commentary 2：再発の徴候を知る		117

Epilogue ··· 119
COLUMN：売上の落ちた商店 ··· 119

第6章　さまざまな場面でのセルフヘルプの導入 ·············· 120

CASE 5　テーマ：健診結果から受診につなぐ ······································ 120
【養護教諭×Eさん（14歳女性，中学2年）】

Prologue ··· 120
Scene ❺-1：面接例A（次につながらない面接）······························· 121
Scene ❺-2：面接例B（次につながる面接）···································· 122
Scene ❺-3：面接例B（継時的変化の確認）···································· 124
Scene ❺-4：面接例B（言葉の意味を考え直す）······························· 124
Scene ❺-5：面接例C（専門的援助が難しくなる展開）······················ 126
Commentary 1：学校保健の中の摂食障害 ······································ 127
Epilogue ··· 130
COLUMN：あまり質のよくないセーター ······································ 130

CASE 6　テーマ：学生相談の途中で明らかになった過食嘔吐の問題 ········ 131
【臨床心理士×Fさん（19歳女性，大学1年）】

Prologue ··· 131
Scene ❻-1：隠されていた食の問題について話題にする ··················· 131
Scene ❻-2：症状の詳細な聴取は焦らず，医療の必要性を示唆する ···· 132
Scene ❻-3：紹介前の経過の振り返り（1）······································ 134
Scene ❻-4：紹介前の経過の振り返り（2）······································ 135
Commentary 1：経過の理解とセルフヘルプへの動機付け ················ 136
Commentary 2：学生相談と医療機関の関係 ··································· 137
Epilogue ··· 139

CASE 7　テーマ：子育て相談の中で明らかになった摂食障害とうつ状態 ··· 140
【保健師×Gさん（28歳女性，育児中の母親）】

Prologue ··· 140
Scene ❼-1：離乳食の話題から母親の問題へ ·································· 140
Scene ❼-2：生活リズムや気分について確認する ···························· 141
Scene ❼-3：食生活について聞いてみる ·· 142
Scene ❼-4：病歴を確認する ·· 144
Scene ❼-5：自己管理について確認する ·· 144
Scene ❼-6：運動歴について聞いてみる ·· 146
Scene ❼-7：うつ症状の経過に焦点を当ててみる ···························· 146
Commentary 1：摂食障害とコモビディティー（併存診断）··············· 148
Commentary 2：長い経過の中から，セルフヘルプの手がかりとなるキーワードを探す ····· 149
Commentary 3：摂食障害と子育て ··· 149

	Commentary 4：子育て援助か，本人の治療か ………………………………… 150
	Epilogue …………………………………………………………………………… 151
	COLUMN：ロールプレイ ………………………………………………………… 151

CASE 8　テーマ：病棟での看護師の対応 ……………………………………………… 152
　　　　　　　【看護師×Hさん（20歳女性，入院中）】

　　Prologue …………………………………………………………………………… 152
　　Scene ❽-1：「機械的な」体重測定 ……………………………………………… 152
　　Scene ❽-2：体重測定から対話を発展させる ………………………………… 152
　　Scene ❽-3：「機械的な」採血 …………………………………………………… 154
　　Scene ❽-4：採血時の対話から身体感覚に注意を向ける …………………… 154
　　Commentary 1：体調や身体感覚 ………………………………………………… 155
　　Commentary 2：病棟生活で発見される「否認」の病理 ……………………… 157
　　Epilogue …………………………………………………………………………… 158

第7章　過食症への対応 ……………………………………………………………… 159

CASE 9（Part 1）　テーマ：食生活の安定化と症状モニタリングの導入 ………… 159
　　　　　　　【精神科医×Iさん（20代女性，会社員）】

　　Prologue …………………………………………………………………………… 160
　　Scene ❾-1：主訴は何か ………………………………………………………… 160
　　Scene ❾-2：メディカルモデルでの展開 ……………………………………… 161
　　Scene ❾-3：食事の記録を書いてみる ………………………………………… 162
　　Scene ❾-4：短いメモからわかること ………………………………………… 162
　　Scene ❾-5：用意した記録用紙に毎日記入する ……………………………… 164
　　Scene ❾-6：具体的な記録を題材に，症状を確認する ……………………… 165
　　Scene ❾-7：症状が激しい日の記録を治療に生かす ………………………… 168
　　Commentary 1：過食症治療の前提にある食事の規則性 …………………… 169
　　Commentary 2：症状モニター（モニタリング） ……………………………… 170
　　Interlude …………………………………………………………………………… 171
　　COLUMN：女性アスリートの3徴 ……………………………………………… 171

CASE 9（Part 2）　テーマ：背景の分析とより安定した症状コントロール ……… 173
　　　　　　　【精神科医×Iさん（20代女性，会社員）】

　　Interlude …………………………………………………………………………… 173
　　Scene ❾-8：生活リズムと症状の関係を考える ……………………………… 173
　　Scene ❾-9：過食の背景にある感情について話し合う（1） ………………… 174
　　Scene ❾-10：過食の背景にある感情について話し合う（2） ……………… 175
　　Scene ❾-11：認知行動療法の技法の活用（1） ……………………………… 177
　　Scene ❾-12：認知行動療法の技法の活用（2） ……………………………… 177
　　Scene ❾-13：過食の背景の感情についてもう一度話し合う ……………… 179

Scene ❾-14：母親との関係について考える ……………………………………… 181
Scene ❾-15：過食に結びつきそうな感情に対処する方法(1) ……………… 182
Scene ❾-16：過食に結びつきそうな感情に対処する方法(2) ……………… 182
Commentary 1：過食の代わりになること ……………………………………… 185
Commentary 2：食生活の安定化と心理的対応のバランス …………………… 186
Epilogue ……………………………………………………………………………… 187
COLUMN：治療ノート …………………………………………………………… 187

第３部　資料編　189

資料 1	週２回の体重と脈の記録 ……………………………………… 190
資料 2	家族の責任と本人の責任について話し合うためのチャート … 190
資料 3	食生活を変えたいかについての質問 …………………………… 191
資料 4	変えたほうがよい理由と変えないほうがよい理由 …………… 191
資料 5	食事の時間，場所，内容 ………………………………………… 192
資料 6	安心食材リスト …………………………………………………… 192
資料 7	経過表 ……………………………………………………………… 193
資料 8	成長曲線の記録用紙（女子用） ………………………………… 194
	成長曲線の記録用紙（男子用） ………………………………… 195
資料 9	１日の生活リズム記録表 ………………………………………… 196
資料 10	症状がよくなったり悪くなったりするきっかけ ……………… 197
資料 11	治療者が渡した記録表 …………………………………………… 198
資料 13	今週のまとめシート ……………………………………………… 199
資料 12-1	過食症の記録用紙（基本バージョン） ……………………… 200
資料 12-2	過食症の記録用紙（過食の背景を含めたバージョン） …… 202
資料 12-3	過食症の記録用紙（症状出現時の状況を詳しく記入するバージョン） … 204

参考文献 …………………………………………………………………………… 206

索引 ………………………………………………………………………………… 211

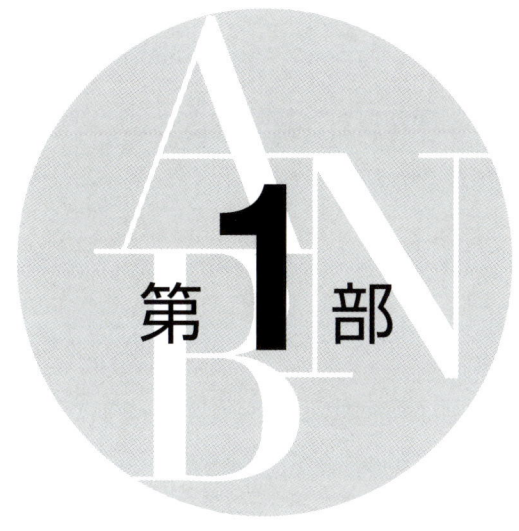

第1部

理論編

　第1部は，摂食障害の治療の中で，セルフヘルプをどのように生かすかについての理論面の解説です。さまざまな症状に対し，本人がどのように取り組めるかについてまず検討し，それから，これまで行われてきた種々の治療をセルフヘルプという観点から見直してみます。多職種連携やライフサイクル的視点についても触れます。摂食障害の病理と治療に関する参考書はたくさんありますが，ここでは，「病理と治療」をセルフヘルプのキーワードにして組み立て直すことを試みています。第1部だけでは臨床のイメージがわきにくい方は，第2部の実践編を読んでから，また第1部に戻ってみてください。

摂食障害の特徴と治療
治療の難しさを乗り越えるために

1 はじめに

Point
1. 本人の治療参加は治療の基本。
2. 早期に治療を始めるとよい治療関係を築きやすい。
3. 本人の治療への取り組みを治療者が援助するのが理想。

　摂食障害の治療に携わったことのある医療関係者の間には，「摂食障害の治療は難しい」というイメージがあるのではないでしょうか？　確かに，神経性食欲不振症（拒食症；anorexia nervosa）や神経性大食症（過食症；bulimia nervosa）などの摂食障害を持つ人々には，**治療に対するモチベーションが低かったり，食事の勧めに拒否的だったりなど，治療を難しくしてしまう要素が少なくありません**。かなりの専門家でない限り，「治療はうまくいかない」と思ってしまうのも無理のないことです。そのため，摂食障害とわかると，症例経験の豊富な医療機関に紹介されることが多いのですが，**本人が治療の意味を理解していなかったり，本人の期待と紹介先の治療内容が違っていたりといった理由で，なかなか治療がスムーズに始まらないことも珍しくありません**。一方で，特定の病院に軽症例から重症例まで紹介が集中すると，1人ひとりに十分な治療ができない傾向もみられます。広い視点で摂食障害患者の治療を考えた場合，これも無視できない問題です。

　摂食障害の有病率の推移については諸説ありますが，1970年代以降は日本でも有病率が増え，アメリカやヨーロッパ諸国と同じレベルです。専門家の教育の中でも取り上げられることが増え，「現代の奇病」的な見方はかなり修正されました。最近は，精神科のクリニックや臨床心理士のカウンセリングルームなども増えていますが，これらのメンタルヘルス治療の第一線では，摂食障害は日常的に接する疾患の1つといえます。しかし，摂食障害の「流行」から30年以上経過した現在でも，当事者からも家族からも，治療に対する不満をしばしば耳にするのはなぜでしょうか？　治療に対する期待と現実にはかなりのずれがあるようです。また専門家同士でも，職種が違うと見立てが違って，お互いに不満を持つ場合がしばしばみられます。どんな疾患の治療にもこのような傾向はあるでしょうが，摂食障害の場合，**治療に対する当事者**

のモチベーションが非常にもろく，治療に対するわずかな不満や専門家との間の些細なずれを理由として，治療からドロップアウトしてしまうケースが多いのは残念なことです。

　このような困難を解決するにはどうしたらよいでしょうか？　海外では認知行動療法，対人関係療法，認知分析療法など，摂食障害に対して種々の高度な技法が用いられています。これらを用いれば治療効果が上がることは期待できますが，残念ながらわが国で本格的な治療を行える治療者は限られており，治療頻度や治療時間などの設定が日本の臨床現場に合わないこともしばしばです。筆者は多くの摂食障害患者の治療にかかわる中で，日本の摂食障害の臨床では，個別の高度な治療法を普及させる前に，これらの治療の基礎にある「**患者本人の力を最大限生かす治療態度**」をきちんと導入することが必要なのではないかと考えました。「新しい治療」として，とかくわが国では個別の技法だけが輸入されがちですが，海外では摂食障害が注目されるようになったこの30～40年の間に，精神科における治療者患者関係もかなり変化しました。技法を取り巻く環境の部分はかえって実践者には意識しにくく，技法の本にはなかなか盛り込まれませんが，実はこの部分に学ぶべきものが多いのです。この変化は精神医学全体のもので，「入院重視」から「地域での治療重視」へ，「権威的な医師像」から「患者とよく対話をする医師像」へ，「症状」だけでなく「生活の重視」へ，そしてさまざまな心理的治療の発展など，多くの要素があります。摂食障害の治療についても，単なる体重増加だけを目的とした治療に批判が高まり，海外では高カロリー輸液などはあまり行われなくなっています。いずれにせよ，患者と対話をし，患者からもアイデアを引き出しながら生活に根ざした治療計画を一緒に練る態度は，どの疾患の治療にも基本的な治療技術といえるでしょう。

　本人の治療参加を促す態度が重要なのは当たり前にみえるかもしれませんが，実はこれまでのわが国の摂食障害治療ではあまり意識されていませんでした。理由はいろいろ考えられますが，「流行」の初めの頃は，「思春期やせ症」といわれた，思春期の神経性食欲不振症の症例がほとんどだったことも大きいでしょう。このため，食事面の配慮にせよ，学校での適応にせよ，周囲の大人が「何をやってあげられるか」が自然に治療のテーマになりました。しかし，その後，過食症が目にみえて増えました。過食症では，拒食症の場合の栄養補給のような医学的処置は少なく，治療に対する本人の積極的なかかわりが欠かせません。また，過食症は拒食症より発症年齢が高く，周囲が何かをやってあげるという治療態度では治療効果が上がらないケースも増えてきました。海外でのさまざまな技法も，過食症の増加に対応する中で発展してきたといってもよいでしょう。最近は，拒食症の中にも長期化して成人期に達するものが増えているので，拒食症についても大人としての本人の判断を治療に組み入れる必要が出てきました。長期化した場合の人間関係や社会適応の難しさをみると，**思春期症例の初期治療でも本人の治療動機を高めながら，本人が積極的に治療に参加すること**を視野に入れたほうがよいように思われます。

　過去には，餓死寸前まで体重が低下し，救命のために高カロリー輸液を行うケース

がしばしばありました。餓死寸前であっても「自分はどこも悪くない」と治療に抵抗する患者は少なくありません。このような状態では，本人を説得する時間的余裕もなく，栄養補給を優先させてきたわけです。「治療動機に乏しい患者と話をするよりは，瀕死の患者に救命処置を行うほうが得意」という治療者も多かったのではないでしょうか？ 摂食障害は，**低栄養になるほど本人の治療に対する抵抗感が強まる**という特徴があります。結局，救命のための医学処置を本人は納得しないまま入院で体重が増えても，退院後また減量してしまうというスパイラルに陥りがちです。早期治療が望ましいのは，身体への負担を最小限にすることもありますが，早期であれば，本人と協力しながら治療ができ，長期の予後のためにもよいという意味もあるのです。

「私の身体はどこも悪くない」「過食嘔吐は誰にも止められない」という摂食障害患者の信念は強いため，治療者が受容的に接していただけでは，患者の病理のほうが必ず支配的になります。今後，入院だけではなく外来でもさまざまな病理の摂食障害に対応していくためには，**衰弱と抵抗が激しくない段階で，本人も治療者も摂食障害の病理に負けずに治療を進めるための枠組みが必要**になります。

英語には，guided self-help（指導付きセルフヘルプ）という表現があります（セルフヘルプ自体の説明は，☞p13）。本人だけが病気を抱えるのではなく，また治療者が治療の主導権を握るのでもなく，専門家が道案内をしながら当事者に治療に取り組んでもらうイメージです。これは，摂食障害の治療についてのみの特殊なテーマではありません。「治療者が治すのではなく，治療者は回復を助けるだけ」という態度はどのような疾患の治療にも当てはまることでしょう。しかし，摂食障害の場合は，休養と薬物療法とで回復が期待できるタイプの疾患とは少し様相が異なり，単に「見守る」以上の対応を必要とします。摂食障害患者については，「guided self-help」の「guided」の部分に，積極性と専門性が求められます。もちろん，医師だけが積極的では治療にはなりません。「**本人が自分をケアするのを助ける**」**という治療の考え方が必要**です。本書では，この言葉をキーワードに，摂食障害の治療を考えていきます。

2 症状の理解——セルフヘルプに導入しやすい症状

Point
1. 診断基準以外の症状にも配慮する。
2. 過食の量の把握には工夫が必要。
3. 典型的でない症状を持つ患者も多い。

摂食障害の症状についてはさまざまな教科書で学べるので，ここでは症状を列挙するのではなく，「どんな症状がセルフヘルプに導入しやすいか」「どんな症状に治療者の援助が必要か」という視点から，症状を捉え直してみます。

他の精神疾患と同様，摂食障害についても診断基準が広く用いられており，その中

表1　神経性食欲不振症（拒食症）の診断基準

A	年齢と身長に対する正常体重の最低限，またはそれ以上を維持することの拒否（例：期待される体重の85％以下が続くような体重減少。または成長期間中に期待される体重増加がなく，期待される体重の85％以下になる）
B	体重が不足している場合でも，体重が増えること，または肥満することに対する強い恐怖
C	自分の身体の重さまたは体型を感じる感じ方の障害；自己評価に対する体重や体型の過剰な影響，または現在の低体重の重大さの否認
D	初潮後の女性の場合は，無月経，つまり月経周期が連続して少なくとも3回欠如する（エストロゲンなどのホルモン投与後にのみ月経が起きている場合，その女性は無月経とみなされる）

American Psychiatric Association: Diagnostic and Statistical Manual of Mental Disorders, IV Text revision, APA Press, Washington DC, 2000
（高橋三郎，大野裕，染矢俊幸訳：DSM-IV-TR　精神疾患の診断・統計マニュアル，医学書院，2002）文献2）より引用。

ではアメリカ精神医学会のDSM（精神障害の診断と統計の手引き；diagnostic and statistical manual of mental disorders）が最も普及しています。診断基準は，面接者によって精神症状の評価が異なる場合があるため，客観性を持たせることを目的に設けられました。この意味で，診断基準には多くの患者に共通の，診断に必要な症状しか挙げられていません。治療を行ううえでは，これ以外のさまざまな症状についても知っておく必要があります。また摂食障害は，診断基準をすべて満たす症例以外にも，部分的な症状がみられるいわゆる「グレーゾーン」の広い疾患です。日常臨床の中では，診断基準がそろわないケースもしばしばみられます。早期発見が徹底すれば，このような部分症状のケースの受診も増えるでしょう。そのため，診断基準だけにこだわらずに，広く病理の特徴を知って診療することが大切です。

（1）拒食症

❶診断基準

　神経性食欲不振症（拒食症）の診断基準として，DSM第4版（DSM-IV-TR）では**表1**の内容を挙げています。**表1**のAとDは，極端な低体重についての診断項目です。体重については，期待される体重の85％となっていますが，「ここからは不健康」という目安としては，BMI（body mass index）が17～18と考えておくとよいでしょう。これ以下の場合は，活性化した女性ホルモンが不十分となり，骨密度が維持できないことが知られています。患者に対して，「これ以下の体重ではホルモン療法を行って月経だけ起こさせることはできるが，自立した健康体とは言いにくい」という説明は納得が得られやすいと思います。小児の場合は，「やせる」というより「身長の伸びが鈍る」という症状も重要なので，学校の健診の記録などを確認します（成長曲

線に関しては，☞p194, 195)。

　表1のBに挙げられている「肥満恐怖」や，表1のCの最初に挙げられている「ボディイメージの歪み」（やせているのにかなり太っていると感じる）という症状はよく知られています。これらの症状は神経性食欲不振症に特異的なので診断には役立ちますが，治療を行ううえでは活用しにくいかもしれません。肥満恐怖やボディイメージの歪みに接すると，周囲の人々は「全然太っていないのに」と繰り返し伝えることで，本人がボディイメージを修正し，食べられるようになることを期待しがちです。実際，ボディイメージの修正を目指すような治療法もあるのですが，残念ながら軽症例を除くと，ボディイメージの修正を最初から目指すのは困難です。現実には，さまざまな治療を経て社会復帰を行っていく中で，「気がついたらボディイメージも修正されていた」という経過が多いのです。初期段階では「全然太っていない」と，本人の発言を強く否定するより，「太っている」と思うことがどのように生活に影響しているかについてよく話し合っていったほうがよいでしょう。肥満恐怖やボディイメージの障害は，回復後の再発防止のテーマとしては重要です。いったん体重が回復した後，肥満恐怖が出てくると，回復した分の体重は耐えがたいことになってしまいます。どのような不安や心理が肥満恐怖を引き起こしやすいかなどについて，社会復帰しながら考えてみる必要があります。

　表1のCの中の「自己評価が体型や体重の影響を過剰に受ける」は，治療関係を作る際に非常に大事な症状です。「体重が100gでも増えると自分はダメな人間だと思ってしまう」「死にたくなって学校に行けなくなってしまう」というような症状です。社会全体でダイエットブームなので，体重が増えると嫌な気分になる人は多いかもしれませんが，ごくわずかの体重の数値の変化で，死にたくなる人は少数です。100g体重が増えたとしても，友人との会話や学校生活のリズムの中で，嫌な気持ちはそれほど深刻にならない場合が多いと思います。日頃の意識の中で，体重や体型の心配が占める割合が非常に大きく，体重が増えたときに気分が低下し，何をやっても気分が変わらないという場合は，拒食症の病理が強いといってよいでしょう。「自分の関心事の中で体重がどれくらいの割合か」「他のことはどれくらいか」など，円グラフを描きながら問題を認識してもらう方法もあります（CASE 2 ☞p83）。病理が強いケースには，「あなたには肥満恐怖がありますね」と言うよりも，「体重次第で学校に行けたり行けなくなったりするのは不自由ですね」「体重で一喜一憂するのは困るという気持ちもあるでしょう」と言うほうが，本人の治療動機を引き出し，治療を発展するのに役に立ちます。

　このように，診断基準というのは，ある時点で典型的な症状がそろっているかどうかを判定するものです。症状が診断基準を満たさない場合に「心配ありません」と伝えるか，「経過観察が必要です」と伝えるかについては，別の臨床的判断が必要になります。経過観察を必要とする基準を挙げるとしたら表2のようなものでしょう。

　これらの症状がある場合は，体重や体型に縛られた感じ，不自由な感じを強く感じているはずです。不自由な感じにしっかりと共感すれば，「何とかしたい」「いま行動

表2 経過観察を必要とする基準

・体重を減らす手段を毎日用いている
・体重や体型に対するこだわりが強く，体型や食のテーマが意識の大部分を占めている
・自己評価が体重の過剰な影響下にあり，体重増加時の気分低下が改善しにくい

を変えれば，まだ何とかなる範囲かもしれない」という気持ちを引き出す働きかけができます。「体重や食事などについて，許容範囲を少し広げると生活に余裕が出ると思いますが，どうでしょうか？」「食事や体型への心配が少なかったら，本当はどんなことに集中したいですか？」というような問いかけもよいでしょう。「自分でもこのようなことができるかもしれない」と思えたら，セルフヘルプを基礎とした治療に導入していくことができます。

❷診断基準以外の特徴

【身体疲労感の消失】

表1のCに挙げられていることに関連しますが，低体重のときには疲労感を感じなくなります。食事を強要されない手段として意識的に「どこも悪くありません」と言い張っているのではなく，衰弱した感じを本当に感じられないことが多いのです。また同時に，**周囲に対する不信感や拒絶感が強まります**。これもかなり特殊な心理状態なので，周囲は経験がなく困惑してしまいます。統合失調症とは異なり，自分の低栄養の問題以外には，認知の歪みが少ないのが特徴で，治療がいらない理由を理路整然と主張するケースもあります。こういった議論が本人との唯一の接点なので，周囲もこの議論に取り込まれがちなのですが，本来の本人の性格から判断すると，かなり隔たった主張をしていることがほとんどです。この心理状態での主張は一見理論的ですが，**「どこも悪くない」と感じることも病気の症状であることを治療者もきちんと認識し，本人にも伝える必要があります**。

身体感覚だけでなく，食事の量なども「ちゃんと食べている」と主張して，実際には捨てている場合もみられます。後で少し身体の状態が改善してくると，「食べる量が少ないことはずっとわかっていた」という場合も多いのですが，症状が激しい間は，本人も「ちゃんと食べている」という気分になっているのです。「嘘をついている」と思われがちですが，意図的な嘘つきとは違います。「あなたが思っていることと，他の人があなたについて言うことが食い違うことがしばしばあるようですね。このような食い違いがみられることは，ストレスでしょう？」というスタンスで接すると，信頼関係ができやすくなります。このような，他の人には明らかなのに，本人の中では認識されていない部分がある現象は「否認」と呼ばれます。日常用語でも使う言葉ですが，精神医学や精神分析の分野で用いる時は，「わざと意図された嘘ではない」という意味が含まれます。摂食障害にはしばしばみられる現象です。

【罪悪感と過活動】

拒食症の初期は体調も悪くなく，気分はむしろ高揚して自分には何でもできそうな

気がする「万能感」が目立ちます。しかし、低栄養状態が長く続くと、抑うつ傾向が強まり、独特の罪悪感が出てきます。

「自分は価値のない人間」「休んではいけない人間」「治療を受けてよくなることは許されない人間」というような、特有の罪悪感です。このような時期には、過活動と呼ばれる状態に陥ることもしばしばあります（CASE 4 ☞p105）。運動強迫ともいわれますが、何時間もジョギングをする、散歩をするなどのいわゆる運動に関連すること以外に、夜中に何時間も掃除をするというケースもあります。極端な低体重の状態では、睡眠時間も低下します。「休んではいけない」と、追い立てられるような気持ちで夜中も体操をしているような状況が典型的です。低体温が伴うことも知られており、気分の変化や過活動は低栄養に伴う生物学的変化によると考えられています。過活動については、「やせようと思って」動き回っているとしばしば批判されます。「止まれば太る」という意識は強く、動くことで結果的には体力を消耗してしまうわけですが、やせるために意識的に動いているというよりは、何かに追い立てられるように動いてしまう場合が多いようです。このような症状には、栄養の改善が一番の解決法ですが、すぐには実現しない場合がほとんどです。漠然と「運動はダメ」と言うだけでは、親や治療者の見ていないところで運動し、またそれを否認するようなことになってしまいます。運動量が多すぎることが、自分の問題として認識されていないと、本人の力を生かすことはできません。栄養改善の途上での対応としては、本人と一緒に運動量をよく検討して、少し健康的な範囲に調整する、「休み時間」を課題として設定する、入浴などで身体を温めてリラックスする時間を設定するなどの工夫ができます。万歩計をつけて運動量をある範囲にとどめるなどの方法もよいでしょう。

【思春期ならではの難しさ】

拒食症は、発症年齢が過食症よりも低い場合が多数を占めます。近年は中年に達した長期化例も増えてきましたが、発症の時期としてはほとんどが思春期です。**拒食症の病理に加えて、背後には、親との間で自立をめぐるさまざまな葛藤、自己価値観の不安定さ、気分不安定になりやすいことなどの課題がみられます**。自分の意見の言語化が苦手な場合、また、親が生活のすみずみまで支配的な場合、親の用意した食事を拒否することが本人の唯一の自己主張というケースもよくあります。低栄養に由来する拒否感に加えて、思春期の心理としても、大人からの治療の勧めには、拒絶的になるケースがみられます。「あなたにとってはいま何が一番問題ですか？」「そのことについて自分ではどう対応していますか？」「どのように状況がよくなると見通していますか？」「こういう状態になった原因を考えることはありますか？」「これが改善したらもう少しやる気が出るのにといったことはありますか？」などの問いかけを通して、本人のセルフヘルプの気持ちを育てていく必要があるでしょう。

表3 神経性大食症（過食症）の診断基準

A	むちゃ食いのエピソードの繰り返し。むちゃ食いのエピソードは以下の2つによって特徴づけられる。 (1) 他とはっきり区別される時間の間に（例：1日の何時でも2時間以内の間），ほとんどの人が同じような時間に同じような環境で食べる量よりも明らかに多い食物を食べること。 (2) そのエピソードの間は，食べることを制御できないという感覚（例：食べるのを止めることができない，または何をどれほど多く食べているかを制御できないという感じ）
B	体重の増加を防ぐために不適切な代償行動を繰り返す。例えば，自己誘発性嘔吐。下剤，利尿剤，浣腸，またはその他の薬剤の誤った使用。絶食。または過剰な運動。
C	むちゃ食いおよび不適切な代償行動はともに平均して，少なくとも3か月間にわたって週2回起こっている。
D	自己評価は，体型および体重の影響を過剰に受けている。

American Psychiatric Association: Diagnostic and Statistical Manual of Mental Disorders, IV Text revision, APA Press, Washington DC, 2000
（高橋三郎，大野裕，染矢俊幸訳：DSM-IV-TR 精神疾患の診断・統計マニュアル，医学書院，2002）文献2）より引用。

(2) 過食症

❶診断基準

診断基準として，表3を示します。

表3のAに，「むちゃ食いエピソード」の定義があります。この定義からわかるように，食事として楽しんで大量に食べているような場合は，過食症とはいいません。過食症の場合の食べ方は，短時間に大量の食べ物を詰め込むような食べ方です。食べているときには，自分では食べることをコントロールできない「失コントロール感」を伴うのが普通です。「好きで食べているのだからやめられるはず」「意志が弱いからやめられないんだ」という批判もよく耳にしますが，本人は好きで食べているわけではなく，「失コントロール感」という強い無力感を感じていることを知る必要があります。「コントロールを取り戻す」ことを治療のテーマにすると，本人も治療に興味を持ちやすくなります。

表3のBに挙げられている，過食後の体重増加を打ち消すための「代償行動」にはさまざまなものが知られています。日本では，自己誘発性嘔吐が一番多いと考えられます。代償行動は，英語では，purgeあるいはpurgingと呼ばれます。過食（binge）と合わせて，「ビンジ，パージ」という言葉は当事者たちもよく使っています。嘔吐や下剤の乱用は，低カリウム血症をきたしやすく，不整脈など身体的にダメージの大きい症状を引き起こします。**長い期間に徐々に低カリウム血症が進んでいる場合は，本人の自覚症状がない場合があります。**糖尿病の場合の血糖値のように，自覚症状を低値の目安として自己コントロールに使えるとよいのですが，カリウム値については

かなり難しいと思います。代償行動はできるだけ正確に把握し、カリウムが下がっている危険はないかどうか、本人も推測できるようにしておくとよいでしょう。代償行動を過食以上に恥ずかしく思う患者が多いので、本人から話せる関係を構築しておくことが身体的な危機状況を予防するのに役立ちます。

表3のDは自己評価の問題です。自己評価が体重や体型の影響を過剰に受けるのは拒食症と同様ですが、過食による体重増加があるため、神経性食欲不振症の場合以上に、気分変動が激しくなります。

表3のCでは過食の回数についてごく簡単に触れていますが、過食の量や出方の把握は大変難しく、これが正確に把握できれば、セルフヘルプ指導は軌道に乗ったといってもよいくらいです。ここに挙げた「週何回」という把握法は治療上は使いにくいので、治療のために過食の程度を把握するには次のような方法を参考にしてください。

【量の把握】

診察室で過食や嘔吐を見せる人はまずいないので、症状の程度は本人の報告を聞くしかありません。「見たくない」「見せたくない」心理により、報告される症状の程度は、不正確な場合が多いと考えたほうがよいでしょう。おおよその量がわかっているのにわざと少なく報告することもありますが、**自分でもどれくらい過食しているかわからない場合が一般的です**。「知るのは怖い」「見たくない」という恐怖感が強い場合は、症状の記録ができれば治療の第1関門は突破です。どれだけ量が多くても、「これがすべて」ということがわかればコントロール感が出てきます。「過食量がほぼ毎日同じ場合か、または変動が大きいか」という点も重要な情報です。また、拒食傾向の患者が「過食した」と言っても普通の1人分のこともあるので、量の把握は大切です。

アルコール乱用や喫煙など「摂り過ぎ」の病理にはさまざまなものがありますが、たいていは摂取するものが限られており、「ビール1日X本」「タバコ1日Y箱」など、量の把握は容易です。過食の場合は、さまざまなものを食べるので表現が難しくなります。菓子パン7個と和菓子10個の日と、菓子パン4個にチョコレート3箱にアイスクリーム3個の日があったとして、どちらが軽い過食かというのも難しいのです。過食に費やす時間を計ったり、大体のkcal数で身体への影響を推測したり、いろいろな工夫はできますが、**最も治療に活用しやすいのは過食に費やした金額で比較することです**。過食は、菓子パン、スナック菓子など、「商品」としての食品を買って食べることがほとんどなので、金額の記録は比較的容易です。レシートを取っておくだけでも記録になります。金額が把握できると、どれくらいアルバイトするべきかなど、生活設計に直接役立てることができます。摂食障害専用の質問紙（Henderson Mら ☞文献22））などでも、「1週間に何日症状が出るか」というような過食の頻度しか把握しませんが、同じ「毎日症状が出る」場合でも、1日に1,000円の場合と1万円の場合とでは、本人にとって身体への影響や経済的な負担がかなり異なります。また、どのようなセルフヘルプを導入しやすいかも違ってきます。この

ように，質問紙の点数が同じでも治療アプローチは異なるので注意が必要です。

【1日の生活の中の過食】

3食の食事と過食との関係はとても重要です。3食をきちんと摂っていて，それとは別の限られた時間に過食が出ているという場合は，軽症と考えてよいでしょう。「過食したから食事は食べられない」と拒食しているうちに，また過食衝動が起きて過食が出てしまうという場合がよくあります。慢性の場合は，1日中食べているような「だらだら食い」という状態になることもあります。このようなパターンの場合は，過食の前のストレスの解析を症状コントロールに役立てるアプローチは，使いにくくなります。治療に入る前に，症状の出方を聞いておくことは大切です。

睡眠との関係も重要なテーマです。日中は食事が過食につながるのを防ぐために極力食事を避け，夜中になると空腹感と人目のない安心感から何時間も過食するというような場合がしばしばみられます。ひと通り過食嘔吐をすることが眠る前の儀式になっているようなケースもあります。このような場合は，かなり睡眠時間が短くなり，日中の気分や自己コントロールに影響します。症状の出方を具体的に聞くこともポイントです。

❷ 診断基準以外の特徴

【完全主義，理想重視】

過食症の心理面の特徴として，「完全主義」や「現実的かどうかを考えずに理想を追求する傾向」がみられます。例えば，「1週間に2 kgずつ減量する」「明日からは過食はやめる」などです。「明日から過食をやめる」と言いたい心理は十分に理解できますし，禁煙などをイメージすればある時点ですっぱりやめようという態度になるのもわかります。軽い症状の場合は，このような決断で過食をやめられることもありますが，禁煙方式では失敗することが多く，「やはり私は意志が弱い」という自己嫌悪からかえって悪化する結果になりがちです。これには，タバコと違って食物を完全に遠ざけるのは難しいなどさまざまな理由があります。**最初から「症状をゼロにする」のを目標と捉えず，過食の出方やその背景をよく調べて，少しずつコントロールするように指導する必要があります。**ハードルを低く設定するように指導すると，「こんな治療目標ではダメなのではないか」と自分でハードルを上げてしまい，「やっぱりダメだ」とますます自分に厳しくしてしまう悪循環がしばしばみられます。本人の治療に向けた気持ちが強い場合は，この気持ちを尊重しつつ，ハードルの設定などにおいて，本人と専門家がよく話し合うことが非常に重要だといえます。

拒食症患者にも共通しますが，過食症患者は「どうせ体重を増やすのなら，ジャンクフードで増えた1.8 kgはいったん吐いて体重を戻して，そこから健康な食事でやり直したい」というような，身体に対する独特の感覚も持っています。このような主張は，一見論理的なようですが，ジャンクフードを食べた後の体重増加は，浮腫や食物残渣などさまざまな理由によるので，「吐いて戻す」といっても，元と同じ状態にはなりません。数字をきっちり合わせるというのも難しいことです。「健康な食事で

やり直す」という試みもうまくいかないことがほとんどで，吐いた体重のままにとどまりがちです。そもそも「体重が○kg以下でないと美しくない。生きている価値がない」というような考えも，現実には裏づけの乏しい本人だけの思い込みの世界を示しています。**思考重視，数字重視，また身体に対して操作したりリセットしたりできるという感覚は，症状として受け止める必要があります**。本人がどのような思考の中に生きているかを知るのは重要なので十分に話を聞きますが，このような「リセット」を治療計画にそのまま組み入れるのはあまり望ましくありません。この点はまさしく専門家の「ガイド」が必要な領域です。リセットのつもりで吐いた状態から先に進めないことにならないように，専門家としてアドバイスをすることが重要です。

【成人ならではの難しさ】

拒食症については，思春期特有の難しさを挙げました。過食症では逆に，成人に治療を進める難しさがあります。過食嘔吐の症状は，本人は隠したい場合が多く，また外見上は特に不健康にもみえないので，周囲も気付かないことがあります。生活を一緒にしている家族なら，嘔吐のためにトイレが詰まる，スナック菓子の包みが大量に見つかる，いつもお金がないと言っているなどの点から気付くことがありますが，一人暮らしの場合はわかりにくくなります。過食症患者全体の中で，医療機関を受診するのは9～10人に1人という割合です。もし受診した場合は，過食症患者全体の中では最も治療意欲の高い，上から1割の患者と考えられます。少なくともこの1割には，ドロップアウトしないようにきちんと治療を提供したいものです。治療動機が高いとはいっても，「来月の就職までに症状をなくしたい」など，現実的には難しい治療観を持っている場合も少なくありません。このようなケースは，自分の力でコツコツと治すというよりは，薬物療法や「催眠をかけて治してもらえませんか」（CASE 3 ☞p93～94）など，治療者の力で一気に治すことを期待する場合も多いのです。過食症の治療では，本人のセルフヘルプも重要なことを伝える必要があります。受診する患者が，受診しないほとんどの患者に比べて，症状が重いのか軽いのか，他の特徴が何かあるのかなどについて詳しいことはわかっていないのですが，何らかの動機がなければ受診しません。治療者の治療観とはだいぶ異なることもありますが，**本人の治療観をきちんと聞くことが指導付きセルフヘルプの一歩**だといえます。

症状がほぼ毎日ある場合，症状に費やす時間と体力の消耗とを考えると，生活費と症状にかかる経費全部を自分で働いて得ているケースはまれです。学生で，生活費は親が出している場合や，社会人でも，親と住んで家賃はいらないというようなケースが多いでしょう。本人の生活の自立を目指せば，治療計画が具体的になっていきますが，周囲の援助がある場合は，本人はあまり困っていない場合が少なくありません。拒食症のように，放置できない身体の問題がある場合と異なり，過食症の場合は**「本人が困っていることは何か」あるいは「周囲の人が困っていることは何か」を探すことがまず大事**だといえます。

(3) 特定不能の摂食障害

　摂食障害の主な病状として拒食症と過食症が挙げられますが，周辺領域として他の病状もみられます。これらは，DSM では「特定不能の摂食障害」という病名でまとめられています。DSM では，典型的な症状には当てはまらないが症状があるものを「特定不能：not otherwise specified」と呼ぶシステムになっており，英語の部分の頭文字をとって，NOS というような呼び名も用いられます。「特定不能の摂食障害」は，拒食症，過食症の診断基準を満たすケース以外を集めたもので，病状は多彩です。例えば，ほとんど拒食症と同じ病理を持っているけれども，もともと過体重で，体重減少後も拒食症の診断基準である「期待される体重の 85% 以下」までは下がらないものなどが含まれます。また，「噛み吐き障害：chew and spit」と呼ばれる病状もあります。過食的に食べるけれども，飲み込まずに吐き出すケースです。「特定不能の摂食障害」の中でしばしばみられるのは，「むちゃ食い障害：binge eating disorder」で，英語の部分の頭文字をとって BED とも呼ばれます。これは，自己評価が体型や体重だけで左右されるわけではなく，過食症にみられるような，嘔吐などの「代償行動」は激しくないものです。

　従来は，典型的な症状を持たない「特定不能の摂食障害」の受診者は多くありませんでしたが，**社会全体での有病率は高いと考えられています**。実際，外来受診者の中では，特定不能の摂食障害が増えつつあります。今後早期受診の勧めが徹底すれば，診断基準を満たす前のケースや，典型的でない症例の相談受診などがさらに増えるでしょう。「大したことはありません」「もっと悪くなったらまた来てください」と伝えるだけでなく，**適切な経過観察の方法を工夫していく必要があります**。

3 セルフヘルプ，指導付きセルフヘルプ

Point
1. 自己流の治療とは異なる。
2. 指導付きセルフヘルプにはさまざまな方法が工夫できる。
3. 過食症の治療では，初期に指導付きセルフヘルプを実施すると，治療のギアを入れることができる。

　さて，日本では，「セルフヘルプ」とか，これを翻訳した「自助」という言葉は，セルフヘルプグループ，自助グループなどのグループ療法を意味することが多いと思います。これらのグループ療法も治療の選択肢として重要なものですが，本来のセルフヘルプは，患者自身が自分を助けるという個人の活動を意味します。本書では，主に個人のセルフヘルプという意味で用います。

　どのような疾患にも，自己治療的な対応はあります。「かぜをひいた」というような簡単な場合を考えても，睡眠や栄養を十分とるという一般的な自己治療から，「自

分にはこの飲みものが効く」というような個別の自己治療までさまざまなものがあります。そのうえで，症状が改善しなければ，医療機関を受診するという場合が多いでしょう。わずかでも不調を感じるとすぐ病院に駆けつけるタイプの患者には，医師の側でも，少し自己対処法を指導する場合があるのではないでしょうか。精神的な症状の場合も事情は同じで，気分が落ち込んできたら休暇をとるとか気分転換をするという対処法を持っている人は多いと思います。しかし，感冒とは異なり，精神面の症状は人生で初めて経験するという場合も多く，「こうすれば改善する」という過去の経験がないままに，自己流の対応法に終始してしまうことがあります。「人の手を借りないで治す」ということにあまり重きがおかれると，1回はうまくいっても，将来また症状が悪化した場合に対応が遅れるという問題もあります。特に，精神面の症状は誰にも相談したくない場合が多いので，注意が必要です。

　症状によっては，自己流の対処法がかえって症状を悪化させる場合もあります。摂食障害の例でいうと，拒食症患者が「もう少し栄養をとらなければ」と考え，「そのために胃腸に負担のない食事をしよう」という対処をしてしまい，軽い食事をごく少量しか摂らないような場合です。過食症の場合にも，「完全主義，理想重視」の項（☞p11）で述べたような，意志の力で過食を止めようとしてかえって悪化する例は非常によくみられます。本人のセルフヘルプが状況を悪化させてしまうという例です。**最初の「何とかしたい」という意図があったことを十分尊重したうえで，「治し方」については治療者が「技術提供」できることを提案します。**

　海外では，1回の面接時間や面接回数など治療構造が定まったさまざまな治療法があります。各セッションの中で扱うテーマやその順序もおおむね決まっている場合も多いのです。これらの治療法は効果的なのですが，英国のように，国営医療の範囲でこの治療を受けるには，治療者が少なく，予約待ちが非常に長いというような問題が生じます。このため，待っている間の治療，また専門施設へのアクセスが難しい患者の治療として，「guided self-help」（指導付きセルフヘルプ）という考え方が発達してきました。そのうちに，このような指導付きセルフヘルプによって症状が軽快する症例も報告されるようになり，やむを得ず実施する「薄めた治療」という枠組みを超えて，治療的な価値があると考えられるようになりました。

　過食症に対する指導付きセルフヘルプの効果研究にはさまざまなものがありますが，いくつかの研究で，指導付きセルフヘルプにより，過食や嘔吐などの症状が軽減する群がいることが示されています。具体的には，セルフヘルプマニュアルを使用し，マニュアルの進行状況に対して簡単な指導が行われるのが一般的なスタイルです。研究によって異なりますが，面接時間は20〜30分と短く，指導者も摂食障害の専門家ではない家庭医（GP；general practitioner），心理士，ソーシャルワーカーが実施しているのがポイントです。これは日本でも応用可能なスタイルです。未治療群，セルフヘルプマニュアルのみ使用群，電話での指導付きセルフヘルプ群，対面指導つきセルフヘルプ群の順に回復率が上がるという報告もあります（Palmerら　文献14）。セルフヘルプマニュアルをまず8週間使用し，8週後に症状が持続していた約2/3の

患者に最大8回の認知行動療法を提供する「段階的治療」を行ったところ，本格的認知行動療法群と同じ効果を示したという研究などもあります(Treasuneら 文献19)。摂食障害は，専門家の専門治療でなくては効果が出ない疾患ではなく，**セルフヘルプを基礎におけば，時間的に限られた接点でもある程度の治療効果が期待できる**といってよいと思います。研究的な治療設定の場合，「治療期間が終わった後でも効果が続いているのか」がいつも問題になりますが，指導付きセルフヘルプの方法は追跡時にも効果が持続していたり，さらに症状がよくなっているケースがあるのも興味深いことです。指導付きセルフヘルプを経験すると，その後に専門家に紹介された場合もドロップアウトが少ないという報告もあります。

英国では，さまざまな疾患について，「NICE(National Institute for Health and Clinical Excellence)のガイドライン」が普及しています。専門家向けの詳細なものや簡略なものなどいくつかのバージョンがあり，患者にも公開されています。摂食障害の治療についても，治療効果のエビデンスの詳細が示されていますが，過食症については第1段階としてセルフヘルプ的アプローチを行うことが推奨されています。拒食症については，第1段階としてセルフヘルプを実施できないケースもあり，まだまとまったデータは出ていません。早期発見が徹底して，拒食症としてのセルフヘルプの方法論がデータ的にも示されることが期待されます。

海外では多くの場合，「指導付きセルフヘルプ」で効果がなければ本格的な認知行動療法に紹介されます。このような意味で，英語圏の文献では，本格的な認知行動療法に入っている間は，厳密な意味では「指導付きセルフヘルプ」を実施しているとはいいません。しかし日本では，期限を区切った本格的認知行動療法への紹介という場合は少なく，一般的な治療が長く続くので，常に「指導付きセルフヘルプ」の治療態度が役に立つといえます。本書では，セルフヘルプ指導という言葉は，「本格的な治療の場合は除く」や「マニュアルプラス簡単なアドバイス」と限定せず，1つの治療態度，治療哲学と捉えておきます。治療研究で示されているように，マニュアル使用期間が終わっても回復のプロセスが続くということから，「**指導付きセルフヘルプ**」**の手法は「マニュアル使用法」というだけでなく，治療のギアを入れる意味がある**のです。

摂食障害の認知行動療法では，スポーツに例えて，「**本人が本人自身に対するコーチになれるよう援助するのがよい治療者**」というような表現も用いられます。また，**治療は楽器の練習のようなもので，先生とのレッスンと自分の練習の両方が必要**というようなこともいわれます。指導付きセルフヘルプでも基本的にはこのようなイメージと同じです。

摂食障害は，毎日の生活習慣が重要という意味では，内科領域の糖尿病や高血圧などの治療に似た面も持っています。「心の病気」の治療は，治療者が「癒す」ようなイメージも強いかもしれませんが，摂食障害については「治療者だけが癒す」というモデルはあまりフィットしません。生活習慣病の治療では，日頃の食事や運動に対する本人のセルフヘルプが重要であること，また，この部分に栄養士などの職種が援助

すると，よい効果が上がることは知られています。摂食障害の場合も，セルフヘルプの援助をさまざまな職種が分担し，協力しながら治療すると新しい展開がみられる場合が多いのです。

COLUMN

体重の単位とまぼろしの線

　体重の単位にはいろいろあります。日本では，普通 kg を使いますが，海外では，pound（lb）（ポンド）を使う国もあります。1 ポンドは 453.6 g ですから，45.36 kg だと，100 ポンドになります。イギリスでは stone（ストーン）という伝統的な単位もまだ用いられています。1 ストーンは 6.35 kg（14 ポンド）ですから，100 ポンドの人は，大雑把に言うと 7 ストーン（14×7＝98 ポンド）くらいです。同じ人間でも，単位が変わって，100 だったり 45 だったり 7 だったりすると，だいぶ印象が変わります。kg の数字で線を引いて，「○ kg の大台に乗ったらおしまい」というように考えている人がいますが，こういう線は，単位によってまったく変わってしまう「まぼろしの線」です。

　数字へのとらわれが強いケースには，実験として，しばらく kg 以外の単位で生活することを勧めてもよいでしょう。ただし，ポンドは，kg 以上に数字が大きいのであまり印象がよくないかもしれません。できれば，数字の動きがみえにくい BMI などがよいでしょう。BMI では，身長が 1.6 m の場合，体重が 2.56 kg（1.6×1.6）動いて BMI はようやく 1 動きます。身長が 1.5 m だったら体重が 2.25 kg（1.5×1.5）動いてようやく 1 動きます。kg 数よりは動きにくいのです。ストーンはもっと動きにくく，1 日のうちに体重が 1 ストーン動くことはまずありません。日本で昔使われていた 1 貫は，3.75 kg ですから，貫でもよいかもしれません。いずれにせよ，どんな単位を使っても，小数点まで気にし始めれば，あまり意味がありません。体重の kg 数は，身体の状態を表す 1 つの方法に過ぎないことを納得するのが重要です。

第2章

さまざまな治療法と
セルフヘルプの生かし方

1 従来の治療法の再考

Point
1. 治療技法により，治療関係は異なる。
2. 「病気をなくす」「病気と考えない」の両極端の間に多くの治療法がある。
3. セルフヘルプには認知行動療法や動機付け面接法の考え方が役に立つ。

(1) 治療者と患者の治療関係

　摂食障害の症状は多彩です。「患者は初診の段階から治療に協力的で，受診するのは経験豊富な専門家のクリニック」という理想的な場合を想定しても，その患者の持つ摂食障害の全体像をつかんで，そのうえで治療計画を立てていくのは時間のかかるプロセスです。現実には，**症状を隠したい心理そのものが摂食障害の病理**のため，治療を軌道に乗せるにはさまざまな工夫が必要になります。これには，**治療者と患者の間のよい治療関係が基本**となることはいうまでもありません。治療関係によって，患者のセルフヘルプの生かし方も違ってきます。

　治療関係は，本書第2部の医師と患者（CASE 1〜4, 9），保健師・看護師と患者（CASE 7, 8），臨床心理士と患者（クライアント）（CASE 6），栄養士と患者（CASE 3），養護教諭と生徒（CASE 5）など職種によって決まってくる面があるでしょう。また，心理的な治療を行う場合は，どのような理論に基づいた治療法を選ぶかによって，治療者の役割がだいぶ違います。

　摂食障害は意外に歴史が長く，そのときどきでベストと思われる治療が試みられてきました。神経性食欲不振症（anorexia nervosa）という言葉を作ったのは，19世紀の英国の内科医師Gullですが，Gullの治療は家族には食事の世話はさせず，専属の看護師に食事介助をさせて栄養を改善するというものでした。また，Marcéという，同じく19世紀のフランスの医師も，「家族を遠ざけ，少しずつ段階的に栄養を補給することが重要だが，うまくいかない限界が見えたら，食道にチューブを入れてでも強制的に栄養補給するタイミングを失ってはいけない」と述べています。症例報告の中で，強制的にスープを飲ませようと，吸い飲みのような器具を口に持っていったと

表4 治療法の分類と特徴

	メディカルモデル	認知行動療法	動機付け面接法	力動的精神療法	治療しない立場
摂食障害とは	疾患, 診断分類重視	疾患, 診断分類にはこだわらず	行動の問題	心理的葛藤のあらわれ	ライフスタイル
症状をなくすことをめざす	◎	◎	△	△	×
症状と共に生きることの受容	×	×	×	△	◎
症状を持つ「私」に対する理解	×	○	○	◎	△
症状に対応するセルフヘルプに対する期待	○	◎	◎	△	×
症状との「戦い方」*の提示	△	◎	◎	×	×
治療者の役割	指導・指示	セルフヘルプを指導	変化への動機付け	解釈による変容に期待	―

＊：「戦い方」の意味合いについては，☞p21。

ころ，「自分で飲む」といって飲み始め，そこが治療のターニングポイントであった様子などが描かれています。「自分で飲む」というセルフヘルプへの動機付けが発生したのは，それまでに信頼関係が築かれていること，このスープは絶対に飲む必要がある，飲まない場合はこうなる，という道筋がきちんと患者にも理解されていることなどが功を奏したのだと推測されます。このように，**救命の医学的処置を行いながらも，セルフヘルプにつなげられる芽はないかを考えていくのがよいでしょう**。

（2）治療法の分類と特徴

表4に，摂食障害のさまざまな治療における治療者患者関係やセルフヘルプの位置付けを示しました。この表は網羅的なものではなく，個人治療を中心に，いくつかの治療法の大まかな特徴だけを挙げています。ここに示したように，摂食障害については，「病気を治す」という医学的立場と，治療する必要はないという立場を両端として，さまざまな考え方があります。

まず，両端からみてみましょう。

❶メディカルモデル

「病気を治す」という従来の治療は，メディカルモデルに基づいた治療といわれます。医療モデル，医学モデルとも訳されますが，医師が診断を下して，薬を処方した

り手術をしたりして治すというイメージです。看護師と患者の関係も従来，メディカルモデルが基礎にあります。このモデルでは，治療者が患者に対して「このようにしてください」と指示します。拒食の場合は，「あなたにはこれくらいのカロリーが必要なので食べてください」という指導です。過食症の場合は，拒食症の場合と比べるとメディカルモデルを当てはめにくい部分があります。しかし，「過食嘔吐は自然にはない行動なのでそれをなくす方向で考える」「過食嘔吐をなくすためには抗うつ薬なども試してみる」というのがメディカルモデルの考え方です。

❷治療しない立場

摂食障害を病気ではなく「ライフスタイル」と捉える考え方があります。極端なものは，pro-anorexic（略して pro-ano；拒食症礼賛的），pro-bulimia（略して pro-mia；過食症礼賛的)といわれるような立場です。治療は不要という考えなので，海外ではこれらの立場の人々のホームページは治療者からは危険なサイトとみなされています。症状があることを恥ずかしく思っている長期化患者が，「症状があってもいい」と肯定するプロセスを通じて，症状がコントロールしやすくなる場合もなくはありませんが，これから治療を受けなくてはならない発症初期の患者が，「治さなくてよい」という情報に接して影響を受けるのは大きな問題だと言わざるを得ません。

❸中間にあるさまざまな心理的治療法

この両端の間に，さまざまな心理的な治療法があります。治療者の本来の職種としては，臨床心理士の場合も，医師や看護師の場合もあります。日本では，症状への対応は医師，その背後の心理面の検討は，臨床心理士という印象がありますが，心理的な治療技法はさまざまで，必ずしもこのような役割分担にはなっていません。心理的治療法を大まかに分類すると次のようなものがあります。

【行動療法，認知行動療法】

症状の軽減とその背景心理への対応を治療目標としています。認知行動療法は行動療法の技法を取り入れて発展してきましたが，過食嘔吐の状況の分析の中に，対人関係の癖やその背景なども考えるので，行動療法に比べると心理的な分析がかなり取り込まれたものとなっています。症状軽減を重視しますが，自信のなさや体型へのこだわりなど症状の背景については，拒食症も過食症も共通の場合が多いので，診断基準にはこだわらない（transdiagnostic）立場の治療者が多いと思います（認知行動療法については，☞p21）。

【動機付け面接法】

「いまの状態を何とか変えたい」という本人の動機付けを引き出す治療法です。アルコール乱用などの嗜癖行動の治療でも用いられています（☞p25）。

【力動的精神療法，対人関係療法】

生育歴や現在の対人関係を振り返ることによって，症状の成り立ちを理解する治療法です。症状はこれらの心理的問題から派生してきたものと理解するので，症状そ

ものに対する働きかけは積極的には行いません。正式な精神分析は，週に何回も治療セッションを受ける必要があります。頻繁な治療は難しいことが多いので，回数を減らして実施しやすくしたものを「力動的精神療法」と呼んでいます。力動的精神療法では，治療者との関係の中に，過去の親との関係が再現される面があり，その関係性はかなり深いものになります。

摂食障害の場合，精神療法の経過中，体重が低下するような場合がしばしばあり，治療者として「入院してはどうか」というアドバイスが必要な場面もありますが，精神療法の治療関係の中ではこのような提案が患者を見離したと受け取られることがあります。また，治療者が精神科医や栄養士と連絡をとる場合も，患者の側では秘密を漏らされるような不安を感じる場合もあります。

力動的精神療法の治療者は，あれこれ指示やアドバイスをしません。何を話すか，また話さないかは患者が決めます。このような意味では，患者の側の積極性が最大限引き出される状況です。しかし，自分について長時間語るうちにさまざまな感情が引き出され，その中で，治療者との関係の中に過去の親との関係が再現され，患者は治療者に心理的には依存した状況になります。このような関係性の中で，治療者が患者に伝えるコメントや解釈は患者を変える力があります。解釈は意外性があってこそ効く面もあるので，治療者と患者が治療のシナリオをすっかり共有するのは難しいことです。この点は認知行動療法とはニュアンスが異なります。

摂食障害は，他の疾患以上に「症状への対応」が必要なので，力動的精神療法だけでは改善しにくい場合も多いのが難点ですが，**生育歴上の問題を解決したいケース，症状の意味を理解したいケースには治療の一部に取り入れるとよいでしょう**。他の職種との連携方法については，治療を始める前によく話し合っておきます。

精神分析から派生した精神療法にはさまざまな技法があります。特に治療期間の期限を設けず，自由に話を展開する場合もありますし，現在特に重要な対人関係について，1コース何回と決めて治療する場合（対人関係療法など）もあります。認知行動療法と力動的精神療法の要素を取り入れた折衷的な認知分析療法（cognitive analytical therapy）というものもあります。力動的精神療法と同様に生育歴は重視しますが，症状の成り立ちなどのフォーミュレーション（☞p22）を文章化して患者と検討するといった部分に，認知行動療法の考え方が取り入れられています。

【嗜癖モデルに基づく治療】

表4には挙げていませんが，日本では「嗜癖モデル」に基づく治療も盛んです。虐待や嗜癖問題への対応の中で発達してきた考え方で，子ども時代に自由に振る舞うことができなかった「アダルトチルドレン」としての自分に焦点を当てる治療法です。この治療はグループ治療にも親和性があり，一般向け書物も豊富です。仲間との気持ちの共有やアダルトチルドレンというストーリーで過去を組み立て直し，自尊心を回復することが治療効果を持つと考えられます。症状軽減は目標とせず，症状を持つ自分を認める，そのうえでエンパワーする（自分を責めず肯定的に生活する）というスタンスです。

2 指導付きセルフヘルプに活用できる考え方と技法

Point
1. アセスメント（症状評価）のための対話と結果の伝達は，治療に役立つ。
2. 「フォーミュレーション」を患者と共有すると，治療が進む。
3. 治療への動機付けは，変化への動機付け。

　認知行動療法と動機付け療法は，患者が症状に対応するセルフヘルプを援助するという面を持っています。表4（☞p18）に「戦う」という表現があるのは，英語ではtackleという意味合いです。Treasureらの治療の本にも，患者が自分の背中に取りついた摂食障害という魔物と格闘している絵が描かれています。実際の作業は客観的に症状を自分で観察して少しずつコントロールしていくので冷静な対応なのですが，症状の激しさとその対応の大変さを考えると「戦う」という表現は決して大げさではありません。英国での専門治療をみると，家族への対応，本人の発達，症状の成り立ちを理解する面で，力動的な理解も実践されていますが，中心となるのは認知行動療法と動機付け療法の組み合わせです。この2つの考え方を応用したセルフヘルプ用の書物やワークブックが種々出版されており，この考えに沿って，家庭医（GP）や関連職種の助けを借りて症状に対応するのが指導付きセルフヘルプです。

　以下，指導付きセルフヘルプにも活用できる，認知行動療法と動機付け面接法の考え方や技法について考えてみます。

（1）認知行動療法

　認知行動療法は精神分析から発展した「認知療法」と行動療法の技法が融合したものです。認知療法の創始者Beckは，精神分析のトレーニングがある人でしたが，うつ病の治療として本人の中に深く根ざした否定的な思考に修正を加える方法を発展させました。うつ病の治療については，従来，患者本人は休養する，薬を飲むという受け身的な役割のみでした。患者自身の力で気分を変えたり，睡眠などの生物学的症状を変えたりすることは難しいからです。「自分はいつも失敗ばかり」というような自分に否定的な思考は，気分がよくなれば改善するだろうと考えられていました。これに対し認知療法は，「自分はいつも失敗ばかり」という本人が強く信じている思考が抑うつ気分を作り出すと考え，この考えに修正を加えるものです。1人では修正しにくいのですが，「この考え方には根拠があるだろうか」「他の考え方はできるだろうか」というようなことを治療者と検討していけば，修正できる部分が大きいのです。摂食障害の場合も，過食嘔吐の背景に自己嫌悪や自信のなさなど，本人が深く信じている否定的な思考が頻繁にみられるので，この治療法が適応しやすいといえます。もちろん，症状が重症の場合は，自己嫌悪について検討することがますます自己嫌悪を高めて逆効果のこともあります。「思考を突き詰めて考えても症状が悪化しない」「薬

物療法で症状の軽快が期待されるときは薬物療法の選択肢を提示する」という条件が重要になります。最初のアセスメントの段階で，医療との連携があると，これらについて評価ができます。他の心理的アプローチにも共通するテーマですが，わが国では心理的治療と医療との連携が充実することが望まれます。

　摂食障害の治療については，食行動の問題が大きいので，行動療法の技法を取り入れた「認知行動療法」が重要です。行動療法は，長い歴史の中で，患者に対する課題の出し方について，さまざまな方法の蓄積があります。例えば乗り物恐怖の患者に，「最大の恐怖は何だろうか？」「新幹線に1人で乗るのを最大の恐怖で100%とすると，各駅停車は何%くらいだろうか？」「何%の恐怖なら1人で乗り越えられそうか？」というような，その個人の恐怖リストを作って対応するような方法があります。リスト作りは，本人の協力がなければできないので，指導付きセルフヘルプの考え方につながります。個人によって，リストは異なるという点も重要です。認知行動療法でも，気分について，「これまで最悪の自己嫌悪の気分を100%とすると，いまの気分は何%といえるか？」など，症状を量的に表現する方法が用いられ，これは過食の前の気分の対応に非常に役に立ちます。英国での臨床をみると，行動療法，認知行動療法的な技法や考え方は，精神科医の日常臨床にも取り入れられています。

❶アセスメントとフォーミュレーション

　専門治療の場では，最初のアセスメント（症状評価）は時間をかけて行われます。そして，その結果について患者と十分に話し合います。英語圏では，治療者がその患者について理解した「まとめ」をフォーミュレーション（formulation）と言います。これは1つの言葉には訳しにくいですが，「レジュメ」「臨床的総括」といった意味です。フォーミュレーションには具体的な記述が盛り込まれ，その後の対応に役立てられます。また，フォーミュレーションには「調剤の中身」といった意味もあるので，「その患者の病気がどのような組成を持っているかを記述する」というイメージで捉えてもよいでしょう。日本でもケースカンファレンスでは，生育歴について詳しく紹介しますが，これは診断の裏付けのためという色彩が強いのではないでしょうか。フォーミュレーションは簡潔なものですが，「症状がどのくらい生活に影響しているか」「経過から判断して，いまできるのはどのようなことか」などが盛り込まれている必要があります。英国では，かかりつけ医から専門医，専門医から種々の治療者へというような紹介がしばしば行われるので，関連職種の人にわかりやすく簡潔な紹介状を書くことは，専門家の基本的な技術です。表5にこのような一般的フォーミュレーションの例を示します。かかりつけ医から摂食障害の専門の治療機関に治療を依頼する依頼状の中のフォーミュレーションという設定です。

　認知行動療法でのフォーミュレーションは，この伝統のうえに，さらにアセスメントで収集された情報を認知行動療法の理論に沿ってまとめます。特徴的なのは，考え方と気分の関係，過食嘔吐や拒食など行動上の問題の関係を図にまとめることです。精神分析や力動的精神療法とは，この点が最も異なっています。図にまとめる作業

表5 フォーミュレーションの例(家庭医から専門機関への依頼状)

Xさん(24歳,会社員)

　Xさんは，24歳女性で，2年前から会社で事務の仕事を担当しています。今回の受診のきっかけは，過食嘔吐と抑うつ気分です。抑うつ気分は，思春期以降しばしば感じているようですが，半年前に上司が変わってから程度がひどくなり，過食と嘔吐が加わったそうです。嘔吐は夜出るようですが，嘔吐があった夜の次の日に，体調が悪く，欠勤したことが3日ほどあったため，過食嘔吐を止めたいという希望で受診されました。

　嘔吐が出てから体重は減少傾向で，元来50 kgだったそうですが，本日測定したら47 kgでした(身長158 cm)。月経はもともと不規則ですが，長い無月経期間はありません。食事はこの半年間はかなり不規則で，日中は控えめで，夜食事をしているうちに過食になるということが多いようです。睡眠もこの半年は不規則です。過食嘔吐のため，就寝時間が遅くなっていますが，中途覚醒もあり，睡眠時間は4～5時間と思われます。抑うつ気分は日中は一貫してあり，夜になると少し気分がよくなるようです。希死念慮はみられません。

　Xさんは，3人きょうだいの第3子で，上に兄と姉がいます。子ども時代は，身長も体重も人よりかなり大きく，からかわれることもあったようです。Xさんは，子ども時代から一貫して体型や体重を気にしていて，体重が4～5 kg減る範囲のダイエットは何度も試しているようです。母親は健康食品を好む人で，かなり食事や体型にこだわりがあったようです。特にXさんが過体重だったため，「太っているのはいけない」と低カロリー食を選んで食べさせられることもあり，これがXさんの病理に影響しているかもしれません。他には特別な家族歴や生育歴上の問題はないようですが，自己価値観の低さと気分の落ち込みやすさは一貫してあるようです。1年前から付き合っている男性がいますが，半年前に職場の雰囲気が変わり，仕事も忙しくなってから，その男性との関係も不安定となっています。このことも症状に関連しているように思います。

　現在の状態は，従来の抑うつ的な性格と体型を気にしやすい背景のうえに，生活上のストレスが加わって生じた抑うつ状態と過食症と思われます。気分の改善には，抗うつ薬も効果的かと思われます。抗うつ薬は当院でも処方できます。過食嘔吐についても抗うつ薬が効果的な可能性がありますが，体型への懸念は長く続いており，認知行動療法的な治療も試す価値があると思います。

は，本人と治療者の共同作業としやすく，「このような理解でいいでしょうか？」と確認して共有することができるので，指導付きセルフヘルプに用いやすいといえます。フォーミュレーションの図を紙に書けば記録となるので，後のセッションでも使えます。**フォーミュレーションが間違っていると本人が思えば，治療者と一緒に直していくのも治療の一部です**。学派によっては，図がかなり込み入っていることもありますが，日常臨床の中では，本人が納得しやすい簡潔なものがよいでしょう。思考と感情の関係，摂食問題の関係，そして身体の状況を盛り込み，矢印で行動と感情の関係や悪循環などを示します。図1に例を示します。

　図1は，表5のXさんが抗うつ薬によってある程度症状が改善し，残っている気分の問題と過食嘔吐について認知行動療法を受けるとしたら，このようなフォーミュレーションができるだろうという設定です。重要なのは，過食嘔吐という行動の背景の気持ちの問題は何か，その関係はどうかということです。全体をみてみると，Xさんにとっては，「自己コントロールできる人でないとダメ」というのが非常に大きいテーマであることがみえてきます。このような図ができると，「自己嫌悪が少し減

第1部　理論編

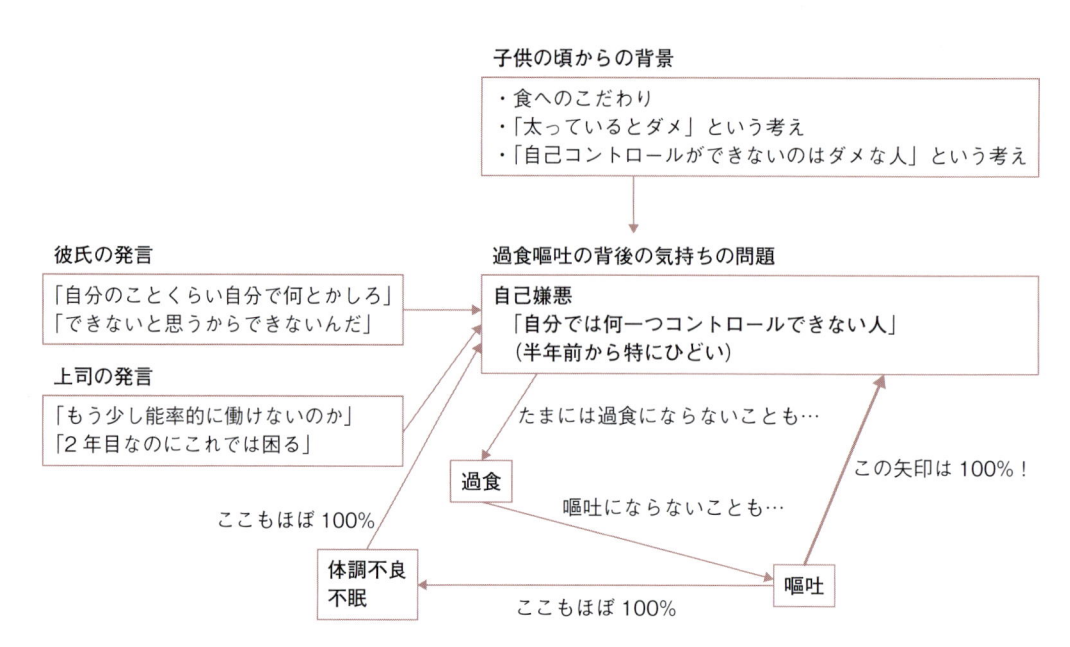

```
                                        子供の頃からの背景
                                        ・食へのこだわり
                                        ・「太っているとダメ」という考え
                                        ・「自己コントロールができないのはダメな人」という考え
                                                    │
                                                    ▼
  彼氏の発言                         過食嘔吐の背後の気持ちの問題
 「自分のことくらい自分で何とかしろ」   自己嫌悪
 「できないと思うからできないんだ」 →  「自分では何一つコントロールできない人」
                                        （半年前から特にひどい）
  上司の発言                                  ▲
 「もう少し能率的に働けないのか」           たまには過食にならないことも…
 「2年目なのにこれでは困る」   →                                  この矢印は100%！
                                        過食
                           ここもほぼ100%        嘔吐にならないことも…
                                  ▼
                              体調不良
                              不眠         ←         嘔吐
                                      ここもほぼ100%
```

図1　図を用いたフォーミュレーションの例

れば，彼氏の発言にいちいち反応しなくなるかもしれない」など，これまで考えていなかった発想もできるようになってきます。

認知行動療法では，フォーミュレーションを本人と共有するというのが画期的な点です。忙しい臨床の場では，詳しい文章や図を作る余裕はないかもしれませんが，セルフヘルプを進めるにはどのような形にせよ，**フォーミュレーションについて本人と話し合うプロセスが大切**です。

❷食事の規則性の導入

摂食障害の認知行動療法については，感情や思考について会話するだけでなく，**食事に対する治療も最初から行います**。「食事の規則性」をルールとし，3食は必ず摂るよう勧めます。間食は症状によりますが，拒食のときは栄養を補う意味で，過食症の場合は空腹時間が長くなると過食を誘発するため，時間を決めて間食を勧めることが多いと思います。間食の時間を決めておかないと，「食べようか，どうしようか」と1日中悩むことになります。過食嘔吐などの症状が出ても，できるだけ早く規則的な食事に戻るように促します。このような食生活の規則性を原則としたうえで，過食嘔吐の背景について検討していきます。

❸症状自己モニター

認知行動療法では，家での症状を自分で観察したり，症状に対応したりといった「宿題」をよく使います（☞p35，CASE 3 ☞p95）。1週間168時間（24時間×7日）のうち，治療者が指導をするのは1時間程度なので，あとの時間は自分が症状をよく

観察してどのように対応できるか試し，その対応法についてまた治療者と相談するというイメージです。日本では2週間に1回30分受診というようなパターンも多いでしょう。336時間(24時間×14日)のうち，指導を受けるのは0.5時間と考えると，0.5時間以外の時間にセルフヘルプを導入する場合としない場合とでは，治療の進み方が違うことが患者にも納得できるかと思います。

(2) 動機付け面接法

　動機付け面接法(motivational interviewing)は，「面接法」という名前ですが，本人の力を引き出すことに焦点を当てた精神療法的アプローチと考えてよいでしょう。この治療法は，不健康な生活習慣をいかに変化させるかという健康科学の分野，またタバコや薬物依存症患者などの治療分野で発達してきました。英国では，さまざまな慢性の病理の治療にも活用されています。症状を減らすという従来の治療の発想を変えて，「変化」を目指すのがこの治療法の特徴です。「患者本人が依存している状態を何とかしたいと思うかどうか？」「思うようにするにはどうしたらよいか？」を検討するものです。摂食障害についても，「やめたいのにやめられない」「やめたいと思いながら何年もたっている」という特徴を持つ長期化例が増えており，それらにはこの治療法がよいようです

　つまり，最近はこの理論に合う症例が増えたといってよいでしょう。この理論では，変化のプロセスを何段階かに想定しているのが特徴的です。従来は，「拒食症患者は病識がない」，「治療動機がない」と考えられていました。かなりの低体重でも「太っている」と主張するので，このように考えられても無理はありません。従来は，統合失調症など他の疾患についても，病識は「あるか，ないか」という2分法で論じられがちだったことも影響しています。この理論では，病識や動機付けは，白黒はっきりしたものではなく，連続的，段階的なものだと考えられています。「治したくない」という患者ばかりではなく，「そろそろ治したいけれどもどうしていいかわからない」「自分なりに対応してきたけれど，うまくいっていない感じがする。でもそれを認めたくない」というような患者も多いのです。このように，変化を求める気持ちを段階的なものだと認識すれば，次の段階に進むための援助をするという現実的な働きかけができます。「患者本人がいまの状態をどう考えているか？」「これまでどう対応してきたか？」「今後どうしたいか？」を聞くことは重要です。このような，患者の病気観や治療観をよく知ったうえでの共同作業的アプローチこそ，指導付きセルフヘルプといえます。

❶変化の諸段階

　動機付け面接法では，動機付けは次のようなプロセスで発展していくと考えます。一直線ではなく，行きつ戻りつ螺旋的に発展していくイメージです。

【前熟考期：precontemplation stage】
　本人は，問題があるとは思っていない時期です。例えばヘビースモーカーの例でいうと，「好きなことをやって少々寿命が縮んだっていいだろう」「父親だって喫煙していたが長生きだったし」と言っているような段階です。喫煙の弊害をまだ個人的に感じていない場合はこのような考えになるのも無理はありません。摂食障害の場合で考えると，すでに体重が減っていても，「別にどこも悪くない」「友達だってみんなダイエットしてるし」というように考えるのが前熟考期です。治療への導入は難しいですが，この時期に聞いた知識が，次の段階になって生かされるということもあるのです。

【熟考期：contemplation stage】
　「自分の問題として行動を変えるべきではないか」と真剣に考え始める時期です。治療導入には最適です。例えば喫煙者では，「軽いかぜだと思ったのに，今回はいつまでも咳が長引いた。医者にはがんの可能性があると脅された。少しタバコは控えたほうがいいのかもしれないが，タバコをやめると太ると聞くし，どうしたらよいだろう？」といった思考です。また摂食障害では，「自分では自信があったのに，バイトの面接で『どこか体が悪いのではないですか？　うちの仕事は体力がいりますから』と言われて落とされた。自分では『元気です』と言っても人には不健康にみえるのではちょっと問題かも。でもリバウンドも怖いし，どうやって体重を増やしたらいいのかわからない」というような例です。この時期は逃さないようにします。そのためには，前熟考期から，ある程度治療にアクセスがあることが重要です。

【準備期：preparation stage】
　変化について真剣に考え始めた後，どこで治療が受けられるかなど，変化の方法を具体的に考え始める時期です。

【行動期：action stage】
　準備期に続いて，行動を実際に変え始める時期です。「食事のモニターを始める」ことが「行動変化」なので，目に見えて過食が減るというような結果が出るのをあせらないようにします。

【維持期：maintenance stage】
　行動を変えても，小さなきっかけで元に戻ってしまうことはしばしばあります。よい状態を維持するアフターケアの時期が維持期です。

　治療者としては，どの段階にいるかよく理解することが必要です。前熟考期や熟考期には，次のような方法で，変化を促します。

❷変化に対する2つの気持ち

　動機付け面接法の中では，「変化が必要だと思うけれどもいまの自分には無理」というように，変化に対して2つの気持ちがあることについて時間をかけて話し合います。前熟考期の場合は，2つの気持ちについてあまり考えたことはないかもしれま

表6　手紙療法における手紙の種類

1. 数年後の自分へ向けて書く手紙（現在→未来）
2. 数年後の自分からいまの自分に向けて書く手紙（未来→現在）
3. 摂食障害へ苦情を書いた手紙（自分→敵）
4. 友人としての摂食障害に書いた手紙（自分→味方）

せん。「禁煙して得られることと、失うこと」など、賛成と反対の意見（pros and cons）の表を作って書き込む作業を治療者と一緒に行ったりします。宿題として書いてきてもらうこともあります。

　動機を高める方法の1つに手紙療法というものがあります。これは、前熟考期で変化の必要性を感じていなかったり、症状に支配されて無力感を持ったりしている当事者に、症状と自分の関係を客観的に見て、変化への期待を持ってもらうためのものです。手紙には**表6**のような種類があります。

　前熟考期でも、**表6**の1や2のような手紙を書く作業を通じて、「10年後もこの状態では困るかも」と少しあせりを感じることが多いと思います。症状で手一杯になっていると、時間の感覚が薄くなります。手紙を指導する場合には、具体的に「あなたが35歳になったとき、お父さん、お母さん、ごきょうだいは何歳でしょうか？」と聞いて、そのときの生活をイメージしてもらうとよいでしょう。そのときはどんな生活をしていたいか、その生活といまの生活はどこが違うかというようなことを考えながら、自分に対して手紙を書いてもらうのは、セルフヘルプに導くよい方法です。

　表6の3や4は、摂食障害を敵と味方に見立てて2通の手紙を書くので、2つの気持ちを検討する方法の1つといってよいでしょう。苦情の手紙は、「あなたのせいで、学校を中退する羽目に陥った、就職できなかった」というような内容を書くもので、比較的簡単に書けます。書き連ねているうちに、「もうこういう状態からは抜け出そう」と思える場合もありますが、日頃から思っている内容でもあり、これを書いたからといって心理的に大きく変化することは少ないかもしれません。むしろこれは練習台として、「親愛なる拒食症様」という手紙を書くほうが治療への動機付けに役立ちます。この手紙は、簡単には書けません。「あなたがいてくれなかったら、親はいまだに〇〇大学に行けとプレッシャーをかけ続けていたでしょう」とか、「あなたのおかげでお父さんが家族を省みるようになりました」というような内容が出てくれば、治療に役に立ちます。これらのテーマは、精神科では「疾病利得」と呼ばれます。いったん症状が確立してしまうと、そのことが本人の不安や苦痛をやわらげるので手放せなくなる現象です。「仮病」とも「好きでやっている」というのとも違うのですが、このような「症状が本人を守っている」という面があることを知るのは大変重要なことです。特に長期化している症例にはこのようなメカニズムが働いていることが多いと思います。**症状に守られていることを本人がしっかりと認識すれば、「症状の手を借りなくても背後の問題を解決する方法はないだろうか？」と変化を求める気持ちになります。**

❸治療態度について

　動機付け面接法は，自発的に治療に参加できるようになることを目標としています。短期間で治療に対して積極的になれない場合は，無理に形だけ治療を進めるよりは，長い目でみて，可能な限り治療者とのコンタクトは継続します。各面接の際も，できるだけ親身に話を聞いて肯定的な言葉を返すこと，またできるかぎり open-ended quesiton (☞p32)を用いて患者本人がたくさん話をするようにすることが，大事だとされています。

3　セルフヘルプを援助する治療者像

Point
1. 治療者には，積極性も求められる。
2. 批判的，対決的な態度は望ましくない。

　これらの技法を参考にセルフヘルプの課題を与えながら治療をしていけば，メディカルモデルではドロップアウトしがちな患者でも，治療を続けられる場合が多いのではないかと思います。Wallerの教科書(☞文献21)では望ましい摂食障害の治療者像として**表7**のような特徴が挙げられています。Minuchinなどカリスマ的な治療者が一世を風靡した時代もありましたが，それに比べれば「普通の医師」「普通の心理士」に近い治療者像です。

表7　摂食障害の望ましい治療者像

1. 本人の自己受容を援助する。自己受容とは，病気には病気になった理由があることを認めると同時に，いま変化が必要なことも認識することである
2. 受身的でなく積極的
3. 協力的，連携的（変化への責任は本人が持つという前提で）
4. 患者に対して，よい意味での興味関心がある。患者から学ぶという態度を持つ
5. 透明である（神秘性や隠しごとがない）
6. 治療の「権威(authoritative)」だが威圧的(authoritarian)ではない
7. 批判的，対決的な態度をとらない
8. 知性化は避ける
9. 言い争いは避ける

Waller G, Cordery H, Corstorphine E, et al: Cognitive behavioral therapy of eating disorders; A comprehensive treatment guide, Cambridge University Press, Cambridge, 2007 文献21)より引用。

4 実際の会話にみる治療関係

Point
1. 摂食障害の治療が順調に進むかどうかは，治療者患者関係が大きく影響する。
2. 本人の病気観や治療観を知るための方法には，さまざまな種類がある。
3. 治療者の見立てを伝えて本人の意見を聞くなどの双方向性が重要である。

　さまざまな治療関係について説明してきましたが，実際の診療場面は治療関係の違いにより，どのように異なるのでしょうか？　詳しい実践については第2部（☞p59）で示しますが，従来のメディカルモデルに基づく治療関係を1つの題材として，指導付きセルフヘルプを進めるにはどのような点に修正が必要かについて考えてみましょう。

　日本の臨床場面では，治療関係の問題以前に，**1人あたりの診察時間が短い**という物理的な問題もあります。これは，1人ひとりの治療者には解決しにくい問題ですが，「宿題」などここに示す技法で診察時間の短さを補う工夫は可能です。この方法についても考えてみたいと思います。

（1）メディカルモデルの問題点

　一般外来での医師患者関係の例として，次のような会話を想定してみましょう。実際，このような会話はしばしば行われているのではないでしょうか？　また，ここにはどのような問題があるのでしょうか？

医師：食事，食べてる？
患者：はい。
医師：本当？
患者：はい。
医師：本当に頑張ってる？
患者：はい。
医師：どれくらい食べてる？
患者：1人分。
医師：ちゃんと全部食べてる？
患者：はい。
医師：何でも食べなきゃだめだよ
患者：はい。

このような会話にみられる医師患者関係が，いわゆる**メディカルモデル**で，医師に正しい知識があって，患者を正しく指導することを想定しています。この例でも，医師のほうに，「正しい食事」のイメージがあり，「患者の食事がそれにどれくらい沿っているか。沿っていなければ沿うように」という流れになっています。このような治療関係でも，医師と患者の間に長い治療関係があり，双方に親しみがある場合は，患者のほうから自発的にいろいろ相談をする場合もあるでしょう。すべての疾患について，メディカルモデルがいつも悪いわけではありません。上記の会話が，ベテラン内科医師と長年その医院を受診している内科疾患の高齢者との会話であれば，機能的なメディカルモデルの例として提示できるかもしれません。

しかし残念ながら，**摂食障害患者にはこのモデルだけでは十分患者のニーズに応えきれない部分があります**。拒食症患者は，食事を拒絶しているのは事実ですが，**本人は「頑張ってたくさん食べている」と思っている**場合が多いのです。上記の会話で，「食事，食べてる？」に対して「はい」というのは，周囲には嘘にみえるかもしれませんが，本人にとっては真摯な答えなのです。このように，**患者の世界と周囲の理解にギャップがあることに気付かずに治療を進めると，治療が頓挫する**場面が必ず現れます。この例では，次のような難しい展開になることが予測できます。

❶ 診察のたびに同じ会話になる

この会話の後，次の診察までの1～2週間で，患者が摂食障害と真剣に向き合うようになることは期待できません。もし，もう一度患者が受診したとしても，また同じ会話を繰り返すことになるでしょう。この会話は，1回分だけではあまり奇異にはみえませんが，**受診のたびに同じ会話が行われたとしたら，患者は受診に意味を見出せず，ドロップアウトする**ほうが自然ではないでしょうか。

❷ 変化がないため否定的な発言をする

患者が「食べている」というのに，体重がまったく増えなかったり減少したりすると，医師は「先週，頑張っていると言っていたのに本当はあんまり頑張っていないね」「全然食べていないんだね」というような否定的な反応をしがちです。**患者は「先生は努力を認めてくれない」「全然わかってもらえない」と感じて，ドロップアウト**する結果になってしまうでしょう。

医師の「全然食べていない」という発言と，患者の「頑張って食べている」という主張は平行線をたどりがちです。現実に起きているのは，「**本人は最大限頑張っているのに，周囲からみると少ししか食べていない**」という現象で，この認識を医師と患者が共有できれば治療は軌道に乗ります。このような共通理解を持つためには，「正しい知識を医師が伝える」という従来のメディカルモデルとは少し違った治療関係が必要になります。

従来のメディカルモデルでは，どうして治療関係が難しくなってしまうのでしょうか？　それには，メディカルモデルの持つ次のような性質が影響しています。

❸ どの患者も同じようにみる

メディカルモデルでは「診断」の果たす役割が大きいといえます。診断によって治療アルゴリズムや指導も変わってくるからです。いったん、「拒食症」「過食症」という診断が下されると、「拒食症とはこういうもの」「過食症患者はこういうもの」というイメージが強くなり、**患者の個別性や、それぞれの患者にとって症状がどのような意味を持つかには注意が向きにくくなってしまう**のです。

❹ 患者との相互作用を想定しない

前項の「どの患者も同じようにみてしまう」と重なりますが、このモデルは「ある診断に対してある正しい治療法を提案する」というモデルです。「患者の立場からみた場合、自分（医師）の提案はどのような意味を持つだろうか？」「提案を受け入れるというのは本人（患者）にはどのような体験だろうか？」といった発想に乏しいのです。このような治療関係では、患者は、受身的な状態に置かれますが、**実は医師のほうも、かなり無力なポジションにいる**ことは強調しておいてよいでしょう。「この頑固な病理がどう展開するか自分にはわからない」「自分では手の出しようがない」「様子をみるしかない」という感覚です。これでは、「ドロップアウトしても仕方がない」、あるいは「自分の担当でなくなってほっとした」という気分になるのは避けられません。

メディカルモデルが必要な状況ももちろんありますが、従来は、**本人の力が十分生かせる、健康度が比較的高い病状にもメディカルモデルしかなかったのが大きな問題**でした。例えば、身体的にあまり症状が強くない過食症の治療の場で、次のような会話はしばしば行われているのではないでしょうか。

患者：先月出してもらった抗うつ薬を飲んだけど、毎日過食が出るんです。
医師：まあ、そうあせっても仕方ありませんよ。しっかりお薬飲んで。
患者：でも眠いばっかりなんです。
医師：ある程度眠いのは仕方ないですね。
患者：過食にはどう対応したらいいんですか？
医師：そうあせるのがよくないですね。完全主義はよくありません。

このケースも、本人のニーズと医師のアドバイスがまったくかみ合っていません。医師は「抗うつ薬を飲んで休んで」「あまり難しく考えないで」という、うつ病や統合失調症の病状が激しい時期の治療モデルを使っています。これも「メディカルモデル」の例です。一方、患者は自分でも何とかしたいという強い気持ちがあります。症状の程度にもよりますが、このような場合は、**患者の力を生かすアプローチのほうがよい**でしょう。もちろん、基本的な**心理教育**※（脚注は☞p32）として、**治療者側からの正しい知識の伝達**も必要です。その後で、**自分で症状を記録すること（症状モニタ**

一）を宿題にするとよいでしょう。

　患者の力を生かす指導付きセルフヘルプの考え方は，患者が非常に衰弱している状態よりは，この例のような**ある程度健康度が高い場合に最も力を発揮します。体重低下が極端でない拒食症，回復途上の拒食症，身体症状が少ない過食症**などです。他の疾患と同じく，**摂食障害についても早期発見，早期治療が必要**だといわれています。これはもちろん，心身のダメージが大きくなる前に治療を開始したほうがよいという一般的な意味もありますが，症状が重くなると治療関係がメディカルモデルに傾かざるを得ないという問題もあります。これまであまり強調されていませんが，**症状によって治療関係も影響を受けるのが摂食障害の特徴**なのです。早期に受診したケースに対し，「それほど悪くないので，もっと悪くなったら来てください」というような対応がされることがありますが，**悪くなればなるほど治療関係の難度が上がるので**，このような対応はあまり推奨できません。

（2）指導付きセルフヘルプに導入するコツ

❶ 具体的な話に翻訳する

　先ほどの拒食症患者の会話では「1人分の食事」「頑張っている」などの言葉の意味が，医師と患者とでかなりすれ違っていました。「1人分の食事」など，何気なく聞き流してしまう言葉でも，**具体的に何を意味するか確認するのが，患者の病気観を知る第1歩**です。医師と患者の会話で，患者が「1人分」と答えた後に，「**1人分というと，例えばどれくらいでしょう？**」「**今朝の朝食は，例えばどんな食事でしたか？**」と確認します。これに対して，「それは少ないね」「そんな食事じゃ治らないよ」とすぐ価値判断をしてしまってはメディカルモデルから抜け出せません。「**それくらいの量を食べたときの，おなかの調子はどうですか？**」「**食べる量はどうやって決めているんですか？**」といった質問を続けるとよいでしょう。答によって，その個人の特性がわかれば，次の展開が考えやすくなります。ある程度治療関係ができ，家族背景などもわかった後なら，「その朝ごはんは，私にはとても少なく思えるけど，おうちの人は何か言いませんか？」というような問いかけがあってもよいと思います。

❷ Open-ended question を使う

　「ちゃんと食べていますか？」といった質問は，「はい」「いいえ」で答を終えるこ

※心理教育：精神医学の領域で，疾患に対する知識，症状への対応法について，患者の症状や理解度に配慮しながら教育することを心理教育（psychoeducation）と言います。マニュアルの一部に心理教育的な知識が盛り込まれていることもあります。パンフレットなどを用いてもよいでしょう。

とができるので，yes no question と呼ばれます。このような質問は**尋問調になりやすく**，「はい」「いいえ」以外の情報を得にくいといった短所があります。一方，英語でいうと what, how などで始まる質問は，open-ended question と呼ばれますが，こちらのほうが**答の情報量が多く，患者の病気観や治療観がわかりやすい**といえます。

例えば，「ちゃんと食べていますか？」よりは，「どんな食事をしていますか？」「食べる物はどうやって決めるのですか？」「あなたの典型的な昼ごはんというと，どんな感じですか？」といった質問のほうが，豊富な情報を得られます。英語圏では，しばしば「Tell me more about your lunch」というような表現もされます。「～について，もっと話してください」というのは，あまりにも直訳調ですが，「**話を聞かせてほしい**」「**聞きたい**」という姿勢を伝えることが重要です。

「食べる物はどうやって決めるのですか？」という open-ended question に対しては，「カロリーをみて決める。カロリーが明示されているものだけを買っている」という患者もいるでしょうし，「腹痛が怖いので，これを食べても腹痛が出ないとはっきりわかっている食品を，腹痛が出ない量だけ食べる」という患者もいるでしょう。また，「腹痛が怖いが，家族がいつも見張っているので，おなかの調子と家族が勧める線の妥協点をとっている」という患者もいるでしょう。

このような具体的な答が出てくると，本人流の努力，本人流の「セルフヘルプ」が，どれくらい摂食障害の病理に支配されたものか，どれくらい健康な部分があるかがわかります。具体的な取り組みについては第2部（☞p59）で示しますが，例えば，「腹痛が起きない範囲で食べている」と答える患者についてはどのような展開があるでしょうか？ 本人流のセルフヘルプとして，「腹痛が必ず起きる食べ物」「安心な食べ物」というリストが頭の中にある場合もあるでしょう。このリストを書き出し，患者と一緒に話し合ってみるのは，役に立ちます。そうすれば，「食物以外に『腹痛』に影響する要因についても気をつけてみる」「『腹痛』が強い日と弱い日はないか注目してみる」「それはどのような条件で決まるかを考えてみる」などの共同作業ができるでしょう。

もちろん，栄養状態が改善しなければ胃腸機能も改善せず腹痛は消失しにくいし，ここに述べたようなアプローチだけで胃腸機能そのものがよくなるわけではありません。しかし，このようなステップを踏めば，**患者も「胃腸の回復のためにも栄養の改善が大事」というメッセージを受け入れやすくなります**。「食べないと胃腸だって動かない」という事実を伝えるだけでは，「痛いから食べられないのに」という逆の考えを強め，ドロップアウトを招いてしまいます。

❸見立てを伝えて感想を聞く

すでに述べたように，本人との共同作業として，フォーミュレーション（☞p22）を作るのは，大事な作業です。例えば，患者から食事と腹痛の話を聞いた後で，医師は次のようなフォーミュレーションを伝えることができます。

「あなたの食事について言うと，客観的にはかなりカロリーが少ないのだけれども，

あなたは腹痛が起きない範囲で，最大限努力して食べているのですね。しかし，腹痛がかなりひどいので，腹痛への恐怖心から，食べる量も食材も少しずつ減っているようです。私の意見としては，腹痛に対して過敏になって腹痛を感じすぎている面もあるように思います。医学的にも，胃腸が弱っているとあまり脂肪や繊維質の多いものは胃腸に負担になりますが，あなたの場合，完全に胃腸が動かない状態ではないので，食べられる食材はもっとあると思います。胃腸の薬も処方しますが，栄養士と相談して，避けている食材やこれ以上は無理と思っている食事量を試してみるとよいと思います。専門家の助けを借りれば，これまでより食事を充実させることができそうです。これは，あなたのお話を聞いたうえでの私の考えですが，あなたはどう思いますか？」

「私はこのように思います」という枠組みで，治療者の意見を明確に伝えたうえで，それに対する患者の感想を聞いています。英語では，最後の部分は，「Does it make sense to you ?」，つまり「いま私が言った見立ては，あなたにはピンときますか？ それとも，的外れでしょうか？」というような表現がよく用いられます。この場合は，腹痛という症状に限った医師の側の見立てですが，このように，表5（☞p23）や図1（☞p24）のような全体的フォーミュレーションだけでなく症状単位でも，医師の見立てと患者の意見をすり合わせていくことができます。**ただ受け身的に聞くだけではなく，治療者としての意見は積極的に述べ，その感想を聞くという治療関係は，治療者も患者も活発にし，一緒に治療しているという感覚を強めます。**日本では，「どうでしょうか？」と聞かない限り，患者の側から治療者には質問しにくい場合も多いので，きちんと聞くようにします。

患者の病気観や治療観をしっかり聞いた後ならば，治療者のフォーミュレーションが大きく的を外れることはあまりありません。このようなフォーミュレーションを伝えた後で，「先生は，腹痛には気のせいの部分もあると思っているんですか？ 絶対それはあり得ない！」というような反応が起きることもあります。このような場合は，「私の見立ては，違っているかもしれません。**腹痛が起きる状況を次回また詳しく教えてください**」という話ができるので，**反論は歓迎すべき**です。こういった会話ができていなければ，「あの先生には，腹痛を気のせいにされた」という理由でドロップアウトになってしまうでしょう。

このようなフォーミュレーションを伝えれば，「そう言われると，食事の内容はすごく偏っている気がします。カロリーの少ない海藻や野菜ばかり食べています。それも，空腹感をごまかすために，量が多いので，消化しにくい繊維がたくさんあって腹痛が起きているのかもしれません」というような，治療に前向きな反応が返ってくることもあります。

最近は，インフォームドコンセントの重要性が強調されているので，この程度の説明はいつも実施しているという治療者も多いかもしれません。しかし，インフォームドコンセントの説明は，了解を得るための説明という要素が大きいので，「はい，わかりました」という答で会話が終わりがちです。**感想や反論を聞きながら，患者自身**

の病気の理解を知るという態度で臨むと，共同作業がさらに進めやすくなります。

　忙しい臨床の場では，なかなかフォーミュレーションを図示するところまでは時間がかけられませんが，治療者と患者の間で理解が大きくずれていないかどうかは，いつも確認しておく必要があります。**患者にも治療ノートを持ってもらい，大事なテーマは記入しておいてもらうとよいでしょう。**

❹ 症状の観察と記録

　「自分流のセルフヘルプ」の手段として，受診前から症状を記録している人もいます。過食した日を手帳に記録するなどです。しかし，健康な人の食事量よりはるかに少ない食事を「ひどい過食」としているなど，**判断にはかなり偏りがある場合もあります。**このような場合，何を過食と考えるかについて聞いてみるだけで，その患者の摂食障害へのアプローチがよくわかります。**観察や記録の方法について，具体的に話し合っていくプロセスそのものが，非常に治療的**だといえます。

　症状モニターの詳細は第2部（☞p59）で示しますが，認知行動療法的な本格的なモニターもあれば，より簡単な方法もあります。簡単な方法でも，**自分で自分の症状をモニターすれば，治療者に症状の報告がしやすく，よい治療関係が作りやすいのです。**もちろん，モニターすることでコントロール感が増すというメリットもあります。

❺ 宿題

　認知行動療法に宿題という技法があるのはすでに示しましたが（☞p24），本格的な認知行動療法でなくても，セルフヘルプを促すのには非常に役に立つ技法です。宿題の内容としては，症状自己モニターだけでなく，これまで試せなかった行動を試してみる「実験」のような場合もあります。宿題を行う利点はいくつかあります。

【フィードバックになる】

　診察室で話し合ったことをどれくらい理解したか，納得したかについてのフィードバックとなります。例えば，「過食をした後，長く絶食するのは望ましくない」という説明に対し，診察室では「はいわかりました」と言っても，家では，過食拒食のサイクルを繰り返していることがあります。このような場合も，症状記録を宿題とすれば，理解度，納得度がよくわかります。この意味では，**宿題は「できなかった」部分があるのが普通であり，できなかった部分を治療に活用する意味が大きいのです。**メディカルモデルでは，治療からドロップアウトして初めて，実は家では症状がひどかったらしい，というような事情が明らかになる場合もありますが，**宿題を確認すれば「やはり過食絶食を繰り返している」というような事情が早期に把握できます。**

【治療の動機付けの確認になる】

　宿題が全然できない患者もいます。その場合は，**宿題ができなかったことを話の糸口として，何が問題なのかを話し合うことができます。**「治療が必要なのはわかっているが，症状と本気で取り組むのは怖い」，あるいは「無理やり治療に連れてこられ

ただけで，自分では治療の必要性がわからない」というような場合は，まったく宿題ができないでしょう。次回の診察までに宿題ができないのは自分でわかっていたのに，治療者には「やります」と言ってしまう患者もいるし，自分でもできると思っていたのにできなかったという患者もいます。完璧に宿題をこなしたようにみえて，実は現実とはかけ離れたことを書いている場合や，最初の1か月は完璧に宿題をこなすが，あとは燃え尽きてしまうというような場合もあります。いずれにせよ，これらの問題は，日頃本人が抱える問題に強く関連します。宿題は，**本人の問題を「宿題」という具体的なものを通じて治療者と共有する手段**といえるでしょう。

【治療が進んでいる感覚を与える】

例で示したように，治療に患者が積極的に参加していないと，治療者が同じことを繰り返したあげくに治療中断という場合が非常に多くみられます。宿題があれば，**患者の中に治療が少しずつ前に進んでいる感覚が育ちます**。症状モニターの宿題であれば，記録が残るので，努力の結果を後で振り返ることができるのも利点です。

【診察の間隔を柔軟に設定できる】

診察の間隔は，治療者の習慣やその治療機関の患者数などの事情によって決まることが多いでしょう。他の疾患と同じように，2週間に1度など定期的に次の予約を入れているうちに，いつの間にかドロップアウトしているケースもあるのではないでしょうか。例で示したように，頻繁に受診しても，行動変容には結びつかないことがあります。また一方で，あまり間が空くと，患者の生活の流れがフォローしにくくなり，治療へ動機付けにくいという問題もあります。身体状況が安定していて，頻繁な採血などが必要ない場合は，少し診察の間を空けられますが，**次の診察までの時間も治療の軌道に乗せておく方法として，宿題を活用できます**。症状記録や新しい行動へのチャレンジとその記録など，宿題がきちんとできるケースには，2か月以上間が空けられる場合もあります。診察の間が短ければ，**焦点を絞った宿題を出すと効果的**です。このように，宿題を調整すれば，診察間隔が短くても長くても連続性を持って対応できるというメリットがあります。

5 医学的処置が必要な状況

Point
1. 低栄養に対する医学的治療は確実に行う。
2. 医学的処置の中にも本人の治療動機付けを向上させるヒントがある。
3. 本人の主観的体験にも目を向ける。

従来のメディカルモデルの問題点ばかり挙げてきましたが，極端な低体重で，入院や栄養補給など医学的処置を行わざるを得ないようなケースではどうでしょうか？　**これこそメディカルモデルが必要な状況です**。本人流のセルフヘルプがうまくいかなかった結果としてこのような事態に至るので，**医師の判断で治療を進めることが多い**

でしょう。一般には，**非常に低体重の患者に心理的アプローチは逆効果**と考えられています。確かに，極端な低栄養状態の患者に長時間話をして「太りたくない」というような話を引き出し過ぎたり，生育歴を振り返るような本格的な精神療法を行うのは望ましくありません。しかし，**極端な低体重でも，患者を完全に受け身的にせず，その後の治療につながるような治療参加を促すことは可能**です。

例えば，高カロリー輸液の場合も，「このままでは危ないので点滴します」というだけでは，その後の展開がありません。「本来はあなた自身に食べてほしいが，いまの状態では，胃腸も弱っていて食べても吸収が悪いと思います。食べる気持ちもあまりないかもしれません。いまはこの方法しかないので点滴にしますが，できるだけ早い段階であなた自身が食べる練習に持っていきたいと思います。また話し合っていきましょう」というメッセージを伝えておけば，「食べてみようか」という気持ちを早期に表現しやすくなります。

1つひとつの医学的処置についても工夫は可能です。例えば，体重測定にも，若干の工夫ができます。例えば，従来の入院治療では「40 kgになるまでは退院できない」というような治療方針がしばしば設定されてきました。入院治療の目標として，このような治療方針を立てるのは納得できます。しかし，治療関係があまり良好でないと，「体重測定の前に水を飲んだ」「ポケットに重いものを入れて体重だけクリアした」というようなエピソードが起きやすいのです。体重操作の問題を避けようとすると，体重測定の前の行動を監視するなど，ますます治療者の権威を強める方向に行きがちです。このような場合の工夫として，**「今日は自分では何kgくらいだと思いますか？」と一言聞いてみると，治療的な会話が成立します**。体重が本人の予想と非常にずれていれば，その理由を考えたり，体重と身体感覚が深刻にずれていたりすることについての話し合いができます。繰り返しこの働きかけをすれば，急に体重が増えていても減っても自分で説明をしなくてはならないので，「数字だけごまかす」ような行動はとりにくくなります。

また，体重だけでなく，**患者本人にしかわからない衰弱感，疲労感，寒さ，肌荒れなどの感覚についても注意を促すとよいでしょう**。「32 kgから35 kgになったら急に足の冷えが減った」というような発言は聞き逃がさないようにし，治療は体重を増やすというだけでなく身体を温めるという視点を組み入れます。本人のセルフヘルプとして，足を温めるなど身体をいたわる行動ができるようになるかもしれません。「治療を受けたらよいことがあった」という発言は，患者を監視するような治療関係では聞きにくいことです。このように，非常に「メディカル」な治療環境においても，**患者はどのような体験をしているだろうかと考えると，その後の治療に患者のセルフヘルプを生かすヒントがみつかる**でしょう（CASE 8 ☞p155）。

医学的処置とセルフヘルプのバランスについては第4章（☞p45）。

第3章

治療の流れとセルフヘルプの生かし方

1 多職種連携と本人の治療動機

Point
1. 多職種連携は本人の治療動機が高いと実施しやすい。
2. 「多組織」の多職種連携には工夫が必要。
3. 全体の中の自分の役割をよく知っておくと治療を進めやすい。

　多職種連携という言葉はさまざまな場面で用いられています。連携が大事なのはいうまでもないことですが，実践にはさまざまなハードルがあります。1つの組織の中の連携か，「多組織」連携かで，だいぶ様子が違ってきます。近年は，個人情報についての意識が高まっているので，**個人情報をどれだけ共有できるかという問題も大き**いと思います。自然発生的な連携がうまくいく場合もありますが，連携も1つの専門技術と考えて技術を洗練していくほうが，応用が利くでしょう。

　このように，多職種連携は，専門家同士が解決する課題ではありますが，患者本人が治療に意欲的かどうかで，連携の質はだいぶ変わってきます。本人が食事の質を改善しようという気持ちがあれば，精神科医とは食事の規則性や生活上のストレスとの関連などを話し合いながら，栄養士からは食事内容の指導を受けるというアプローチが矛盾なく統合できます（CASE 3 ☞p91）。もし本人が治療に意欲的でない場合は，栄養士のところで精神科医の不満を言ったりその逆が起きたりし，専門職同士が不信感を持つような場合も出てきます。このような混乱を避けるために，1人の治療者がすべて治療するという立場の人もいます。また，現実的に治療者は自分1人しかいない場合も多いでしょう。摂食障害は，「人に見せたくない心理は見せない」病理が強いので，1人で治療する場合は，「私に見せずにいる部分はどんな部分だろうか」ということはいつも頭に入れておく必要があるでしょう。連携できる職種がいる場合には，自分には見せていない部分をそこでは見せている可能性を考え，最初は「治療者が集まると本人の全体像がわかる」という考え方で治療していくとよいと思います。それぞれの治療者が「あの職種のあの人は何も理解していない」とか，「この患者のことを本当にわかるのは自分だけ」と思っているような状態では治療はうまくいきません。

図2 さまざまな連携モデル

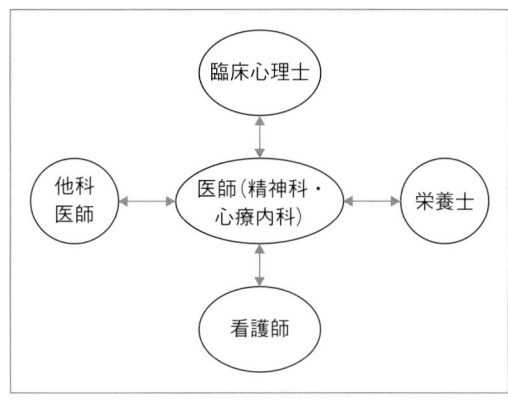

a. 同じ院内での連携モデル

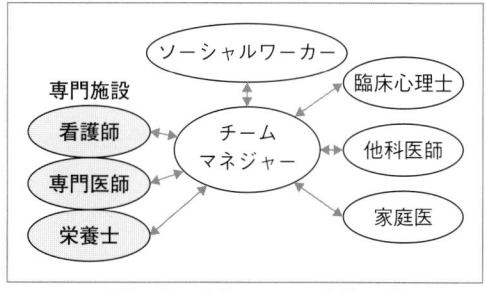

b. 地域に住む患者のための連携モデル

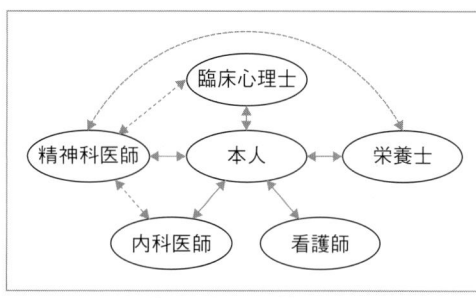

c. 本人を含めた連携の理解

cに関して，本人と直接関連のあるものは実線（◀━▶），関係者間のやりとりは点線（◀┄┄▶）で示す

　治療にかかわる人は，摂食障害に関する見方や治療の中での自分の役割を知っている必要があります。これには，症例を通じた連携を積み重ねておく必要があります。日頃から連携がない場合，精神科から栄養士を紹介しても，栄養士としては精神科患者に強くアドバイスすることは不安で，「好きなものを食べたら」というような指導になることがあります。結局，精神科医が「もっと食べなくてはいけない」と強く言うなど，精神と身体の治療者の役割が逆になるような場合もしばしばみられます。体重が減っていても血液検査の結果はあまり悪くない場合などは，内科で「身体のほうは悪くないし精神の病気だから気の持ちようです」というような説明を聞いて，どこも悪くないと解釈して精神科にも来なくなる場合もあります。

　職種の間の連携とともに，本人との間では動機付けの対話を重ねることも必要です。「今日ここでは，食事はしばらく同じ量で様子をみるのが一番よさそうな結論になりましたが，栄養士さんとの相談とは矛盾しませんか？ 栄養士の先生と一度，私も話をしてみましょう」というような働きかけを積み重ねることが必要です。どの治療者がチームになっているか，どのように連絡をとっているかを本人に明らかにしたうえで，本人へのフィードバックをし，本人の理解を確認します。

　図2には，いくつかの連携モデルを示しました。入院治療や大きな病院での各診療部門の連携はこれまでも行われてきたし，精神科あるいは心療内科の医師が中心となる方法は機能しやすいと思います（図2のa）。海外では，入院治療は減っているので，地域の専門家がチームを組むような場合があります。このような場合，チームのマネージャーは，医師以外のことがほとんどです（図2のb）。看護師がマネージャー

となって，関連職種の情報を集約したり，ミーティングを開いたりといった作業が行われています。日本では，地域の摂食障害チームというような設定は行いにくいですが，外来患者についても，診療部門間のミーティングや連絡法について充実させることが，今後の地域での摂食障害の治療には重要になります。最初は，チームマネージャーは医師のほうがスムーズな連携がとれるかもしれません。開業クリニックが治療にかかわる場合は，外来患者についても「多組織」連携になりますので，「**誰が治療にかかわっているか**」「**誰がチームの中心か**」ということを考えながら，チームを組んでいく工夫が必要です。図2のcは，連携ネットワークに本人を描き加えたらどうなるかと考える際の図の例です。ここでは本人が中心にいる理想的な例を示していますが，本人をどこに描けばよいのかわからない場合や辺縁にしか描けない場合は，治療者が治療の主導を握りすぎている可能性があります。あるいは，本人が民間療法などに行きながらそのことを治療チームには隠していて，治療の全体像がわかりにくくなってい場合も描きにくいでしょう。**どのような治療を選ぶかは本人の選択ですが，チームの治療の効果が出にくくなっている場合は，一度話し合ってみる必要があるでしょう。**

さて今後，早期発見，早期治療を進めるには，医療機関を受診する前の段階の連携が重要になります。受診前は，学校と病院など組織を超えた連携が必要ですが，これにはさまざまな課題があります。次項では，初診をめぐる連携とセルフヘルプの援助について検討します。

2 組織を超えた初診時の連携

Point
1. 組織が違っても，一貫した見立てがあると連携はスムーズ。
2. 本人が病状や紹介の意味を理解していることが重要。

初発から治療への流れは，その国の医療システムによってかなり異なります。図3に，かかりつけ医制度がある国とない国との違いを示しました。かかりつけ医制度のある国では，住民は居住地のかかりつけ医に登録をします。ここでは英国での治療のイメージを示しますが，住民はどのような病気になった場合も，まずその家庭医（GP；general practitioner）を受診します。GPも精神科のトレーニングを受けているので，軽い症状ならば治療ができますが，本格的な治療が必要だと思われたら，GPの紹介で専門病院を受診します。専門病院での治療が終了したら，GPのケアに戻る場合もあります。最近は地域メンタルヘルスチームという治療資源もあり，大病院ではなくメンタルヘルスチームに紹介されるケースもあります。GPから専門家への紹介は，時間がかかったり，摂食障害の専門の病院が地理的に遠かったりする場合も多いのは，英国でもしばしばみられる問題です。私立（有料）の摂食障害専門施設もできていますので，経済的に余裕があればそのような施設を紹介されることもあります。

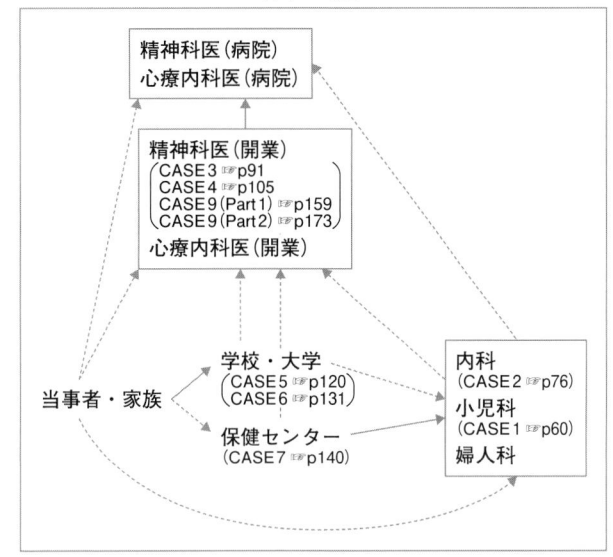

図3 初診の際の受診経路

かかりつけ医制度がある場合
- 当事者・家族 → GP ⇄ 専門医

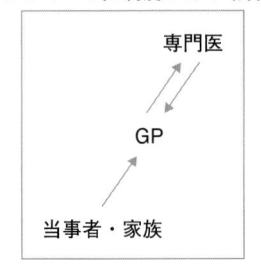

日本の場合
- 精神科医（病院）／心療内科医（病院）
- 精神科医（開業）
  - CASE3 ☞p91
  - CASE4 ☞p105
  - CASE9 (Part 1) ☞p159
  - CASE9 (Part 2) ☞p173
- 心療内科医（開業）
- 学校・大学
  - CASE5 ☞p120
  - CASE6 ☞p131
- 保健センター
  - CASE7 ☞p140
- 内科（CASE2 ☞p76）
- 小児科（CASE1 ☞p60）
- 婦人科
- 当事者・家族

→ 相談先・紹介先をあまり迷わないルート
⇢ 受診先選びにも時間がかかるルート

中高生の場合で，スクールナースやスクールカウンセラーが低体重の生徒を発見した場合は，まずGPの受診を勧めることが多いと思います。その子どもが登録しているGPは，もともとその子どもを知っているはずなので，診察すれば体重低下の程度はすぐわかるはずです。スクールナースや臨床心理士から私立（有料）の治療者（力動的精神療法，認知行動療法など）を紹介されることもあります。

過食症の場合，セルフヘルプグループなどに相談する場合もありますが，ある程度治療動機がある場合はGPを受診する場合も多いと思います。抗うつ薬でコントロールできそうなケースはGPが処方する場合もあります。

一方，日本では，最初の受診や初診後の紹介の道筋がはっきりしていないのが適切な治療の遅れにつながっています。養護教諭が，健康診断で体重低下の生徒を発見しても，次のステップをどうするかは迷うところでしょう（CASE 5 ☞p120）。拒食症の患者が，婦人科や内科を最初に受診することもありますが，精神科への紹介のタイミングがさまざまな理由で遅れる場合も少なくありません。いずれにせよ，最初の相談から何回かの紹介を経て治療が始まる場合が多いと思います。外来から入院へという段階で病院を替わることもあるでしょう。このような移動があっても，治療が続くためには担当者が替わっても患者に対する見立てが一貫していること，また，その見立てを本人が理解しているのが理想です。フォーミュレーションの図（図1 ☞p24）を患者本人が持っているだけで，だいぶ一貫性が出てきます。「最初に行った病院ではこういう見立てだったが，自分では最近こう思っている」というような意見を治療者に伝えられる治療関係を育てておくのも役に立ちます。日本では，NICEガイドライン（☞p15）のような職種や病院を超えて参照できる基準がないので，個人へのフィー

ドバックがますます重要だといえるでしょう。

3 紹介時の注意点

Point
1. 紹介する側が紹介後の流れを知っていると連携がスムーズ。
2. アセスメント(臨床評価)のための受診を活用する。
3. 経過観察期間の過ごし方や再受診のタイミングを本人が納得していることが重要。

初診の段階での困難としてしばしばみられるのは次のような状況です。

> **紹介した養護教諭の見立て**:「摂食障害は重症化すると大変なことになるので,早く精神療法を始めなければ。とにかく精神科に行ってください」
> **紹介された精神科医の見立て**:「ここに来る摂食障害の患者の大部分に比べたら,全然重症ではないですね。それほど心配するほどの症状ではないので,少し様子をみましょう。これ以上悪くなったらまた来てください。精神療法はここでは専門にはやっていませんし」

これでは,連携になっていません。本人は,「医師が大丈夫といったから,治療は必要ない。養護教諭は何もわかっていないのではないか。だから養護教諭のところにも,もう行かない」というような反応になってしまう可能性があります。結果的に,摂食障害を自分の問題として捉えるという課題からはむしろ遠ざかってしまいます。前述の院内の連携と似た状況ですが,組織が違うと期待のすれ違いがさらに大きくなりがちです。

より望ましい対応は次のようなものです。

> **養護教諭**：あなたの状態は，摂食障害といえる状態だと私は思いますが，一度専門家の診察を受けてみてください．自覚症状がなくても栄養失調が悪影響を及ぼす場合があるので，採血や心電図などが必要だと聞いています．どのような治療が必要かは，その結果次第ですが，摂食障害だからすぐ入院しなければいけないとか，学校は休まなければいけないというわけではありません．早い段階で受診すれば，学校生活と治療の両立の方法を考えられます．診察の結果をみて相談しましょう．このような計画でどうでしょうか？

これに対して，診察した医師のほうが次のような対応ができると，本人の中で受診の体験が連続性のあるものとして理解されます．

> **精神科医**：いまの段階では，入院が必要な重症とは言えません．体重から判断すると，いまのところまだ少し余裕がありますが，これ以上減るのは危険です．あなたの言うとおり，今月は部活が忙しすぎてやせたという要素が強いようなら，運動は控えて様子をみましょう．できるだけ食事も増やして，食事の記録を持って来月また受診してください．2kgくらい回復するのを期待したいですが，どうでしょうか？

このように，紹介後の展開を知っておくと紹介はスムーズです．紹介する側が知っておくとよい項目としては，表8のようなものがあります．

このような項目について，違う専門家から同じような話を聞けば，本人も納得しやすくなります．このためには，それぞれの地域で症例を通じて，学校といくつかの病院と連携を重ねておくとよいでしょう．医療機関側も，同じ学校からの紹介例が増えるとその学校の行事の様子などがわかり，具体的なアドバイスをしやすくなります．摂食障害の場合，身体状況のチェックは欠かせないので，「アセスメントのための受診」を促すのもよいでしょう．「精神科の治療が必要」などと言われると，抵抗感が強まり受診ができない生徒も，「いま心身がどのような状態にあるか，1回診てもらいましょう」という形であれば受診しやすくなります．その結果，アドバイスを受

表8　紹介する側が知っておくべきこと

- どのような病状になったら，本格的な治療が必要か？　どこまでは様子をみてよいか？
- 様子見（経過観察）の場合はどのような点に気をつけるべきか？
- 紹介先の医療機関ではどのような治療をするのか？
- その後の展開としてはどのようなものがあるか？　どういうときに入院か？

け,「また来月受診してください」とか,「1学期が終わる前にもう一度様子を見せに来てください。それまではこういうことに気をつけてください」というゆるやかな形で,経過観察を導入できます。

　この紹介の原則は,婦人科から精神科へ,内科から精神科へ,など他の場面でもほぼ同じです。

COLUMN

いったん治療を終了する

　アセスメントを行って,治療に反応する病状と判断され,治療を開始したけれども,どうしても面接のときに体重測定を拒否するとか,宿題をしないなど,治療が進められない状況になることがあります※。このような場合は,「この後は,あなたの協力がなければ,次には進めない。いったん治療を終了します。いつか生活を見直してみたいと思ったら,また連絡してください。症状がいまより悪くなったときは早めに連絡してください」という展開になることもあります。日本の保険診療では,そのまま「調子はどうですか」「変わりません」という診療が続くことも多いだろうと思います。海外のような,本格的な治療を待っている人がたくさんいる,あるいは1回の治療がかなり高額という状況は,患者に対して不親切な面はありますが,一方で「せっかくの治療の機会は活用しなければ」という動機付けに役立っている面もあります。「せっかくの機会を十分活用できないのであれば,この時間を他の患者さんに譲ってください」という考え方は,厳しいようではありますが,「何となく治療からドロップアウトしてしまう」場合に比べると,次に治療を受ける場合は治療の動機付けが高まっていることが多いようです。

　　　※もちろん,なぜ宿題ができないかという話し合いを十分に行うことがターニングポイントになって,治療が飛躍的に進むこともあります(この場合の展開については☞p35,CASE 3 ☞p95)。

第4章

指導付きセルフヘルプについて
さらに知っておくべきこと

1 症状モニターをしないほうがよいとき

POINT
1. 専門治療を優先すべき症状もある。
2. 治療環境が整わないため，セルフヘルプを勧めにくいこともある。

　ここまでの章で，摂食障害の治療において本人の力を生かすことがいかに重要かについて述べてきました。初診のプライマリケアの最初の面接の段階から本人自身の治療参加を促す方法を探っていくことが重要だと思います。しかし，なかには，症状がかなり悪い状態でプライマリ・ケアの場を受診する場合もあります。「患者の力を生かす」という広い意味での指導付きセルフヘルプの考え方は症状が強くても活用できますが，「症状モニターをする」「記録をとる」という**狭義のセルフヘルプ指導は，心身の状態が悪いときにはあまり勧められません**。このような場合は，プライマリ・ケアの場から次の段階の紹介が遅れないようにする必要があります。専門的な治療を必要とする状態なので，プライマリ・ケアからの紹介後に再度他に紹介しなくてはならないということになると，時間のロスが大きくなります。紹介先の選定やタイミングについては，地域の医療資源によるので，日頃からの連携が重要です。

　「本人の症状モニター中心で，治療者の介入は最低限」という狭義の指導付きセルフヘルプの方法を最初から積極的には勧められない状況には，次のような場合があります。

（1）本人の要因

❶深刻な低体重，急激な体重減少

　これは入院を考慮しなければならない事態です。症状自己モニターをする本人の心理的余裕も時間の余裕もない場合が多いので，このような場合は早目に入院先を探します。低体重患者の入院先に一般内科病床と精神科病床という選択肢がある場合，地域の医療資源によってどちらがよいか事情は異なります。医師だけでなく看護師もメンタルな問題に慣れている精神科に入院して，内科のアドバイスを仰ぐのが比較的ス

ムーズな場合が多いですが，緊急に体重増加だけに焦点を当てる必要がある場合は，内科のほうが目標に集中しやすいこともあります。精神科単科の病院では，統合失調症や躁うつ病などの治療の比重が大きく，摂食障害の治療をあまり行っていない場合もありますが，近年は力を入れているところも増えてきました。地域の医療機関の受け入れ状況については，あらかじめ確認しておくとよいでしょう。

❷糖尿病

1型糖尿病と摂食障害の合併については，さまざまな報告があります。インスリンを使わなければ体重が減ることから，インスリン使用を嫌うケースが少なくありません。食行動と血糖値との関連を考える糖尿病の担当科と摂食障害の担当科で，密接に協力する必要があります。

糖尿病治療は患者教育が非常に進んだ分野なので，食事や運動量の振り返りについては，糖尿病治療の方法が摂食障害の治療にも応用できます。治療が軌道に乗れば本人の症状モニターを取り入れられます。

❸妊娠

妊娠ケースについては，産科との連携が必要なのはいうまでもありません。摂食量が少ない場合は，胎児の状態について定期的にチェックが必要です。治療の中心は心療内科，精神科におきながら産科と，また産後は地域の保健師（CASE 7 ☞p140）と連携することが重要です。安定すれば本人の症状モニターを取り入れられます。

❹併存症

摂食障害にはさまざまな併存症がみられます。最も多いのは，うつ病，あるいはうつ病よりは少し軽い症状が長く続く気分変調症など気分障害の範疇の併存です。パニック発作などの不安性障害の範疇のものも珍しくありません。また，アルコール乱用や薬物乱用もみられます。うつ病の場合など，病状によっては自分で症状モニターをするのは負担になります。**併存診断が疑われる場合は，早めに精神医学的アセスメントを受けることが重要です。**

（2）治療者側の要因

以上は，患者側の要因でしたが，治療者がおかれている状況を配慮することも重要です。摂食障害の治療経験がなく，周囲に相談できる専門家もいなくて孤立した状態では，対応が難しい場面も多いでしょう。他に治療法や紹介先がないから，本人に症状モニターをやらせるというのは望ましいことではありません。必要なときに紹介できる連携先を持っているなど，**安定した治療環境を持っていて初めて，本人のセルフヘルプの援助ができます。**

摂食障害の治療経験が少ない場合，摂食障害を積極的に治療している医療機関が地

理的に連携しやすい範囲にあれば，この治療機関に適切なタイミングで紹介し，紹介後の経過を可能な範囲で確認したり，入院治療が終わったケースのフォローアップを担当したりするなどの方法がとれます。こうしてケースを蓄積すれば，対応できる部分が少しずつ増えていきます。本人の治療の一貫性のためにも，本人の了解を得ながら，本人を担当した他の治療施設の専門家の意見を聞くのはよい方法です。このようなネットワークがあると，**本人のセルフヘルプの援助が大変スムーズになります**。

　摂食障害を専門とする病院が地域にない場合は，まずは地域の他の科，他の職種の人と意見交換をしながら治療していくのがよいでしょう。治療者1人が治療を抱えているという状況は，症状が長期化したり悪化したりしたときに，治療者の無力感をもたらし，本人のセルフヘルプ能力にも影響を与えます。

2 ライフサイクルとセルフヘルプの位置付け

Point
1. ライフサイクル上の空白期間が長いケースは，社会復帰の際にさまざまな援助が必要。
2. 仕事を始めるにはさまざまな準備が必要だが，準備のプロセスそのものが治療的。
3. ライフイベントに柔軟に対応する力をつける。

　「摂食障害の治療」とひとことで言っても，第1章でも述べたように，児童思春期年齢の拒食症の治療（☞p8）と，成人の過食症の治療（☞p12）ではだいぶ様子が異なります。拒食症と過食症の違いもありますし，年齢の違いもあります。長期化するケースもあるので，発症は思春期でも，摂食障害を抱えながら成人期を過ごすケースには，また違った治療上の配慮が必要になります。発症が思春期の場合と成人期の場合の特徴については，第1章で触れたので，ここでは長期化ケースについて，本人の力を生かすセルフヘルプ援助をどのように位置付けるか考えてみます。

（1）長期化のパターン，回復のパターン

　摂食障害には，心身両面にさまざまな症状があります。摂食障害が回復するときはどのように回復するのでしょうか。治るときには，身体面，心理面，社会適応などすべてが一気に治るのでしょうか？　さまざまな報告から考えると，**摂食障害のすべての症状が一気に治るわけではない**と考えたほうがよさそうです。もちろん，これには個人差があり，比較的軽いケースでは，体重低下もやせ願望もほぼ同時に軽快するということもあり得ます。しかし，精神科で入院治療を受けたケースなど，ある程度以上の症状をもつ対象を追跡した報告（西園ら　文献6, Steinhausenら　文献11, 12, Strober Mら　文献13）をみると，さまざまな症状が違うペースで回復していくと考

えられます。拒食症でいうと，低体重の回復が先にあり，**ボディイメージや食事へのこだわりなど心理面の回復は少し遅れ**ます。過食症でも，過食嘔吐がまず回復し，やはり心理面の回復は遅れるようです。これらは主に海外からの報告なので，過食症の場合は認知行動療法など，症状軽減のための治療を十分受けていると思われます。日本の場合は，過食嘔吐が先に治るとも言い切れませんが，体型や食事へのこだわりについては，完全な回復に時間がかかることが多いと考えたほうがよいでしょう。

拒食症では，「あなたは太っていない」と説得するなど，「ボディイメージを修正することで食べられるようになるだろう」と周囲は期待しがちです。しかし，ある程度以上症状が進んだケースでは，入院治療や栄養補給により体重が回復し，少し**社会生活をしていく中で，「気がついたら食事のことは少しずつ気にならなくなっていた」**という回復パターンがよくみられます。従来の治療は，かなり治療専念期間を長く考える傾向があり，年単位の入院なども行われていました。しかし，社会生活の中で体型や食に対するイメージが修正される可能性を考えると，治療の初期から将来の社会復帰を視野に入れて治療をしていくほうがよい場合が多いでしょう。もちろん，身体の状態が治らないうちから無理に社会参加を強制するのは，身体の状態を悪くしたり過活動を亢進させたりします。社会復帰のための道筋を話し合っておくにしても，実際の復帰は身体の状態をみてよく判断します。

「入院して体重は増えたのに，身体に対する考え方はまったく変わっていない」ことが，治療の失敗のように語られる場合がありますが，どの治療をどの国で受けても治療効果はまず症状面に現れ，その後に心理面の回復があると考えたほうがよいと思います。拒食症の場合は，**再発防止のために体重増加後の心理的援助が重要**です。体重を増やすプロセスをメディカルモデルのみで行わず，本人の治療参加を促しながら行ったほうがその後の治療への動機付けになるのは，第2部で示している通りです。過食嘔吐の場合，症状軽減の治療プロセスで社会適応がよくなる場合が多いですが，さらにその後の対応が必要なケースには，きちんと心理的援助をする必要があります。

このように考えると，症状軽減を目標とした治療をきちんと行い，そのなかで本人のセルフヘルプを促すこと，またあまり遅くならないうちに社会復帰を促し，社会生活の中でボディイメージや食事の難しさなどの問題に取り組んでいくのがよい方法になります。

表9にさまざまな長期化のパターンを示しました。1回の体重低下のエピソードで回復するケースもみられますが，ここに示したようにさまざまな長期化のパターンがあります。それぞれの場合のセルフヘルプとその援助について考えてみます。

❶長期化

さまざまな報告によれば，思春期に拒食症として発症したケースの約1割は10年以上長期化します。長期化した場合の課題を，**表10**に示します。**表10**の1のように，思春期に拒食症として発症し，途中で過食症に変わって成人期に至るケースがあ

表9　長期化のパターン

・摂食障害そのものが長く続く。
・摂食障害が数年続いて軽快する(ただしライフサイクル上の空白が生じる)。
・うつ病，パーソナリティ障害など併存疾患が長く続く。
・いったん軽快して，再発する。

表10　長期化した場合の課題

1. 拒食として始まったものが，途中で過食症になり，症状への対応法が変わる。
2. 両親の高齢化，引退など家族の変化。
3. 家族の中の「子ども役割」としての年齢と社会的に期待される年齢のギャップ。
4. 経済的自立の必要性。
5. 配偶者(パートナー)，子どもとの関係。
6. ライフサイクル上の空白。

ります。家族はこれまで，「拒食症の患者にはできるだけ受容的に」「本人が食べられる気持ちを大事に」というアドバイスを受けていたので，症状が途中で過食中心になると，その助言に従ったままでよいのか大きな混乱に陥ります。**過食中心になった時点で，本人の症状コントロールを治療に組み入れられるよう，治療をリセットする必要がある**でしょう。

　表10の2，3，4は，お互いに関連のあるテーマです。何年も闘病しているうちに，両親は年金生活者になり，本人の生活を支えるのが難しくなることは珍しくありません。特に過食中心の場合は，過食の経費がかなりかかってしまいます。何らかの仕事をする必要に迫られますが，お金のために働いて衰弱してしまう体験ではなく，可能な限り「仕事の中で自信をつける」「さまざまな人間関係を体験する」「仕事に必要なカロリーは必ず摂取する」など，治療のためにも役に立つような体験となるよう援助します。思春期に発症して，その後社会的に引きこもりとなっている場合は，成人年齢であっても，家族関係の中では思春期の関係が続き，かなり依存的な部分が残っていることもあります。「家族役割の中での年齢」と実年齢の差があまりにも大きいと，社会生活をするときに適応しにくくなるので，長期化しているケースには，**年齢に見合ったセルフヘルプを徐々に導入**できるようにしたほうがよいでしょう。

❷数年後に回復(「経歴の空白」問題)

　摂食障害は，数年症状が続いた後に回復する場合もあります。Stroberらは，思春期に拒食症のために入院治療を受けた症例を追跡し，約10年経過すると回復率はほぼ横ばいになるが，それまでは毎年回復がみられることを報告しました。**6～7年闘病して回復するということは珍しくない**わけです。回復は喜ばしいことですが，思春期から成人期にかけての数年を闘病で過ごすと，経歴上，また人間関係のうえで，空

白期間ができてしまいます。これにどう対応するかがその後の社会適応の最大の課題となります。

　本人が「自分が摂食障害だったことを隠したい」と思っていると，闘病の数年は「人に言えない期間」になってしまいます。これは，就職やアルバイトの面接のたびにストレスとなり，また新しい友人関係を作る際にもハードルとなってしまいます。なかには，闘病していたことを生かして，摂食障害の患者を援助する活動をする人もいます。しかし，自分の体験を広くカミングアウトすることに抵抗がある人も多いのも事実です。積極的に闘病について他人に語らなくても，治療の初期から「自分には摂食障害があるがこれは恥ずかしいことではない」「援助を受けながら前に進んでいるので安心だ」ということが自分で認められる状態であれば，回復後の展開もスムーズです。闘病の数年間を人から隠すために，周囲から距離をおく必要がなくなります。このような理想的な展開の場合でも，空白期間について聞かれた場合に「人にどのように伝えるか」「必要以上に自己開示し過ぎないで伝えられるか」という点は，それなりに心の準備が必要です。

　一方，摂食障害であることを隠したい気持ちが経過中長く続いていた方には，さらに援助が必要となります。また，闘病のために進学できなかった，就職できなかったというような状況の場合，急に本来の目標を達成するのは難しく，本人や家族の苦痛も大きなものになります。社会生活をするのは，苦痛を増す部分もあります。せっかく回復したのに，**社会的に引きこもってしまったり，拒食状態に戻ってしまわないように援助が必要**です。空白期間を気持ちのうえで克服する1つの方法は，発病前に楽しんでいた趣味などを再び始めることのようです。闘病の最中は，過去の育てられ方への不満などで気持ちが一杯になってしまい，自分の過去はすべて否定する気分になっていることが多いのですが，少し余裕が出ると，そのなかにも自分が得意だったこと，楽しんでいたことが再発見できます。厳しいスポーツの練習が発症直前のストレスだった患者が，また激しくスポーツをしたり，本格的な楽器の練習がストレスだった患者が，またそのレベルの楽器練習に戻ったりするのは勧められませんが，少しゆるやかな形で元の興味を復活することを自分が許せれば，過去を全否定せず，過去の自分の努力も再評価できます。新しいことに挑戦する余裕があればもちろんそれも援助します。

　表10の「摂食障害が長期に続く場合」のテーマとも重なりますが，闘病期間中にも，心身の状態が少しよいときには，**闘病以外の生活の部分を完全になくさずに過ごせるほうがよいでしょう**。

❸併存疾患

　摂食障害の併存診断というのはそれだけで非常に大きな領域で，ここで詳しくは触れられませんが，摂食障害の発症時と同時に，うつ病や「境界性パーソナリティ障害」がみられることがしばしばあります（第2部CASE 7）。摂食障害の症状がおさまった後にみられる症状も，その個人の中での併存診断と捉えると，うつ病などは非常

に多いものです。プライマリ・ケアの場に受診する摂食障害ケースが、さまざまな併存診断を持っていたり、このような経過をたどっている場合もあることは念頭においておくとよいでしょう。精神科でも併存診断が多い場合は、**どの症状を中心に援助するか、特別の配慮が必要**となります。本格的な薬物療法や入院が必要な場合も少なくありません。一方で、徐々に、本人も症状に少し対応できるよう、セルフヘルプも援助します。多彩な症状そのものに、すべてセルフヘルプができるわけではありませんが、「どのようなストレスでどのように調子を崩しやすいか？」「援助を求めるタイミングはいつか？」といった点はよく話し合います。**援助を求めることについてのセルフヘルプはできるようにしておくこと**が、長い経過の中では重要なことです。

　過食症にしばしば併存する境界性パーソナリティ障害は、衝動性の高さや人間関係の不安定さが特徴的で、過食嘔吐と同時に、手首切り、大量服薬、周囲に対する操作的態度などがあり、家族や友人に対する影響も大きく、治療上も混乱をきたしやすい病理です。摂食障害の経過との関係は複雑で、過食症状が強く出ているときに、境界性パーソナリティ障害を併存しているようにみえても、激しい症状は一過性で、過食が落ち着くとともに、境界性パーソナリティらしさもほとんど薄らぐ場合もあります。一方、もともと空虚感や気分不安定などが強く、長く不適応が続く場合もあります。このような場合、摂食の問題はおさまっても、その後のさまざまなストレスで、抑うつ的になるような場合がしばしばあります。このようなケースが、年齢ともに、社会的に少し引きこもり、安心できるごく少数の人とだけ付き合うことで、安定化しているという場合がみられます。生活の変化でこのバランスが崩れると、一見「過食症」にみえても、さまざまな不安が背後にある場合があります。一般的な症状モニターなどは難しいことが多いので、パーソナリティ障害の専門家とよく連携しながら治療します。

❹ 再発

　再発の定義は難しいものです。最初の病期からの回復の段階で、診断基準を満たさないレベルの体重回復があり、自己評価に体重が過剰に影響しない状態になれば、客観的にはいったん回復した状態からの再発ですが、本人の元の体重には戻っていないとか、本人の中でやせ願望がゼロにはなっていない場合があります。もともと、拒食というのは本人にとって安心できる方法なので、生活の大きな変化やストレスを感じたときに拒食状態に戻ってしまうケースがあるのは、理解できることです。社会には、ダイエット情報があふれており、友人にダイエットをしている人が多ければ、距離を置くのも難しいでしょう。いったん回復した後も、「もし前の症状が出てくる兆候があったら、自分の中で否定せず早めに受診すること」「特に大きな生活の変化には気をつけること」を伝えます。何度も回復と再発を繰り返しているケースには、第2部の CASE 4（☞p105）で示しているように、**再発の徴候を自分でキャッチできるよう援助**します。

(2) 新しい家族関係について

　　上記のどのような場合も，年齢が成人期になってくると，思春期の拒食症のときとは違って，配偶者（パートナー）や子どもとの関係が生じます。拒食症の場合，極端な低体重が長く続いていれば，出産はありませんが，比較的症状がよいときに，結婚，出産するケースがあります。過食症の場合は，子育て中の方がたくさんいます。

　　両親との関係は，非常に重要ですが，発症状況と結びつけて，関係の悪い面が強調されていることが多いと思います。特に，長期化する場合は，p48で述べたように，思春期の親子関係の影響が長く続いてしまう場合もあります。これに比べて，配偶者（パートナー）との関係には，新しい可能性があり，本人の自信回復のためにも望ましいことです。しかし，なかには配偶者の方も体重コントロールや食事管理に過剰に興味がある場合もあります。また，本人が語る親との関係の難しさに共感し，犠牲者としての本人を保護することに生きがいを感じるようなタイプもあります。このような配偶者の中には，発症や回復のプロセスについて，さまざまな意見を持っており，専門家の援助に反対する場合もあります。このような場合は，本人のセルフヘルプが非常に進めにくい状況になります。治療は，**「本人自身が健康になるための努力を援助することだ」**という枠組みを繰り返し伝える必要があるでしょう。

(3) 摂食障害と生活の自立

　　第2部の症例（CASE 3 ☞p91，CASE 9 ☞p159）で示したように，摂食障害を持ちながら，仕事はずっと続けている場合もあります。一方，経過の途中で，自立の必要から仕事を探す場合もあります。この場合は，さまざまな意味でハードルが高くなります。仕事を始めようとすれば，症状も含めて自分の生活の全体像をよく理解し，**自分の生活がある程度自立していることが必要**になるでしょう。カウンセリングで心理面については話し合っているけれども，症状は手つかずのまま残っているというような場合は，働きたい気持ちはあっても，実際の仕事探しは難しく，自信喪失する場合が少なくありません。将来的には摂食障害から回復途上の患者の生活技術を支援するためのデイケア，ソーシャルスキルトレーニング，キャリアカウンセリングなどが，充実することが望まれます。生活の自立を目指す場合に援助が必要なテーマを**表11**に示します。

❶仕事を考えるときのテーマ

【履歴書の書き方，面接の対応】

　　履歴書を書く段階で，抑うつ的になってしまうケースは少なくありません。現実と違うことは書けませんが，あまり詳しく書きすぎて，病気のために休んでいたということが必要以上に強調されるのもあまり意味がないことです。履歴書や面接の対応は，本人がどのような自己評価を持っているかにも関連します。あまり悪いところを

表 11　生活の自立を目指す場合の課題

1) 仕事関連	・履歴書の書き方，面接の対応 ・体力，食事 ・人間関係 ・治療との両立 ・過活動に陥る危険
2) 収入の使い方	・過食代 ・治療費 ・生活費 ・趣味，娯楽費
3) 一人暮らしをする場合の周囲との関係	・実家との日ごろの関係 ・SOSの出し方
4) ライフイベントへの対応	

強調しすぎないようにアドバイスします。社会的に引きこもりがちだった人にとっては，どんな仕事ができるかを考えることは，自分の症状の程度と，症状が生活に及ぼしている影響を客観的に見るきっかけになります。

面接は現実との接点となり，かなりインパクトのある体験になります。「そんなに痩せていて大丈夫ですか？」と聞かれることもあります。完全に回復していない場合は，体型や履歴書上の空白について質問された際の答え方について，よく考えて面接に臨むとよいでしょう。**現実に接することが挫折体験にならないよう十分にサポート**します。

なかには，治療者の手を借りずに1人で仕事探しを進められる場合もあります。すべて治療者が援助する必要はありませんが，転職を繰り返している場合には，本人が希望する仕事が本人の生活状況に合っているかを確認します。

【体力，食事】

面接に合格して，仕事が始まった場合，「体力や食事をどうするか？」という問題にすぐ直面します。朝，決まった時間に職場に行く，何時間か立ち仕事をする，短時間に昼食を摂ってすぐ仕事に戻るなど，健康な人には簡単なことでも，闘病中心の生活では，経験したことがなく，戸惑ってしまう場合が少なくありません。**職探しの前に，ある程度準備が必要**になります。

【人間関係】

摂食障害が長くなると，人間関係の幅が狭くなりがちです。高校，大学などに在籍していれば，自分から特別連絡をとらなくても，教室で人と話すことができますが，学校にも行かず仕事もしていないと，家族と親しい友人以外は誰にも接していない場合が少なくありません。一方，セルフヘルプグループなどで摂食障害を前提とした交際をしている患者もおり，このようなグループでは安心して自己開示することができます。職場の人間関係はこのようなグループとは違って，年齢も多彩で，摂食障害を

知らない人もいます。摂食障害が長い患者は，周囲と非常に距離をおいてしまうか，自己開示し過ぎる傾向があります。**職場の同僚との適度な距離関係は，新たに学ぶ必要があるでしょう。**

【治療との両立】

外来に通院する時間がとれない仕事を急に始めると，仕事を始めた前後の生活の変化から来る症状悪化に対応できないことがあります。症状モニターが自分ででき，食事量が減り始めたときに，補う方法を自分で知っているなど，セルフヘルプが十分できる状態になっていることが必要です。**可能ならば，通院時間が定期的にとれる仕事から始めたほうがよいでしょう。**

【過活動に陥る危険】

仕事をし，毎日の生活も自分で責任を持とうとすると，過活動に陥る危険が常にあります。新たに仕事を始めた時期は，あまり完璧にすべてをこなすことを目指さないよう注意する必要があります。**活動量は自分でモニターする練習をしておくのが理想的**です。

❷収入の使い方

仕事で何らかの収入を得た場合，何に使うかも大きな課題です。過食症の場合，症状による出費が多くなりますが，症状モニターができていれば大体の金額がわかります。両親から援助を受けた生活をしている場合，過食代は自分が出すことが自信につながる場合も多くあります。一方，治療費を自分で出したいという場合もあると思います。最初からすべての生活費を自分で出すというのは難しい場合が多いでしょう。症状モニターをすることにより，自分の症状の程度がわかっていると，自分はどの程度援助を必要としているかがわかり，コントロール感につながります。

❸一人暮らしの場合の注意

一人暮らしをしている場合と，家族と同居している場合とでは，生活の自立について，それぞれ工夫が必要です。家族と同居している場合は，生活上の境界をはっきりさせることを家族にも理解してもらう必要があります。一人暮らしをしていても，CASE 9（☞p159）で示すように，なかなか境界が守れない場合もあります。また一方で，一人暮らしになった途端に周囲との関係も切ってしまい，「身体の状態が悪くなったときに誰も援助できない」という事態も生じます。これでは，自立とは言いにくいので，一人暮らしの場合こそ，**困ったときの連絡のとり方は話し合っておく必要**があります。本人が困っているとき以外は，あまり侵入的にならないよう家族にも理解を仰ぎます。

❹ライフイベントへの対応

摂食障害が長期化すると，食生活だけでなく，生活全般が「ワンパターン化」しがちです。生活の変化が頻繁に起きすぎると症状が悪化しますが，ときどき変化があっ

て，それに対して自分から対応していくと徐々に適応力もつきます。転居，就職，進学，結婚，その他生活上の大きな出来事を，精神医学ではライフイベント(生活上の出来事)と言いますが，ある程度症状が安定したら，少しライフイベント(CASE 3 ☞ p91)のある生活を目指すほうがよいでしょう。本人自身が治療に積極的に取り組んでいるケースでは，これらの変化が新たな目標設定になり，動機付けを高めます。

3 海外での試み

Point
1. 地域と専門病院の連携は重要。
2. 学校が対応ポリシーを持っておく。
3. マニュアル通りの治療ができない患者への治療の工夫は重要。

「○○療法」という技法の面では，海外のさまざまな治療技法が紹介されています。技法以外の治療環境の部分で，日本ではあまり行われていない試みもあります。医療制度や治療文化が異なれば，直接応用できない場合もありますが，よく検討すると治療のヒントになります。

(1) 病院・地域連携，施設間連携

近年は英国でも，私立の医療機関が増えていますが，医療の基本はNHS(National Health Service)という公的医療です。家庭医(GP；general practitioner)のカルテなど医療情報は，特定のクリニックや医師の所有物ではなくNHSのものなので，患者が転居すれば元のGPから転居先のGPに医療情報が送られます。手続き上，情報の照会に本人の同意が必要な場合もありますが，NHSの中では基本的に「情報は共有したほうが治療は効果的」と考えられています。

最近，大規模精神科病院から地域での治療にポイントが移り，地域では，Community Mental Health Teamという多職種チームが活動しています。摂食障害専門病院から退院が予定されている患者の場合，退院先のチームの代表者が退院前の病棟でのミーティングに参加する場合もあります。これには，本人の同意が必要ですが，退院先の担当者が入院治療担当者や病棟での本人の様子を知り，「入院中に達成したこと」「まだ達成できていないこと」「再発時のパターン」などについて知っておくことは，その後の経過に非常に役に立ちます。本人にとっても，退院後の担当者と顔見知りになっておくだけでも受診の閾が低くなります。これが，入院前の担当と同じ場合は，入院中に達成したことの確認になります。退院先があまりに遠方の場合は，退院先の担当者がミーティングに参加することは難しいですが，その場合も何らかのコミュニケーションがあるのが普通です。日本では，他の治療機関のスタッフがミーティングに参加することはあまり試みられておらず，そのような時間もとれないことが多いと

思います。しかし，本人の承諾を得るなどの諸条件を整えたうえで，連携を試してみると多くの示唆が得られるでしょう。

(2) 学校の対応

英国のように，家庭医制度があり，いつでも紹介できる形は整っている国においても，学校の中で，摂食に問題があると思われる生徒に対応するのは，いつも簡単とは限りません。地域によっては，学校での対応に対してガイドラインを持っている場合もあります。ここで重要なのは，学校側が対応のポリシーを持っていることです。例えば，生徒の問題に気付いたら，担任なり臨床心理士なり適切な人が本人に声をかけるが，声をかけたことは学年主任などの責任者に報告する，さらに踏み込んだ対応が必要な場合は，関係者のチームを作って意見を統一しておくなどです。1人の担任，あるいは養護教諭だけが解決できることではないので，1人で抱え込まないのが基本となっています。医療機関や家族への連絡の担当者を決めて，情報が錯綜しないようにすることも重要です。一方で，本人との関係の中では，本人の同意を大事にし，誰がどのように援助にかかわるかについて，本人にわかるようにしておくなどの点についても，ポリシーを決めておくことが重要です。また，「虐待ケースなど，法律に則った対応が必要な場面には，日頃から対応できるようにしておく」「中心となって本人に接する教師が摂食障害に接した経験のない場合は，教師にも十分サポートする」なども重要なポイントとされています。学校での対応の重要な点をまとめると，生徒への対応を個人の責任とせず，学校の中のチームの責任とすること，**チームとしてのポリシーをあらかじめ持っておくこと**，**医療機関など外部の援助機関との連携は最優先**することなどが挙げられます。摂食障害の対応には限りませんが，日本においても，メンタルヘルスにはこのようなポリシーで対応していることを本人や保護者にも折に触れて示すことができれば，何か問題が起きたときの学校側の対応の意味が本人にも保護者にもわかりやすく，援助が実施しやすくなります。

(3)「標準的な治療」を超えて

近年のランダム化対照比較の方法を用いた治療研究によると，過食症の症状コントロールには，認知行動療法がよいことはよく知られています。認知行動療法はマニュアル化しやすく，治療が比較的短期間です。また，過食嘔吐の症状は客観的に測定しやすいという面もあります。治療効果が明確になっているのは，力動的治療などに比べると，「結果が出しやすい」という面があるのも事実です。認知行動療法が1つの標準となっているので，新たな治療法を開発する場合，少なくとも認知行動療法と同じ程度という結果を出す必要があります。しかし，客観的測定にさまざまな工夫が必要な，感情面や社会適応を目標にすると，認知行動療法より効果があるという結果をクリアカットに出しにくく，認知行動療法以外の治療の試みが難しくなっている点は

否めません。また，治療研究の場合，グレーゾーンや併存診断があるものは最初から除外して，診断基準を満たす純粋な過食症だけを対象としますが，現実にはさまざまな併存診断があったり，典型的でない症状の場合もあり，これらの対応はどうするのかという課題も残っています。英国の場合，認知行動療法をNHSの専門機関で1回受けた後は，同じ治療を再度受けるのは難しいので，「症状が残った場合にどうするのか？」というのも大きな課題です。このようなさまざまな課題はありますが，英国では認知行動療法より社会適応に焦点を当てる方法や，グループと個人療法の組み合わせ方の工夫など，さまざまな試行がされています。日本では，標準的な治療を確立するのが最初の課題ですが，一方で教科書的・マニュアル的な対応ができるのは，莫大な対象の一部ということも考えておく必要があります。

(4) BEATなどの援助団体

当事者団体というと，患者の権利の主張を主に行っていると思いがちですが，海外の摂食障害援助団体では，多彩な活動が行われています。英国のBEATという団体は，当事者に対して，電話ヘルプラインなどのサポート活動を行っているだけでなく，専門家に対する研修も行うなど，かなりの経験と技術の蓄積があります。また，専門誌の発行をはじめ，研究活動も盛んです。ホームページでは，自発的に自分の病歴を提供した患者のデータベースがあり，供覧できるようになっています。自分の体験を語ることのできる元患者がBEATから派遣されて，社会的な場面で摂食障害の治療の充実の必要性などを話す場合もあり，大きな社会的インパクトとなっています。この団体は，以前はEating Disorder Association（EDA）という名前で活動していたのを，「摂食障害を克服する」「摂食障害に勝つ」という意味を込めてBEATと改名したところ，相談件数が年間38,000件から70,000件に増加したと報告しており，社会的ニーズを的確にキャッチした活動をしています。

当事者の声を代表し，しかも治療や援助の充実について積極的な広報活動を行っているので，社会的にもよく知られた団体となっています。研究活動への協力や研修などにより，専門家ともよい関係を築いています。自分の病気を認められない段階の患者には，このような援助団体を紹介できると，電話相談や回復者の話を聞く機会が増え，動機付けを高めることができます。英国では拒食を勧めるようなサイトも多い中，このように安定した団体があるのは，当事者にとっても治療者にとっても有用なことです。日本でもこのような多面的な活動を行う援助団体を当事者と専門家が協力して育てることが望まれます。

第1部では，本人のセルフヘルプの力をどう生かすかという視点から，摂食障害の病理と治療の理論について，検討してきました。第2部では，9人の患者の臨床場面を提示します。「指導付きセルフヘルプ」が，治療者と患者との対話の中で，また治療計画の中でどのように実践できるかについて考えてみます。

第2部

実践編

　第2部では，セルフヘルプに取り組む患者への援助の仕方について，CASE 1〜9の「患者と治療者の会話例」を通して学びます。ここで示した症例はすべて架空のもので，会話についても各臨床場面のテーマを際立たせる部分だけにポイントを絞っています。現実には，このようなスピードで対話が進まない場合もあるでしょう。症例ごとに治療者の職種や患者の年齢などの設定を変えて，できるだけさまざまなケースを提示できるように意図しましたが，個々の医療現場の事情とは異なる場合もあるかもしれません。この9つの臨床場面は，あくまでもセルフヘルプの援助の重要性を示すためのスケッチに過ぎません。本章で述べた技法やコツを実践する際には，それぞれの現場の事情に合うように工夫してみてください。

第5章

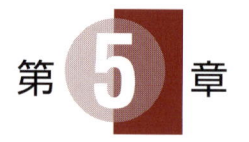

初診時の外来での
セルフヘルプの導入

CASE 1

面接する人	小児科医
受ける人	Aさん（15歳女性，中学3年）とその母親
場　　所	小児科クリニック
テ　ー　マ	家族はあまり心配していない中学生に対する治療の導入

Prologue

　　Aさんは，春の定期健診で，1年前より体重が減っていることを指摘された。養護教諭から受診を勧められていたが，本人は家族にそのことを話していなかった。水泳指導が始まる季節になり，養護教諭から「水泳に参加するつもりなら，参加可能という医師の診断書をもらってくるように」と言われ，母親と小児科クリニックを受診した。

Scene ❶-1　初診の動機を確認する

小児科医：こんにちは。去年一度，かぜで受診されたことがありましたね。今日はどうされましたか？

Aさん：……保健の先生に病院に行けって言われて……。

小児科医：保健の先生に，勧められたんですか？　どんなことで受診を勧められたんでしょう？

Aさん：……。

母親：何か，健診で引っかかったとかで……。私も詳しいことはよくわからないんですよ。保健の先生には直接お会いしてなくて，でも去年の健診のときより体重が減ってる人は病院に行くことになっているそうで……。

小児科医：体重が減ったんですね。どれくらい減ったかわかりますか？

Aさん：よくわからないけど，3kgくらいかな。そんなにひどく減ってないです。

小児科医：食べる量が減ってますか？

Aさん：……わからないけど……。

小児科医：お母さんからみてどうですか？

母親：はっきり言って,私もこの子の食事の量をいちいち確認してないんですよね。昼はどれくらい食べてるかわからないし。私は帰りがいつも遅いので,夕食もこの子に任せてるから。もう中学 3 年だし,それくらいできてもいい年頃ですよね。幼稚園児じゃないし,いちいち見張っているのも嫌なんで……。

小児科医：健診というと,1 学期の初めですよね。2 か月くらい前のことだと思うのですが,この間,保健の先生とは相談はしていたのですか？

A さん：……健診の後は特に相談していません。早く病院に行けとは言われていたけど,自分では普通だと思ったので,親にも言ってなくて。紹介状みたいなのを保健の先生が書いてくれたんだけど……。

母親：え？ そうなの？

A さん：2 か月もたってるから,その紙がどこにいったかわからなくて……。どうせ体重とかもそのときと違うから,その紙があっても役に立たないと思うし……。

小児科医：それで,2 か月たって,今日受診しようと決心されたのは理由があったのでしょうね。

A さん：医者の診断書がないと,プールには入れないって言われて……。もうすぐ体育はプールの授業ばっかりになるんですよ。「泳いでも大丈夫」っていう診断書が欲しいんです。プールって言ったって,1 時間ずっと泳いでるわけじゃないし,全然激しい運動って感じじゃないんですよ。私以上に細い子もいるし。

母親：「プールに入れなくなるから,病院に行く」「保険証どこにある？」って,今朝急にこの子が言うから……。私も様子を知りたいと思って,今日は仕事が早く上がれたから来てみたんです。どこか身体が悪いんでしょうか？

　初診の段階で,拒食状態の理解が不十分なケースは珍しくありません。「健康だという診断書が欲しい」というのがいまの受診動機のようなので,本人の食生活を変えるのにはハードルが大きそうです。一方で,この会話をみると,年齢が若い患者の場合,本人だけでなく,**家族がどのような理解をしているかが大変重要**だということがわかります。この母親は,子どもに何か問題があるのかという点に興味はあるようで,子どもと一緒に受診している点は評価できます。しかし,あまり心配はしていないようで,これまで母親のほうから受診を考えたり,本人に勧めたりしたことはない様子です。

Scene ❶-2　体重を量り,BMI を計算する

小児科医：まずは,体重を正確に知らないと,判断が難しいので,今日の体重を量ってみましょう。

A さん：えっ？ ここで量るんですか。自分で量ったのを書いてきたんですけど。

小児科医：あなたを疑っているわけではないですが,あなたが健康かどうか判断するのには病院の体重計で正確に量るのは必要なことなんです。

Aさん：……そうしないと診断書はもらえないんですよね……。
小児科医：そうですね。
Aさん：……仕方ないです。量ります。
小児科医：お母さんにも今日の体重をお伝えしましょうね。
Aさん：……はい。
母親：私はこの子のもともとの体重を知らないから，聞いてもよくわかりませんが……。
小児科医：44.8 kg ですね。
Aさん：そんなはずはないです。家の体重計では 45.1 kg でした。
小児科医：体重計によって少し値が違うことはあります。1 日の中で変動もあります。今日ここで量った体重をカルテには記録しておくことにしましょう。
母親：44.8 kg じゃまずいんですか？
小児科医：去年の健診ではどうだったんですか？
Aさん：……忘れました。
母親：何か，しょっちゅう体重計に乗っている様子なんですよね。そんなにしょっちゅう量るから，前のはすぐ忘れるんじゃないの。気にし過ぎなんですよ。数字に一喜一憂するのがいけないと思います。
小児科医：健康かどうかは，身長と体重のバランスも関係しますし，前に比べてどれくらい増えているか減っているかというようなことも関係します。今日の体重だけで，「健康です」という太鼓判を押すのは難しいですが，とりあえずいまの体重がいわゆる正常範囲かということだけ確認しておきましょう。BMI というのを知っていますか？
Aさん：はい。
小児科医：自分の BMI を計算したことがありますか？
Aさん：保健の授業で習ったことがあります。
小児科医：では，身長もここで測って，今日の身長と体重で計算してみましょう。身長は，161.0 cm ですね。
Aさん：身長も私が思っていたのと違います。160.7 だと思ったんですけど……。3 mm 伸びたのかな……。
小児科医：測り方もあるでしょうし，健診のときより伸びたのかもしれません。では BMI の計算をやってみてください。
Aさん：えーと，あれ？　どっちをどっちで割るんでしたっけ？
小児科医：体重を身長かける身長で割ります。身長はメートルを使ってください。
Aさん：ああ，えーと……。17.3 です。
小児科医：健診のときはどうでしたか．
Aさん：……確か 18 とちょっとで。……去年が 20 近かったから，おかしいって言われました。

健康な範囲の体重には幅があり，ある時点での体重を正常か異常かと議論するのは難しいことです。特に，成長期にある場合は，その人がそれまでどのような成長曲線に乗ってきたかを知る必要があります（第 1 章 ☞p5，CASE 5 ☞p125）。A さんの身長の動きは正確にはわかりませんが，1 年前の健診時に BMI が 20 くらいだった人が 17.3 まで減ったということは，7 kg 前後の体重減少はあったことが伺われます。「正常」「異常」「太っている」「やせている」という言葉を使い始めると，言葉の定義がすれ違って，話が進められませんので，できるだけ成長曲線を用い，**継時的な変化に焦点を当てます**。A さんは，身長や体重の数字には興味がある様子です。BMI についても，知っていたようですが，自分で計算するのには慣れていないようです。自分で計算してみると，A さんのように，計算法の勘違いがあったり計算の単純ミスがあったりし，なかなか答えが出ないことがあります。BMI の計算に慣れていないためということが多いですが，低栄養で集中力が欠けているためと思えることもあります。小さいことですが，「自分はどこも悪くない」「やせているほうが頭が冴える」という信念が強すぎるケースには，「間違えることもあるかもしれない」という話の糸口になります。この目的のためには，電卓でなく紙と鉛筆での筆算を勧めるのがよいでしょう。

Scene ❶-3　正常と異常：母親の考えを聞く

母親：私も，食べられるときと食べられないときの差が激しくて，結構体重が変わるんです。これくらいは普通じゃないんですか？　あんまり「異常，異常」と言われると，こだわってしまってよくないから，食べられるときに食べられるものを食べたらいいんじゃないですか？　私も食事のことを周囲からいろいろ言われるのが嫌なんですよね。

小児科医：日々の体重変動が大きい方もいますね。それから，季節によって，決まって体重の動きがある方もいます。でもお嬢さんの場合，昨年から減る一方なのが気になります。また，成長が完了した大人と違って，成長期の方の場合は，これから伸びていく分にもエネルギーが必要です。これまでの正確なデータはわかりませんが，この BMI だと，そろそろ生理に影響が出る体重なのですが，何か変化はありませんか？

A さん：生理は不規則です。でもずっと不規則だから……。

小児科医：他には何か気づいたことはありますか？

A さん：……この冬は，寒さを感じやすかった気がします。

小児科医：寒さに弱いと，プールはつらいかもしれませんよ。

A さん：でも体力はまったく平気なんです。泳ぐのは好きだし，夏だから平気です。動かないと食べられないし。

母親：やっぱり運動禁止っていうのはまずいと思います。そんなガリガリってこともないし。動かないと食べられないというのは本当だろうと思います。

母親は，Aさんの食の問題をあまり問題視しておらず，指導や治療は好まないようです。程度はわかりませんが，母親自身にも食事の偏りがあるようで，自分も指導されているように思うのかもしれません。異常か正常かという議論はせず，食事について具体的な現状把握をすることにしました。

Scene ❶-4　血圧や脈拍を確認する

小児科医：……それでは，いまの大体の食事の内容を教えてもらえますか？
Aさん：内容っていってもいつも適当だし，毎日違うから……。
母親：お菓子を食べるから食事はいらないとかいって，あまりまともな食事は食べないですね。作って置いておいても食べないから，私もだんだん作らなくなってしまって……。
Aさん：お菓子を食べているから，カロリーは絶対に十分だと思う。
小児科医：一度，食事の記録をしてみることはできますか？
母親：……そういうことをやると，食事ばかり考えてしまって，かえって何を食べようか迷ってしまってよくないと思うんですよ。
小児科医：……大体様子はわかりました。身体の状態を確認したいので，血圧と脈をまず測りましょう。血圧は……88/50ですから，低いですね。立ちくらみはないですか？
Aさん：特に感じません。
母親：うちは低血圧の家系ですから，これくらいは普通です。
小児科医：脈も56ですから遅めです。血圧が低いのと，脈が遅いのは，栄養が足りていないときにみられる現象です。「プールで泳いでいい」という診断書ですが，今日の段階では健康だというのは難しいですね。今日は，血液検査と心電図はチェックしておきましょう。それから，今年と去年の健診結果が保健室にあるのであれば，もう一度聞いてきてもらうことはできますか？
母親：……あんまり数字を気にしないほうが……。いろいろ気にしないで，食べられるものを食べるというのじゃいけませんか？　私が見て，それほどやせてるってこともないし，若い子が体重を気にするのは普通じゃないんですか？
小児科医：あなた自身はどう思いますか？
Aさん：いまくらいの体重だと，やっぱりプールは寒いですか？　絶対に泳ぎたいけど，寒いのはすごく嫌なんです。……他の運動ならやってもいいですか？
小児科医：水泳より危険の少ない運動はいろいろありますよ。それも身体の状態次第ですが。
Aさん：どうせ，保健の先生に会わなきゃいけないし，お医者さんとどんな話をしたかと聞かれるに違いないから，健診結果は私が聞いてきます。

摂食障害の母親というと，心配性，過干渉というイメージがあるかもしれませんが，必ずしもそのような場合だけではありません。「子どもは子どもで，できるだけ独立でやってもらいたい」という親もみられます。このような親には，セルフヘルプという考えは受け入れられやすいと思いますが，年齢が若いのに，**親からのサポートが少なすぎるケースには，親の援助についても指導する必要があります**。このケースでは，「親が忙しい」「子どもは子どもで頑張ってほしい」というだけでなく，いまの状態をどう認識するかについて，母親独自の見方があることが伺えます。このために，これまで相談が行われていなかったのだろうと推測されます。この母親が「いま危機的というわけではないが，放置しておくと問題かもしれない」とか，「いまの状態の改善のためには，専門家の手を借りることも必要だろう」といった認識を持つのは簡単ではなさそうですが，もしこれができれば，Ａさんも受診が楽になり，セルフヘルプが進むでしょう。小児科医の提案に，Ａさんは乗ってきていますが，それを母親が否定するような会話が続きそうです。もし時間が許せば，**本人と家族が別々の面接も設定してみると**，それぞれの発言の背景がわかりやすくなります。別面接ばかりだと，どちらの発言が現実に近いのかわかりにくくなったり，本人の治療目標から離れたところに話が進んだりしがちなので，**同席面接も行う**ようにします。

　小児科医は，検査結果を説明するときは，親にも一緒に受診してほしいと思っていましたが，次の週にはＡさんが１人で受診しました。

Scene ❶-5　検査の結果を説明する

小児科医：今日は１人で，来られたのですね。

Ａさん：はい，うちの親は基本的に，病院が嫌いなんで。この間は勢いで来たんですけど……。

小児科医：検査の結果は，一応あなたにお伝えしますが，おうちの方にもお話したほうがいいと思うので，一度来てもらってください。わかる範囲であなたから話をしてももちろんいいです。まず心電図ですが，心臓に大きな異常があるというわけではないようです。ただし，この前も言ったとおり，徐脈といって，心臓の拍動は少ないですね。ちょっと体温を測ってみましょう。……体温も低いですね。これも，やはり栄養が足りていないときにはこうなりやすいです。入ってくる栄養が少ないから，できるだけエネルギーを消費しないよう，体温も心臓の動きも低いところにセットされているというわけです。身体は，エネルギーを節約して静かにしているのに，これを無視して激しく運動すると身体には負担です。寝ているところを急に起されてプールで泳げといわれたら身体はびっくりしますよね？

Ａさん：何となくわかります。

小児科医：採血ですが，肝臓とか腎臓などに目立った問題はないと思います。でも，赤血球とか白血球が少なくなっています。これも栄養が足りないときにみられる現象です。

> Aさん：食べれば治るんですか？
> 小児科医：基本的にはそうです。

今回は1人で来院したせいか，Aさんの雰囲気は前回と少し異なっています。医師の話をきちんと聞いており，「食べれば治るんですか？」と言うような発言もみられます。

Scene ❶-6　発症状況について確認する

> 小児科医：たくさん食べても吸収が悪いとか，一部の栄養素の吸収が悪いとしたら身体の病気ですが，食べる量が減っているのですよね？
> Aさん：……はい。気持ちの問題です。胃腸の病気ではないと思います。
> 小児科医：気持ちの問題というのはどういう点でしょうか？
> Aさん：去年，部活と塾ですごく忙しかったときがあって，部活はいろいろ責任を持たされてて，何か昼もろくに食べずにいろいろ雑用やってて，家に帰っても疲れてしまって。どうせ親も帰りが遅いし，何も食べないで寝てしまったり，お菓子をつまむくらいで……。結局頑張ったのに，部活はよい成績を残せなかったし，何か嫌になってしまって……。忙しい時期に体重がだいぶ減ったら，また太るのは嫌になってしまって，体重をキープするのに結構気を使ってました。体重が減っているのに親が気がつかないのは，結構ショックでしたね。気がつかないふりっていうんじゃなくて，本当に気がついていなかったと思います。
> 小児科医：健診で見つけてもらったのはよかったですね。
> Aさん：最初は見つかって嫌だと思ったけど，ほっとした気もあります。これ以上やせなくてもいいと思ってたし……。でも，「病院に行くとなると親に言わないといけないから面倒……」と思っているうちに，なぜかまた体重が減ってしまって……。ちょっとパニックになりました。これ以上減らしたくはないんです。
> 小児科医：なるほど，それを聞いて安心しました。

発症状況について，Aさん本人は，かなりの洞察を持っているようです。これ以上やせようと思っているわけではない点は，評価できます。

Scene ❶-7　本人には何ができるか

> Aさん：……。このままじゃいけないとは思うんですけど，私も頑固なんで，あまり急にいまの状態を変えるのは嫌なんです。リバウンドとか考えただけで怖いです。
> 小児科医：体重は，自分で毎日量っているのですか。
> Aさん：毎日っていうか，日に何度も量ってしまいます。親に見つかると，「またやっている」「気にし過ぎだ」と怒られます。

小児科医：何度も量って数字をみると，気分が振り回されるでしょう。

Aさん：……わかっているんですけど……。

小児科医：医学的には週1回でもよいくらいですが，急に変えるのは難しいでしょうから，週2回にしてみましょうか。それから脈も測ってみましょう。脈の測り方は，こうです……。それでは，週2回だけ体重と脈をこのグラフに記入することにしましょう（**資料1** ☞p190）。何曜日にしましょうか？

Aさん：いつでもいいです。

小児科医：それでは，日曜日と水曜日にしましょうか。朝起きたときに量ってください。グラフの目盛りも書き入れておきましょう。食事の内容も，できる範囲で記録しておいてください。食事を改善したほうがよいのは明らかですが，自分で少し増やせるでしょうか？

Aさん：母親の手をわずらわせない範囲でやりたいです……。

小児科医：そうですか。お母さんにも今度来ていただいて，協力をお願いするつもりですが，あなたが自分で試せるのはどんなことでしょう？

Aさん：おにぎりとか，ゆで卵を足すとかはできます。母親も本当は料理ができる人なんで，休みの日とか，父親が家で食べる日はたくさん作っています。私が，1人で食べると勝手に言っているだけで……。この間，親も体重の上下があるとか言ってましたが，本当にうちの親はムラがあって，料理するときとしないとき，食べるときと食べないときの差が激しいんです。突然たくさん料理して，「せっかく作ったのに」とかうるさく言うので，もう私は別ってことにしてあるんです……。

2週間後にまたAさんが1人で受診しました。図4を持参しました。

Scene ❶-8　2週間の経過を振り返る

Aさん：今日は，母も来るはずだったんですけど，急に職場から呼ばれて……。後でお電話するって言ってました。

小児科医：わかりました。さて，体重のほうはどうでしたか？

Aさん：体重を週に2回しか量らないのはちょっと苦しかったです。結局ほとんど毎日量ってしまいましたが，結局ある幅で上がったり下がったりしているだけなのはよくわかりました。記録に残るのは週2回だけだし，間は量っても量らなくても同じ……と頭ではわかってきました。

小児科医：よく書けましたね。2週間でほぼ1.1 kg増えたんですね。大変よかったと思いますが，あなたとしてはどうですか？

Aさん：このまま際限なく増えたらどうしようと思うと怖くてたまりません。でも48 kgまでなら我慢します。48 kgの頃やせてていいね，と人に言われたので……。

小児科医：48 kgというと，BMI 18.5くらいですね。生理が規則的になるかどうか

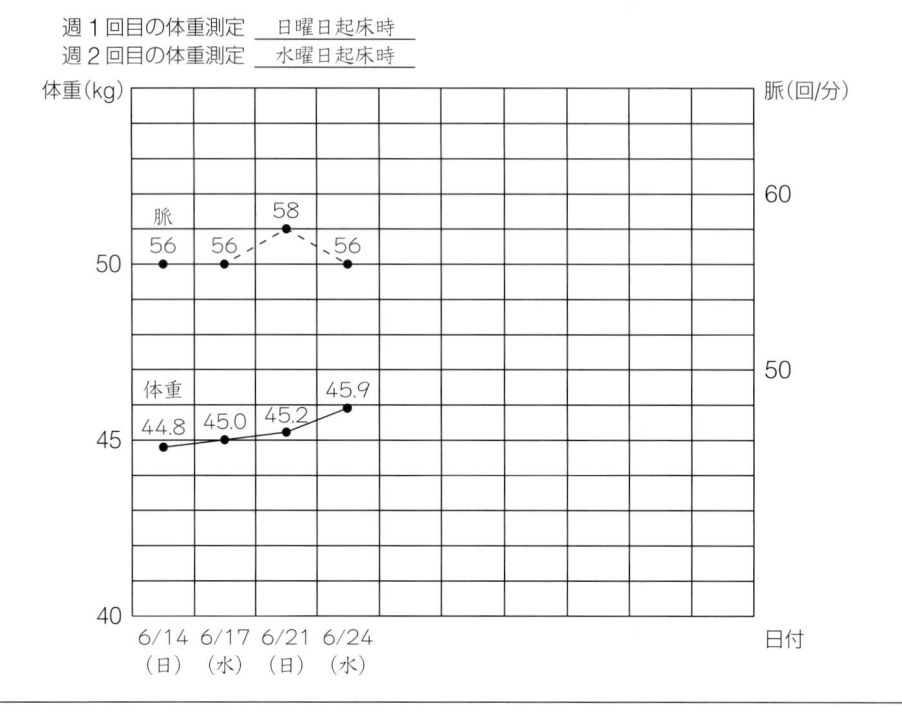

週1回目の体重測定　日曜日起床時
週2回目の体重測定　水曜日起床時

脈　56　56　58　56

体重　44.8　45.0　45.2　45.9

6/14（日）　6/17（水）　6/21（日）　6/24（水）

図4　週2回の体重と脈の記録

ぎりぎりの線ですね。生理がなかなか規則的になっていないようなので，一度きちんと規則的にするためには，目標としてはBMIでいうと20，体重でいうと51.8kgくらいは必要だろうと思います。ただ，確実に20くらいまで持っていくことが必要なので，あまり急いでまた体重が落ちてしまうよりは，48kgまで行って少しその体重に慣れるという時間をおいてもよいかもしれません。しかし，体重はあなたの状態を知る1つの数字に過ぎないので，他の検査結果や体調などの総合判断で決めていくということを頭においていてください。いつ頃から脈が増えてくるかというところもポイントでしょうね。体重については，食事を増やすと，ちょっとむくみが出て，体重の数字としては，急に増えることもあります。1日に何度も体重を量るときの体重のジグザグよりは緩やかだと思いますが，週に2回の体重もそれなりにジグザグします。あまり一喜一憂しないでいきましょう。脈にはまだあまり大きな変化はないようです。体重と脈とか，血液検査とか，いろいろな面の回復には少しずつ時差がありますから，気長にみていきましょう。体調はどうですか？

A さん：自分ではわかりません。母親が，顔色がよくなったとか言ってました。

小児科医：それはよかったです。

体重が増えることに不安はあるようですが，話題にすることもできないという状況ではないようです。

> ### Scene ❶-9 食事の工夫
> **小児科医**：食事の工夫はどういうふうにやったのですか？
> **Aさん**：母親が，急にいつもよりたくさんお金をくれて，食費はケチらないようにしなさいとか言ってました。母親なりに気にはしているんだろうと思います。朝ごはんにバナナとヨーグルトは足すようにして，夜は絶対抜かないようにしています。蛋白質と炭水化物は必ず食べています。でも昼はちょっと難しいです……。
> **小児科医**：給食なんですか？
> **Aさん**：給食です。授業が延びたり，体育館から移動とかいろいろあって，食べる時間が短いし，周囲がザワザワしていて，あんまり食べる気になりません。他の人みたいに，ワイワイ喋りながら食べるっていうのができないんです。いま思いついたんですけど，昼ごはんも，もうちょっと静かなところで1人でなら，食べられるかもしれません。人と一緒に食べるのは苦手です。きょうだいもいないし，両親は昔からずっと忙しくて1人で食べることが多かったし……。
> **小児科医**：あなたとお母さんが了解してくだされば，保健の先生にお話をしてもよいですよ。とりあえず，水泳は少し先の目標としましょう。身体の回復の様子をみながら，他の形で身体を動かすことを考えましょう。
> **Aさん**：……はい……。脈が遅いと言われるとちょっと不安ですから，無理はしないことにします。でも身体は動かしたいです……。

　Aさんは，このままではいけないという意識がきちんとあり，2週間の間に自分でかなり工夫ができています。食事量も増えたと思われ，体重にも少し結果が表れているので，このまま治療を継続できるでしょう。もし，家庭でできる食事の工夫から治療を開始しても，初期段階でまったく変化がみられず，身体の状況も悪ければ，治療の次の段階に進む必要があります。栄養士の指導を受ける，ある期間栄養剤（エンシュアリキッドなど）を使用する，入院を検討するなどです。栄養士の指導を受けるには，大きな病院に移らなくてはいけない場合もあるかもしれません。あるいは，地域の保健所や保健センターの栄養士の中に摂食障害に詳しい人がいるかもしれません。**身体の状況が悪くなってから慌てないよう，先の見通しを考え，本人と家族にも見立てを伝えつつ，地域の治療資源を最大限活用して治療を進めます**。
　給食については，ある期間，保健室など別室で摂るなどの工夫ができるかもしれません。拒食傾向がある場合は，昼食の内容だけでなく，**昼食時間の短さがかなり負担になります**。昼休みにいろいろな用事があって，食事にかける時間はごくわずかという場合が少なくありません。卒業までずっと特別扱いというのは難しいでしょうが，不登校生徒が登校練習として保健室登校をするように，本来の昼休みをたっぷり利用

して，別室で昼食というのも選択肢とするとよいでしょう。特別なことをして目立つことを本人が嫌がる場合もあるでしょうが，みんなと一緒の状況ではほとんど食べられないことが明らかであれば，勧めてみる価値があります。

　Aさんの場合は，今後の治療の展開には，母親が治療にどのようにかかわるかが鍵になります。母親の食習慣についてもう少しわかったほうが治療を進めやすいでしょう。母親は，せっかく食事を作っても，Aさんが食べないことにかなり傷ついている可能性もあります。一方で，Aさんの状態に関心はあり，食費をくれるなど母親なりの対応をしています。母親の役割について，Aさんに確認してみました。

Scene ❶-10　母親の役割

小児科医：お母さんは，あなたが自分で解決しなさいとおっしゃっていますが，一方で食費を多くくれたり，気にはかけてくださっているのですね？

Aさん：……はい。自分が深くかかわって治療するっていうのは嫌なんだと思います。忙しいのもあるけど，人から「こうしたほうがいいですよ」とか言われるのが嫌いな人なんで……。最初に病院に来る前は，「医者は私の育て方が悪いとか言うんだろう」「でも私はあなたがやりたいということは全部やらせてきたからね」とか言ってました。でも，先生が別に育て方が悪いとか言わなかったんで，少し安心した様子です。

小児科医：なるほど。お母さんにとってはお母さんのペースが大事のようですね。あなたの食事のことも，あなたに任せてくれているのは，一概に悪いとは言えないのかもしれません。でも，いまのように，ちょっと健康に不安がある状態だと，大人に手伝ってもらいたい部分もあるのではないかと私には思えます。それは全然恥ずかしいことではありません。あなたとして，親の手を借りたいところはありませんか？

Aさん：……本当は，買ってきたものみたいに高カロリーじゃない，安心できるおかずが家に毎日あるとうれしいです。お祭りみたいに，ある日だけ大量にあって，他の日はないっていうんじゃなくて……。別に親が一緒に食べてくれなくてもいいんで。でもそんなこと言って，私のほうも毎日ちゃんと食べられないかもしれないから，あんまり強く言えないんですけど……。

小児科医：なるほど。

　この家族は，母親と話をしてみれば，少し協力が得られる可能性もありそうです。ある期間母親が食事を作る日を増やす，最低限食べるべき範囲を決め，「せっかく作ったものを全部食べない」ことについてのけんかはしない，などの条件は理解してもらえる可能性があります。父親が家にいる日といない日で，食生活が違うようですから，父親が協力できる点がないか確認することも必要でしょう。

　Aさんは，低体重があまり深刻にならない段階で受診したという想定です。この

ようなケースは，一般には「しっかり食べてください」というメディカルモデルで指導が行われるか，「あまり深刻な状況ではないので，もっと悪くなったら来てください」という展開になることも多いのではないでしょうか。もっと悪くなってからでは，Aさんがここで示したような，治療への取り組みは難しいかもしれません。また，家族は，これまでのAさんの状態をよく把握していないので，もっと悪くなった段階では，家族がより強く治療を拒否したり，また逆に不安にかられて治療に即効を期待し，うまくいかないと治療者に攻撃的になったりする可能性もあります。**治療に少しでも協力が得られる段階で治療関係を作っておくのが重要です。**

Commentary ❶ 摂食障害と家族

　摂食障害と家族については，さまざまな説があります。家族の関係性や構造が発症の原因と考えられていた時代もありました。しかし，家族が原因だということを示す科学的データは少なく，また家族を責めてもあまり状況の改善にはなりません。拒食や過食の子どもを抱える家族の負担は非常に大きいので，家族のストレスの軽減が，結果的には子どもによい結果をもたらすともいわれています。

　「患者の年齢によって家族の役割は違う」というのも大事なポイントです。摂食障害の治療研究では，児童思春期(18才くらいまで)の場合は，患者に対する個人療法のみよりも家族療法が有効で，児童思春期以降は個人療法を優先すべきというデータもあります。「家族療法」として本格的に治療するには，特別の技術が必要ですが，家族という文脈の中で本人がどのような体験をしているかを知るのは，日常臨床でもできることです。

　家族を病因としてみる家族研究では，家族の特徴として，さまざまなものが挙げられてきました。親，特に患者と母親の距離が非常に近く，両親と子どもという世代間の境界を破っているとか，お互いに相手がこう思っているだろうという想像レベルで行動してしまい，結局は相手を縛ってしまうなどです。最近の研究では，摂食障害の原因は1つではなく，生物学的素因も含めて，多くの要素が複合的に絡まっているとされています。実際，家族の特徴はさまざまで，摂食障害を生み出す家族はこのようだと一概に言うことはできません。

　精神科の中には，「家族は経過に影響する」という考え方があります。この考え方は，統合失調症の治療研究の中で発達してきたものです。以前は，統合失調症も「育て方のせい」と言われていましたが，その後，生物学的な研究が進み，この考え方は否定されるようになりました。一方で，いったん発症してしまった後，家族が患者に対して極度に批判的だったり，逆に患者の病的な症状に家族が合わせた生活を送ったりするなど不健康な対応をすると，患者の再発リスクが大きくなることが知られてきました。摂食障害の場合も，家族が病因というより，**家族の態度は経過に影響する**というのが基本的にはわかりやすい考え方です。もちろん，年齢が若い場合は，家族に明らかな病理があったり，特異な育て方をしたりしていれば，大きく影響を受けますので，家族原因説がすべて当てはまらないわけではありません。

Aさんの場合，詳しい生育歴は，両親と面接を重ねなければわかりません。いまの段階で重要なのは，**Aさんが安心して治療に集中できるための両親への働きかけ**だろうと思います。母親自身の「食生活については誰にも介入してほしくない」という考え方，また母親がAさんへの食事作りを避けている点などについては，話し合ってみる必要があります。もし，母親自身にメンタルな問題があるのであれば，専門家を紹介したほうがよいでしょう。また，「母親の持つ食についてのネグレクト傾向はAさんが小さい頃からのものか？」「食事以外の面はどうなのか？」ということについても，確認が必要でしょう。これらを行ったうえで，Aさん自身には，Aさんの年齢相応な，セルフヘルプ的に対応できる課題はないかを考えていくとよいでしょう。もともと体重など細かく量っているようですので，セルフヘルプ的な部分があったほうが本人も安心かもしれません。

　Aさんは，親の力を借りるのは親には認められないことと思っているようですが，困ったときに相談したり頼ったりするのは恥ずかしくないという点も繰り返し伝える必要があります。治療者とはよい関係を作ることができているようなので，十分可能性はあるでしょう。

　家族の役割については，家族も治療者も強い意見を持つ場合が多いのは興味深いことです。家族によっては，「私の育て方が原因」と強く思っている場合があります。食欲調節には生物学的な素因もあり，「必ずしも育て方が原因ではない」と説明してもなかなか信念が揺らがないことが多いのです。「自分のせいだから自分が治す」とか，「これからはいくらでも自己犠牲を払いたい」と思ってしまうと，治療者と競争的になったり，本人のセルフヘルプの機会を奪うことにもなったりもします。このような場合は，他の家族の意見も聞きながら，強い意見を持っている家族には継続的な指導が必要です。また逆に，Aさんの母親のように，「育て方のせいとは絶対に言われたくない」という態度もあります。子どもは別人格ということを強調するのは悪いとはいえませんが，「子どもはもう自分で何でもできるはずだ」と，子どもとの自然なかかわりも避けていれば，問題です。児童思春期であれば，子どもとかかわってみるのはぜひ勧めたいところです。

　治療者の中にも，「育て方が原因」「親から受けた心の傷で発症する」ということを強調する立場もあります。明らかな虐待症例には，虐待への対応が必須であり，本人は犠牲者というアイデンティティがしばらくは本人を守ると思います。**明らかな虐待症例でない場合は，親を非難したり避けたりするだけでなく，どこかで本人が自分の問題に取り組むセルフヘルプも取り入れることが本人の回復を早める**でしょう。

　多くの家族では，本人より親のほうが受診に熱心ですが，Aさん親子のように，子どものほうが受診の抵抗が少ない場合もあります。このような場合，子どもは定期的に受診し，治療が進んでいるのに，親が途中で治療に疑問を持つなどの展開もあり得ます。親と子どもがバラバラに受診しがちな家族には，必要な情報は親子で共有できるように注意を払います。年齢と治療への同意能力についてはさまざまな議論がある領域ですが，15歳という年齢の場合，虐待ケースなど特殊な事情のある場合は除

いて，検査結果や治療経過を親もよく知っているほうが治療はスムーズです．情報の共有については，本人に説明し，了解を得るようにします．年齢が若くても，これは重要なプロセスで，治療行為の節目節目で本人の意思を確認することは，本人の治療意欲を高めます．親に情報を伝える方法については，親に受診を促すのが一番ですが，電話や手紙，本人の治療ノートへの記入などさまざまな方法があるので，本人とも相談して，よい方法を考えます．

Commentary ❷ 診察時の体重測定をルーチンに

摂食障害の外来診療では，**毎回の診察の早い段階で，体重計測を行うことをルーチンにしておく**ほうがよいでしょう．体重に対する態度にはその患者の不安が強く反映します．体重に対する態度には大まかに言って次のようなものがあります．

1. 数字を知るのが怖いので，家でも量っていない．診察室でも量りたくない
2. 家では量っているが，人には知られたくない
3. 医師に知られるのは仕方がないが，自分は知りたくない．診察室の体重計には乗るが，自分は目盛りをみたくないし，数字は言わないでほしい
4. 自分と医師が知るのは当然だが，親には言わないでほしい．少しでも減ったときに，親が過剰に反応するのが耐えられない．

摂食障害は，自分の身体の状態を数字でしか把握できず，数字に振り回されるのが特徴です．この病理を強化しないために，治療者は体重測定の結果を知っていても，本人には知らせず，体重抜きで自分の身体と向き合うことを勧めるという立場もあります．入院治療ではこの方法が試せる場合もあるでしょう．しかし，外来治療の場合は，体重測定がタブーになってしまうと，体重が減ってきたときの対応が遅れる危険があるので，**本人が測定できるのが基本**です．自分は体重の値を知りたくないというケースも，体重と体調の関係などを自分で知っておくことは，セルフヘルプを進めるうえでかなり重要です．このようなタイプは，いったん治療を終了したり，何らかの理由で定期的な受診がなくなったりした場合，自分では体重を量らなくなる可能性が高いのです．そのようなときに，「階段の上り下りがつらくなってくるのは体重がきっとこれくらいで黄色信号」とか，「睡眠が浅くなるのは体重がこれくらいまで減っていて赤信号」ということを知っておくのは重要なことです．**定期的な受診ができているうちに，体重と体調の関係を知るのを目標に，体重の数字に少し親しむ練習をしておく**とよいでしょう．どの範囲が黄色信号で，どの範囲が赤信号かということを治療者と決めておくのもセルフヘルプには役に立ちます．

大多数のケースでは，むしろ体重の量り過ぎのほうが問題です．食事や排泄の影響があるので，1日に何度も体重を測定して一喜一憂するのは意味がありません．曜日を決めて，週に1〜2回，朝起床時に測定して，他の日は体重計に乗らないというくらいがちょうどよいのです．あまりジグザグの激しいグラフよりは，週に1〜2回くらい書くくらいの横軸の使い方が，体重の動きが見えやすいものです．

体重測定には「体重操作」という問題がいつも付きまといます．外来では，「○kg

を切ったら入院」というような設定になっていることが多いでしょう。外来では，病棟での体重測定以上に，受診前に水を飲んでくるなどの操作が容易です。このような意味で，**唐突に1回だけ量った体重はあまりよい判断材料にはなりません**。入院の可能性を考えているケースには，毎週受診してもらい，診察室で体重を測定したり，家でも週ごとのグラフを書いてもらったりするほうがよいでしょう。そして過去数週間の流れとは関係なく，突然体重が増え，入院の条件をかろうじて避けたというような場合には注意が必要です。もちろん，入院が嫌で，一念発起して本当に食事を増やすケースもあるので，最初から疑うのは望ましくありません。第1章で述べたように，「体調はどうか？」「食事の様子はどうか？」「今日の体重はどれくらいと予想するか？」というような会話をし，「体重だけごまかすのは無意味」という感覚を本人に育てるのが重要なことです。

　身体の状態の評価を体重の数字だけに頼っていると体重操作を招くので，**他のデータも参考にした総合判断にします**。体温の測定や脈拍を数えることは本人のセルフヘルプとしてできることです。中学生でも十分できるし，自分の身体の働きに興味を持つきっかけになるので，体重に加えて本人に記録してもらうとよいでしょう。単にグラフ用紙を渡すよりは，このケースのように目盛りをその患者のデータにあったものにするなど，若干援助すると，セルフヘルプとしての症状モニターが実施しやすくなります。体重が減ると，睡眠時間や熟眠感に影響が強く出る患者もいます（CASE 4）。これらの記録もよいでしょう。体温や脈拍も操作可能ですが，いくつもの項目に長期に整合性を持って操作を加えるのは体重だけの操作よりも難しいのです。本人の参加する部分が増えるほうが，治療者の目をごまかす「工夫」にエネルギーを割かずに治療が進めやすくなります。

　治療者の側は，**本人が操作できないデータも含めて身体状態を判断します**。例えば，白血球の中の顆粒球の数は，栄養状態を反映します。低栄養のときは白血球の中の顆粒球の割合が減って，リンパ球の割合が増えます。診察の際に，本人にわかる体重や脈拍のデータと，白血球の数や顆粒球の割合など本人にはわからないデータをつき合わせていくことは，本人が身体の具合の悪さを受け入れるきっかけとなります。

　診察の終了間際に体重測定をしてみたら，本人の話に反して，前の週より減っていた，というのもしばしばみられます。体重測定は診察の早い段階で済ませておくほうがよいでしょう。上記のように体重測定には，さまざまな不安や思いが反映し，それぞれが大事なことなのですが，体重を診察室で量るかどうかで毎回の面接時間が終わってしまうのも問題なので，ある程度，診察のルーチンとするほうがよいと思います。

　身体状態のチェックというと医師の領域のようですが，海外での認知行動療法の場合は，担当が臨床心理士であっても，毎回，体重測定をすることも多いようです。体重測定は，本人も自宅でやっていることで，医療行為ともいえないので，この方法を取り入れられるケースもあるのではないかと思います。ただし，心理療法の種類によっては，治療者が体重を量るのは侵入的な印象となり，治療関係を混乱させる場合

もあります。**治療技法によって体重測定の意味は異なるので，治療開始時に本人との間で十分検討する**必要があります。心理的な治療の場合，必ず医療機関と連携するとか，面接の内容とは関係なく何回かの面接に1回は体重を測定する条件で治療を始めるなど，何らかの工夫が必要です。

　本人の体重の把握が正確で，本人が治療者に，家での体重を知らせているというのが最も望ましいことです。家での体重測定について，家族が目盛りを確認するというような状況が長く続くと，家族間の葛藤が不必要に大きくなります。**体重測定はセルフヘルプができることを目指し，体重測定に伴う不安や「操作」については一緒に対応法を考える**という態度がよいでしょう。

　デジタルの体重計は，小数点以下まで数字で出てしまい，一喜一憂の元なので，可能ならばアナログ体重計のほうがよいと思います。外来では服装などが毎回かなり異なり，病棟のように測定条件を整えることは難しいですが，体重計はいつもきちんと調整し，できるだけ同じ条件で測定するなど，**信頼感を持って体重測定に望んでもらえるよう心がける**ことが重要です。

Epilogue

- あまり心配していない家族の場合は，本人との治療関係をまず堅固なものにする。
- 家族への対応は，別途考える。
- 生育歴だけに注目せず，家族の現在の影響を具体的に検討する。
- 体重の量り方を治療に生かす。

COLUMN

セッションの録音

　本格的な認知行動療法では，面接の録音をして家で聞くという技法も用いられます。この技法を実践している期間は，診察室にいる時間以外にも治療という枠組みが与えられているといえます。指導付きセルフヘルプの場合はここまでは行いませんが，治療と日常生活の連続性については何らかの工夫をするとよいでしょう。

CASE 2

面接する人	内科医
受ける人	Bさん（17歳女性，高校2年）とその母親
場　　所	内科クリニック
テ ー マ	家族の不安が強い高校生に対する治療

Prologue

　　Bさんは高校生で，最近体重減少がみられる。また，学校を休む日が時々あるため，学校の担任が専門家の援助の必要性を感じ，Bさんと母親に受診を勧めた。Bさんは受診に抵抗しており，母親がかかりつけの内科に相談に訪れた。

Scene ❷-1　母親の相談

内科医：久しぶりですね。どうされましたか？

母親：今日は，高校2年の娘のことでご相談なんですけど……。ちょっと拒食症気味で……。担任の先生からご連絡をいただいて，病院に行くように言われました。精神科に行ってはどうかと言われたんですけど，精神科というのは家族としてちょっと抵抗があります。本人は病気じゃないと言い張るんですけど，げっそりやせていますし，ものすごく頑固で，自分で太ったと思った日は学校に行かない日もあったりして，困っています。自分のことを病気じゃないと言い張るのを見ると，精神科に行かなくてはいけない範囲かとも思います。自分のことがちゃんと判断できなくなっているというか……。でも，頭に栄養が行かないと，考え方にも影響するという話も本で読んだので，内科で何か治療していただくことはできないでしょうか。担任の先生からは，「内科でも精神科でもいいので，学校生活ができるかどうか判断してもらって，休むなら診断書をもらって休んだらどうか」と言われています。内科で入院できるところを紹介していただいて，短期間入院して栄養をつけていただくということはできないでしょうか？

内科医：なるほど。ご本人が受診しなくては治療は始まりませんが，そのためにどうすればよいか考えるためのご相談ということで，今日はお聞きしましょう。

　　家族の相談の場合，症状の詳細が最初からどんどん語られてしまうことがあります。ここで示したように，家族との会話は本人の治療の準備段階という枠付けをすることが重要です。

Scene ❷-2　母親から見た症状の確認

内科医：体重はどれくらい減っている様子でしょうか？

母親：学校の健診では，去年の春に比べて，今年の春は5 kgくらい減っていると言われました．夏休みの間にまた減っていると思うのですが，いまどれくらいか，本人は言わないので，私にはわかりません．やせてぐったりしているかというと，そんなことはなくて，学校に行く日は，普通に満員電車に乗って行きますし，この間の日曜日はお友達の誕生日祝いを買わなきゃいけないと言って，私が止めたのに街に行ってしまって，1日歩き回っていた様子です．

内科医：学校に行かない日というのはどういう状態なのですか？

母親：私にはよくわからないのですが，朝，体重を量ったり，ウエストを巻尺で測ったりして，納得できないとひどく落ち込んでしまって，着替えて出る気にならないようです．幸い，こういう日のほうがまだ少ないのですが，こういう日のほうが増えたらどうしようと思うと心配で心配で……．そういう日は，1日中，自分の部屋にいるので，何をやっているのかよくわかりません．

内科医：身体が心配だけでなく，ご本人とコミュニケーションがとりにくいとか，気分の波があるのもご心配なのですね．

母親：はい，その通りです．もともと神経質なところはある子でしたが，このところものすごくイライラしています．寝る前4時間以内に食べると太るとか，4時間以内に食べたから太って学校に行けなくなったとか，いろいろ言うので，食事時間を娘だけ早くしたり，消化のよいものにしたりして，こちらも娘に合わせて工夫はしています．でも，そうすると，体力は回復しないのではないかと心配で，私としてはちょっと板ばさみです．

　　家族の心配についての話が中心になると，本人をどう動機付けるかというテーマに取り組みにくくなります．本人自身はどう対応しているかについても話題にします．

Scene ❷-3　学校での適応や対人関係

内科医：ご本人は，いまの状態をどう思っていらっしゃるでしょうか？

母親：いまのままではいけないとは感じていると思います．学校に行けなかった日は，「勉強が遅れた」とか，「どうして行けなかったんだろう？」とか，「また目立ってしまった」とか，延々と悩んでいます．でも，本人はどうしていいかわからないというか，空回りという感じです．こういうのも，頭に栄養が行かないせいでしょうか？　本人は全然決断ができないのに，私がいろいろ言うと全部拒否ですし，ものすごく怒るんです．夫には「しばらく放っておけ」と言われていますけど，早く治療しなくてはいけないと本で読みましたし，頭に栄養が行かないのが心配なんです．生理も不規則になっていますし，身体がこのままだとどうなるかと心配で（涙を浮かべながら）．

内科医：そうですね，お母さんのご心配はよくわかります．でも，今日お聞きした感じだと，ご本人も何とかしたほうがいいかもしれないと思っていらっしゃるようで

す。これはとても大事なことです。何とかこの気持ちを引き出せないか，考えてみましょう。ご本人はどんなことに困っていらっしゃるでしょうか？

母親：結構勉強が忙しいクラスに入っています。勉強が嫌ということはなくて，頑張りたいとは思っているようです。なので，休んで宿題がたまったり，成績が落ちてしまうことはすごく気にしています。

内科医：体力はどうでしょうか？

母親：体力が落ちたと本人は言いませんが，髪が抜けるとか，肌がガサガサとは言っています。身体も，本当はつらいのではないかと思います。

内科医：お友達関係などはどうですか？

母親：中学時代のお友達で，仲のいい子はいて，さっきも言ったように，その子に誕生日プレゼントを買いに行ったりはするのですが，最近は，あまりしょっちゅうは会っていません。一緒にファストフードに行ったりするのが嫌だからだと思います。携帯で連絡をとったりはしています。高校にも友達はいて，休むと携帯で連絡をくれて，ありがたいと思うのですが，携帯連絡中心という感じで，ちょっと引きこもりがちです。

内科医：一緒に食べ物を食べるのが嫌だからでしょうか？

母親：はい。他にも理由があるかもしれませんが，よくわかりません。私の想像では，学校を休んでしまうとか，日によってすごく気分が違うというのは，本人は恥ずかしくて耐えられないと思います。学校を休む理由を友達にどう説明しているのかはわかりませんが，「休みやすい子」とみられてしまうと，ますます友達に会いにくくなるのではないかと思います。中学生の頃までは，何でも普通にこなしていました。完璧主義のところはありましたが，納得がいかないから休んでしまうというようなことはありませんでした。同じ中学から行っている子は少ないので，「昔はそうじゃなかったのに」というような人はいないんです。だから，気にしなくてもいいのですが，本人はきっと「こんな自分は許せない」と思っているのではないでしょうか。

内科医：なるほど。その辺が大事そうですね。

さて，ひと通り話を聞いたら，今回の家族の相談をどのように本人の受診につなげるかについて，話し合います。中高生の場合は，学校側の対応についても確認しておきます。

Scene ❷-4　本人の受診の勧め

内科医：さて今後の治療のことですが，担任の先生は，ご本人にも受診を勧めたのですよね？

母親：はい。本人に話があって，お母さんに話があるということは娘から聞いて，それでお話を伺いに行きました。3者面談というか，娘も一緒にお話をしました。ど

うしても，本人は病院には行かないというので，どんな治療法があるかでも聞いてくるということで，私が今日参りました．ですので，私が相談に行くということは本人も承知していますし，担任の先生もご存知です．

内科医：それはよかったです．その辺が秘密になっているとなかなか話が進められませんので．それでは，お母さんから，ご本人と話をしないと診断や今後の方針は決められないので，一度ご本人に来てほしいと私が言っていたと伝えてもらえますか？

母親：はい，それはもちろん伝えます．

内科医：それから，いま体重が減っているということだけでなく，学校に行けなくなったり，体重というか体重の数字が生活を振り回したりしているのを何とかしましょうと私が言っていたということは伝えられますか．

母親：……うまく伝えられるかどうかわかりませんが，言ってみます．これまで，「やせ過ぎだから病院に行かなければ」ということばかり繰り返し言ってきました．体重に振り回されている，というのはその通りだと思いますし，本人も困っているので聞いてくれるかもしれません．でも，実際，治療法としてはどのようなものがあるのでしょうか？　今朝は，私が感情的になってしまって，どこか入院できる病院を先生にご紹介していただくから，などと言ってしまったので，病院に行ったらそのまま入院させられる，と警戒しているのではないかと思います．

内科医：そうですか．身体の状態をチェックしないと確定的なことはいえません．でも，お聞きした範囲では，いますぐ入院先を探さなくては生命の危機があるような状況ともいえないようにも思います．これまで，摂食障害に詳しい人と話をしたことがなく，孤立して，ますます気分が不安定になっていらっしゃるようにもみえます．摂食障害をよく理解している治療者のもとで治療を受ければ，本人も心を開いて，外来でも十分治療に取り組める可能性もあります．こちらからよくご紹介する心療内科も精神科もありますので，ご本人のお話を伺ってからご紹介しようかと思っています．このようないくつかの道筋があること，有無をいわせず即入院というのは考えにくいということは，ご本人にお伝えください．何といっても病状次第ですので，ご本人がいらっしゃってから次のことは考えたいと思います．

母親：それで大丈夫でしょうか？　何か栄養剤とかビタミン剤とか飲み始めたほうがよくないでしょうか？

内科医：ご本人がいらっしゃらないと，治療方針を決めたり，処方したりするのは難しいですね．ご本人を診察してみて，必要であればすぐ処方しますが，たいていの場合は少しずつ確実に食事を改善するのが一番です．

母親：食事についてはどんな対応をすればよいでしょうか？　特別に何か食べさせたほうがいいものはありますか？　全部食べ終わるまでみていたほうがよいでしょうか？

内科医：その点についても，ご本人とお話しして，食事はどうするか，お母さんに食事をどう手伝っていただくかを話し合って方針を決めたいと思います．食事を全部

> 食べるかどうか，家族が確認したほうがよい場合もありますし，本人に任せたほうがよい場合もあります。心療内科か精神科に行っていただく可能性もありますので，その場合はそこでしっかりした治療方針が出るでしょう。ご本人にお会いして，先へご紹介する場合は，それまでの指示を出したいと思います。いま何か特別の食べ物を食べさせたから，劇的に状態が変わるということはありません。食事を抜くことはないよう気をつけてください。ご本人には，できるだけ早く受診していただきましょう。今週中にご本人が受診するようにしてください。もし今週中に来るのが難しいようでしたらご連絡ください。
>
> **母親**：わかりました。

　CASE 1（☞p60）とは異なり，ここでは，家族が心配して受診した例を提示しています。このような受診の始まり方は多いと思います。母親はたくさん不安を抱えています。この会話に出てきただけでも，

- このままでは，どんどん身体が壊れるのではないか？
- 頭に栄養が行かないためにメンタルな影響が出ていないか？
- 今後学校に行かない日が増えたらどうするか？
- 精神科に行かなくてはいけないのだろうか？

などです。摂食障害の治療は，基本的には本人が受診しなければ開始できません。身体の状態は，外から見ただけでは判断しにくいからです。また，家族背景や生育歴などについても，本人のいないところで詳しく話を聞いてしまうと，本人に対する見方をゆがめる場合もあります。家族から聞いた話は，大変参考になりますが，あくまでも，相談に来た家族からみた観察として理解したほうがよいでしょう。**本人の話をもう一度聞き直した後で，治療計画を立てる必要があります。**

　本人より先に家族が相談に来るケースは，「**本人を受診させるにはどうすればよいか**」**に焦点を当てることが重要**です。中には，ずっと病状を否認してきた家族が，いよいよ子どもの低栄養が深刻になって病院に駆け込むということもあるので，迅速な入院の準備が必要になるケースもあるでしょう。しかし，多くの場合は，子どもの状態に敏感な親が，危機的な状況になる前に受診することが多いと思います。家族は病状をどのように捉えているか，本人はどう対応しようとしているか，この2つのギャップはどのあたりにあるか，というような問題は，治療が進んでも繰り返されるテーマなので，最初にきちんと聞いておくとよいでしょう。子どもの摂食の問題について相談が始まると，他のさまざまな問題が表面化する家族もいます。このような場合は，本人が安心して自分の問題に取り組めるように問題を整理して，家族にも援助をしたり，必要ならば家族にも治療を受けるように勧めます。

　親が先に受診する家族においては，この母親のように，治療を「体重増加」というメディカルモデル（☞p18，29）だけで考えているケースも多くみられます。目の前で，子どもの体重が日々減っている場合は，このように考えるのは当然のことです。

しかし，このように考えていると，食事を強要しがちになり，本人も「病院に行っても無理やり太らされるだけだろう」という印象を持ってしまいます。また，このようなメディカルモデルだけで考えると，医師に対しても，「医師は本人にきちんと指導してくれるだろう」「本人が言うことを聞くような指導法が医師にはできるはずだ」といった期待が強く，「せっかく通院しているのに，体重がまだ 2 kg しか増えない」とか，「医者がはっきりしたことを言わない」など，不満を持つことが珍しくありません。これらの家族には，**経過は体重だけでは判断できないこと，一気に右肩上がりによくなるとは限らないことなどを伝える**と同時に，少し視線を変えて，動機付け面接な見方ができるよう指導します。「本人はいまの状態をどう考えているのだろうか？」「本人は何に一番困っているだろうか？」などです。もちろん，身体的に問題があれば，適切に対応しますが，**体重以外にも関心が向くように指導することにより，親がいつも見張っているような状況は改善できるよう援助**します。これにより，本人も安心して自分の課題に取り組むことができるようになります。

さて，このケースは，2 日後に，母親から電話がありました。「本人は受診に同意したが，絶対に母親には一緒に来てほしくないと言っている。自分が同行せず本人に受診させても大丈夫か？」という内容でした。今回は，本人が受診する気持ちになっていることを尊重して本人だけに来てもらうこと，今後は家族との受診の方法や結果のフィードバックについて，また相談することを伝えました。もし，1 回の働きかけで本人が受診しない場合は，また母親に受診してもらい，母親から本人に伝えてもらった内容を，改めて本人あての手紙にするとか，学校の担任からもう一度連絡してもらうなどの工夫をします。本人には，「すぐ治療しないと大変なことになる」というようなアプローチではなく，「あなたの話を聞かなくては様子がわからないから，ぜひ直接話を聞かせてください」ということを強調します。

Scene ❷-5　本人の受診

内科医：こんにちは。B さんですね。去年，一度発熱で受診されたことがありましたね。今日は来ていただいてよかったです。

B さん：……はい。

内科医：月曜日にお母さんがいらっしゃいました。どういうお話をしたかはお聞きになりましたか？

B さん：……はい。母親の記憶が正しければ……，ですが。うちの親は思い込みが激しいんです。先生がこう言ってた，とかいろいろ言ってましたが，母親の勝手な解釈の可能性もあるんです。先生が本当に何とおっしゃったか確認したいというのもあって，今日は来ました。

内科医：そうですか。

B さん：いますぐ入院しなくていいんですよね？

内科医：それは身体の状態次第です。お母さんのお話を伺った範囲では，すぐ入院先を探すような状況ではないかな，と思いましたが。体重を量ってみましょう。最近

は，大体どれくらいなんですか．
Bさん：体重は一定なんです．大体……41 kg くらいです．どんどん減っているわ
　　　けではありません．去年は，45 kg くらいで，今年の年明けに，またちょっと減っ
　　　たんですけど，その後は一定です．
内科医：確かにそれくらいですね．……BMI では 18.2 くらいですね．
Bさん：「頭に栄養が行かない」と母は言いますが，他にも細い子はたくさんいます．
　　　母親の高校生時代とは違うということが全然わかっていないんです．うちの母親
　　　は，他のお母さんたちよりちょっと歳なんで，その辺が全然通じないんです．
内科医：身体の状態については，体重だけではなく，総合判断で考えましょう．お母
　　　さんにもお伝えしましたが，体重次第で気分が変わってしまうところはあなたも
　　　困っているのではないでしょうか……？
Bさん：それはそうなんですけど……．みんなそうなんじゃないですか？　太くなっ
　　　てうれしい子はいないと思うし．結局，体重を少し低めに抑えておくのが，一番気
　　　分安定という感じです．そのほうが勉強にも集中できます．

　「自分は病的ではない」「他にもこういう人はいる」「自分だけ病的と言われるのは
嫌」というのは，よくみられる反応です．本人が「実は困っていること」がないか，
あればそのことが動機付けのきっかけにならないか検討します．

Scene ❷-6　本人が困っていることを探す

内科医：太くなってうれしい子はいないというのは，確かにそうかもしれません．でも，
　　　バランスの問題があります．体重が増えるとうれしくない人は多いでしょう
　　　が，そういう人が 1 日中体重のことを考えているかというと，必ずしもそうでは
　　　ありません．一方で，体重や体型にとらわれた人は，1 日中そのことを考えてい
　　　ます．このために，勉強に集中できなくなったり，毎日の生活にも影響したりしま
　　　す．あなたの場合を考えてみましょう．例えば，今朝起きてから体重や体型のこと
　　　をどれくらい考えていますか？
Bさん：そう言われれば，ずっと頭の中にはありますけど……．
内科医：体型や体重のこと以外にどんなことが頭の中にありますか？
Bさん：再来週のテストのこととか，来週の友達の誕生日とか……．
内科医：円グラフで表してみるとします．どれくらいが体型や体重や食事のことで
　　　しょうか？
Bさん：……そう言われてみれば，9 割くらいは今朝の体重とか，昨日よりどうして
　　　増えたのかとか，そういうことを考えているような気がします．他のことは……少
　　　ないです．授業中は，一応授業も聞いているけど，体重の心配もあって，両方考え
　　　ています．こういう両方考えている時間の分があるから，何割っていう表現は難
　　　しいけど，関心があることを大雑把にいうと……こんな感じです（図 5）．

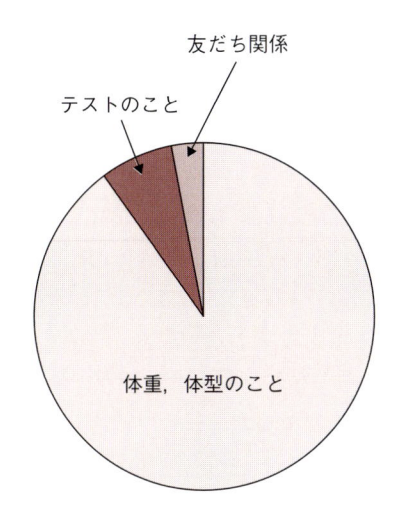

CASE 2 家族の不安が強い高校生に対する治療

図5 Bさんの頭にある関心事の割合

（円グラフ：テストのこと、友だち関係、体重，体型のこと）

内科医：なるほど。どんなことをどれだけ考えているかを測定するのは難しいですよね。あくまでも，感じということですが，あなたにこう感じられるというところが大変大事だろうと思います。私のような第3者の立場からみると，頭の中で体重や体型の問題が占める割合がこれだけ大きいと，「何をみても，またどんな状況でも，体重のことに結びつけてしまうだろう」「他のことを考える余地がないだろう」と思いますが，どうでしょうか？

Bさん：……確かにそう言われればそうです。体型のことをすごく気にしている日は，学校に行っても，あの子はどうしてあんなに細いんだろうとか，いちいち気になってしまって，苦痛です。きっと，他の子はここまで体重のことばかり考えていないんですよね。

内科医：そうでしょうね。体重が低いほうが勉強に集中できるというお話でしたが，体重にとらわれた状態では，余裕がなさそうにもみえます。去年や一昨年は，頭の中に体重のことばかりという状態ではなかったのですよね。

Bさん：……このところ，いまの体重の心配で頭が一杯で，前はどうだったかと言われても思い出せない感じです……。これもちょっと変ですか……。やっぱり精神科に行かないとダメですか？

　頭の中にある関心事を円グラフで表すというのは，摂食障害の認知行動療法ではときどき用いられる方法です（Fairburn 文献1，Waller 文献4）。Bさんのように，体重の数字がすっかり生活を支配していながら，自分ではその程度を軽く考えているようなケースには試してみる価値があります。軽くダイエットを試しているようなサブクリニカル群では，「やせたいですか？」と聞かれたら，「はい」と答えるでしょう

が,「なぜ今日はいつもより200g体重が増えたのか?」というようなことについて,1日中考えているということは少ないと思います。内科の初診段階では難しいかもしれませんが,体型に対するとらわれが強いケースには,「本当は,体重や体型以外にどんなことにエネルギーを使っていたいか?」ということを聞いてみてもよいでしょう。すぐに何か思い浮かぶ場合もありますし,何も思い浮かばないという場合もあるでしょう。すぐ思い浮かぶ場合は,本人に治療動機を持ってもらうのは難しくありません。何も思い浮かばない場合は,「自分から興味を持って取り組めることがないことが一番の問題かもしれない」という点を話し合うことができます。いずれにせよ,「太っている」のが問題なのではなく,体重,体型にとらわれて,他のことを考える余裕がなくなっているのが問題だという考え方を提示できれば,本人が治療に興味を持てるようになると思います。

さてBさんは,「考え方がおかしい＝精神科に行かなくてはいけない」と考えているようです。この点を話し合ってみます。

Scene ❷-7　今後の治療について話し合う

内科医：あなたが変だとか,変だからそれを治すためには精神科に行かなくてはいけないということはありません。精神科でも,頭の中の体重の心配の割合を減らすということを直接目指すのは難しいようです。栄養を回復したり,自信を持っていろいろこなすうちに,気になる割合が減っていたという治り方が多いと思います。

Bさん：私はどうしたらいいでしょうか？

内科医：治療は必要だと思います。当院は,女子大が近いので,摂食障害の方はよくいらっしゃいます。こちらのポリシーとして,食べ方指導だけでよい場合は,当院で引き続き経過をみます。あなたの場合,ちょっと気になるのは,女子大に多い過食症の患者さんと違って,体重変動が大きいわけではないのに,学校に行けない日があることです。不安とか,憂うつ感の問題でしょうか。これだけで,うつ病というわけではないと思うのですが,この辺は,メンタルな専門家に診ていただくほうが私としては安心です。あなたが,特別重症と言っているわけではありません。メンタルな症状があればメンタルの専門家のほうがよいアドバイスをしてくれるだろう,という症状の領域の問題なのですが。

Bさん：……自分でも,融通性がないのがいけないんだとわかっています。

内科医：今日は,血液検査をやっておきましょう。その結果を見ながら次の方法を考えましょう。次回は,お母様と一緒に来ていただけますか？　身体の状態も判断したうえで,今後の治療について一緒に考えたいと思います。あなたは,治療を受けることにまったく反対というわけではないのですよね？

Bさん：一気に太らされるのは絶対嫌なんです。まるで,「ダイエットに失敗してリバウンドした意志の弱い子」みたいじゃないですか。でも,家で母にいろいろ言われるのもストレスなんで,話を聞いてもらえるなら病院に行ってもいいです。私は精神科でもいいんですけど,カウンセリングだけだともっとありがたいです。カウ

ンセリングだけってのはダメなんですか？
内科医：身体の状態を確認しながら治療しなくてはいけないので，少なくとも治療の最初のほうは，医療の範囲がいいでしょうね。精神科や心療内科クリニックにいらっしゃる場合は，カウンセリングも希望していらっしゃるということは伝えられます。その辺のことも次回ご相談しましょう。
Bさん：母に，「入院，入院」としつこく言われると反論できないので，先生に説明していただければ安心です。今日の血液検査で，入院が必要ってことになると困りますが……。
内科医：わかりました。体重的にはすぐ入院の必要はありませんが，血液検査でも大きな異常がないとよいですね。それから，先へご紹介する場合，現在，食事がどれくらいか，まだかなり低カロリーかというようなことも大事な情報ですので，食事の内容を記録して，次回，持ってきてください。間食や飲み物も含めて記録をしてください。食べる時間とか場所とか内容とか，自分なりに決まりがある場合は，それも書いておいていただくと，役に立ちます。いまの食事はあまり極端な低カロリーではないのですか？
Bさん：体重が減らないように気をつけてはいます。母親と衝突して，すごくイライラして，ちょっとしか食べないような日があって，まずいと思っています。それほどいらついていないときは，極端な低カロリーにならないように気をつけてはいます。
内科医：では，食事を極端に減らしたり抜いたりはしないように気をつけましょう。ひどくイライラしたとかそういうことも記録に書いておくとよいですね。

　さて，Bさんと話をしてみると，Bさん自身は，メンタルな面の援助に対して完全に拒否的というわけではなさそうです。特に，カウンセリングには興味を持っているようです。Bさんの希望だけを聞けば，臨床心理士に紹介ということになりますが，初期の段階では，身体のチェックやケアが必要なので，これをどう組み入れるか，工夫する必要があります。母親が身体のことばかり言うので，嫌になっているという可能性もあります。また，母親のほうが精神科をどうして嫌がるのかについては，確認する必要があるでしょう。

Scene ❷-8　検査結果をふまえて今後のことを考える

母親：検査結果は出ましたでしょうか？　今日の結果次第で，今後のことを決めると娘に聞きました。
内科医：はい，結果は出ています。お2人で聞いていただいてよいでしょうか？
Bさん：はい。
内科医：軽い貧血，白血球が若干少ない傾向はありますが，すぐ入院を要するような重大な症状はありませんでした。

Bさん：そうだと思った……。
母親：本当ですか，よかったです。もっと悪いんだろうと思っていました。
Bさん：本当にそう思ってたなんて，信じられない……。
内科医：お母さんのご心配も根拠がないことではありません。低栄養が続くといろいろな問題が出る可能性があります。今日の結果は，健康だという太鼓判ではなく，いまのところ入院するような状態ではないということです。いまの状態についていえば，外来で治療できる範囲だと思います。先日，Bさんは「人に話を聞いてもらうのは嫌ではないので，カウンセリングなどはどうか」とおっしゃっていました。自分で治療に取り組みたいとおっしゃっているのはよいことです。ただし，体重を回復する作業もあるので，最初は医療的な範囲での治療がよいと思います。例えば，心療内科や精神科などです。最初からカウンセリングが受けられるかわかりませんが，治療が軌道に乗れば，臨床心理士と定期的に話をする場合もあるようです。これについては確認してみます。
母親：私はどうしても身体が心配なので，心療内科のほうがよい気がします。精神科だと強い薬が出るのでしょう？
内科医：必ずしもそんなことはありません。Bさんはどう考えますか？
Bさん：カウンセリングを受けたいので，臨床心理士がいるところならどちらでもいいです。
内科医：それでは少し調べてみます。

　さて，心療内科のほうが通いやすい場所にあり，主治医の診察に加えて最初からカウンセリング担当も決められるという回答をもらったとします。ただし，初診は3週間ほど待つと言われたので，その間の過ごし方について話し合うことにしました。

Scene ❷-9　本人の食生活に家族はどれだけかかわるべきか

Bさん：「脳に栄養が行かない」と言って，母はちょっとパニックで，ちょっとでも何か残すと，食べるまで見張ってるという感じです。
母親：私もいつも時間があるわけではないので，ずっと付き添えない場合もあります。いつも見張っているわけではありません。でも私が注意してきたから，ある程度以上の体重を保っていると思うんです。本人に任せると，つまみ食い的になるに決まっています。
内科医：食事の記録を持ってきましたね。お母さんに見ていただいていいですか？
Bさん：はい。
内科医：お母さんからごらんになって，大体正確に書けていると思いますか？
母親：記録をしていたとは知りませんでした。……大体合っていると思いますけど，ご飯お茶碗1杯というような表現は微妙ですよね。実際には，ごく軽く1杯だと思うので。

内科医：なるほど．1杯とはどれくらいかを決めたほうがいいですね．お母さんが食事の管理を全然やらないとすると，どんな食べ方になると思いますか？

Bさん：……モリモリ食べるとは言えません．自分でも，母の目を意識しないで，どれくらい食べるかというのはよくわかりません．気は楽になると思います．ゆっくり時間をかければ，食べる量は増えるような気がします．

内科医：わかりました．患者さんが小中学生の場合，また，非常に低体重で入院を待っているような時期には，食事をよそうのも，食事時間の付き添いもお母さんにやっていただくということもあります．この図（**資料2**☞p190）をご覧ください．食事に対するかかわりについては，ご本人がよいと思うところとご家族がよいと思うところが違うことが多いのです．お母さんがおっしゃったように，日によって対応が違うこともあるでしょう．日によって違うのは自然ですが，ものすごく無理をして食事を見張っていて，疲れて次の日は何もしないというように，極端から極端に態度が変わると患者さんは混乱します．こういう場合，やっぱり放っておくとダメだということになって，また見張りをしようとして，極端から極端へを繰り返してしまいます．無理のない形で，それから，ご家族もご本人も同じ理解をしていなければうまくいきません．Bさんの場合は，高校生ですし，全部周囲が監督するのではなく，あなたの力を生かす形でやっていけそうに思います．食事の記録もできたようですし．どうでしょうか？

母親：先生が，いまはこうするのが一番いいと言ってくださるのであれば，そうしたいと思います．自分でできるから口出ししないで，と言い張るのに，結局できないというのがこれまでのパターンでした．できなかったら先生が注意してくださるなら，私は黙っています．

Bさん：これまでは，確かに，親の思っていることと私の思っていることがすれ違っていました．自分でできるかと思ってしばらく放っておいたらやっぱりできないじゃない，とか言われても，いつから放っておかれたかわからないし，何ができればよくできたと思ってもらえるかわからないじゃないですか？　決めてもらえると混乱が少ないです．

内科医：とりあえずは，主食は毎食ごとに迷うのではなく，この量を必ず食べるという量を決めましょう．毎回の食事は，自分でよそって結構です．お茶碗のここくらいまでが1食で食べるべき炭水化物と決めておくなど，一度測っておくよいと思います．この1回測る作業は，お母さんが手伝っても結構です．

　食事への家族のかかわり方を話し合っておくのはとても重要です．また，本人が家族の食事に影響を及ぼしていることもありますので，この点も確認します．

Scene ❷-10　本人の家族への干渉

内科医：それから，ご本人の食事に親御さんがどうかかわるかというだけでなく，ご

本人が周囲の方の食事にいろいろ意見したりして，これが周囲のストレスになることがあります。自分に全部食べろというのならば，周囲にも食べ残しを許さないとか，特定の調理法しか許さないなどです。拒食傾向の方は，自分では食べなくても，食べ物には関心があって，たくさん料理を作って，家族の方に，食べるのを強要するようなこともあります。

母親：一時期，自分に食べるのを強制するなら，みんなも絶対食べ残しはいけないと言っていた時期もありました。いまはこれはあまり言わないですし，本人に家族が合わせるということもやっていません。

内科医：そうですか，それではその点は問題なさそうですね。

Commentary ❶ 治療の責任

　このケースの大きなテーマの1つは，本人の治療に親がどれだけかかわるかです。この内科医が説明しているように，親のかかわりについては，本人と家族の間で認識が統一されていないことが多く，「見張ってほしくない日に限って見張られる」「盛り付けは親にやってもらって，自分は全部食べるということに集中したいのに，自分で決めなさいと言われた。迷ってしまって困る」など，**親と子の間で認識のずれが生じがち**です。こういう場合は，なかなか本人が安心して症状コントロールに取り組むことができません。資料2（☞p190）のようなチャートを示しながら，食事へのかかわりには，親が完全にコントロールする状態と，完全なセルフヘルプを両端として，さまざまな方法があること，親子の期待がずれて混乱しやすいことなどを話し合います。図の中に，お母さんが目指しているのはここ，とか，本人が希望するのはここ，と書き入れてもらってもよいでしょう。

　会話の中で示したように，摂食障害の患者が，周囲に不自由を強いる場合もあるのも見逃せません。摂食障害が持つこの側面は，聞かなければ語られないこともありますが，家族にはかなりの負担となります。患者の食事の管理については，ある程度親がかかわるほうがよい状況もありますが，**患者の偏った食行動に周囲が合わせることについては，あまり意味がありません**。食事のセルフヘルプを目指すと同時に，他の人の食事にはかかわらないことも指導します。他の人の食事に干渉することで食への興味を満たしたりせず，自分の問題は自分で対応することがセルフヘルプであることを伝えます。もちろん，一時的には，本人は別のものを食べたり，食事時間を家族とずらすなど，本人の病理に合わせた工夫が必要な場合もあります。このような場合，患者の無理な要求に家族が合わせる形ではあまり治療効果が期待できませんし，家族の負担が大きくなってしまいます。患者の病理に配慮した対応をするのならば，治療者がよく話を聞いて治療計画として提示し，家族も本人も安心して取り組めるように指導します。図6に親子のかかわりの程度と，その結果生じるストレスについて示しました。このようなイメージを念頭において，個々の家族で，食事をめぐってどのような難しさがあるか，本人が安心してセルフヘルプに取り組むにはどのような工夫

本人の食習慣の家族への影響

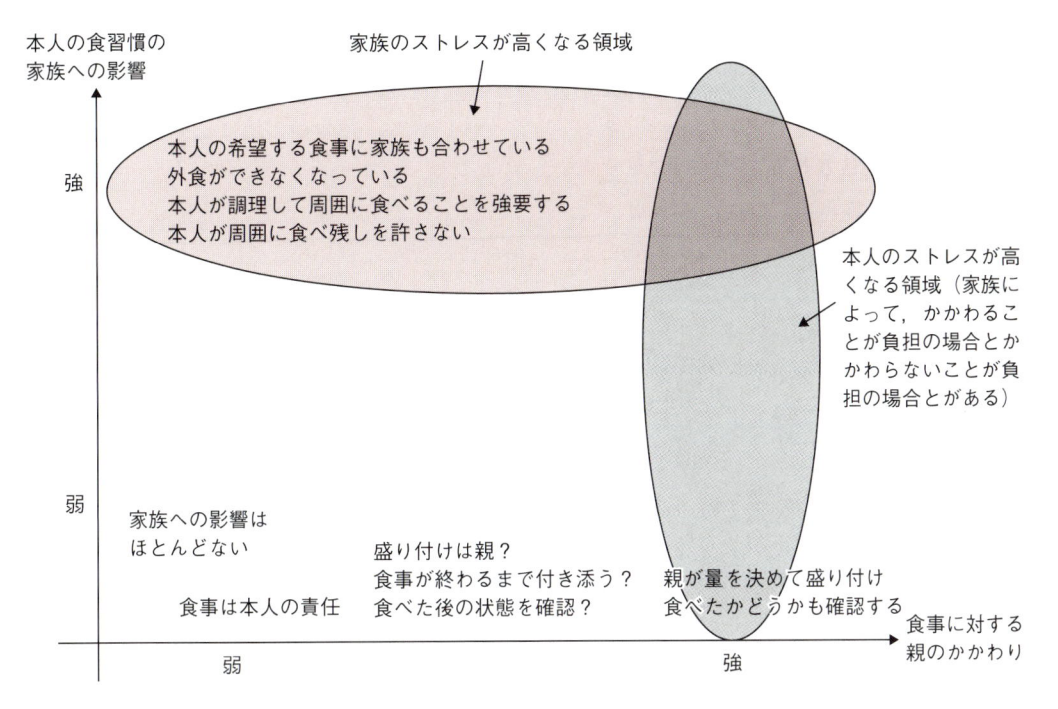

- 強
  - 家族のストレスが高くなる領域
    - 本人の希望する食事に家族も合わせている
    - 外食ができなくなっている
    - 本人が調理して周囲に食べることを強要する
    - 本人が周囲に食べ残しを許さない
  - 本人のストレスが高くなる領域（家族によって，かかわることが負担の場合とかかわらないことが負担の場合とがある）
- 弱
  - 家族への影響はほとんどない
  - 食事は本人の責任
  - 盛り付けは親？食事が終わるまで付き添う？食べた後の状態を確認？
  - 親が量を決めて盛り付け食べたかどうかも確認する

食事に対する親のかかわり　弱　　強

図6　食事をめぐる難しさ

が必要かを検討します。

　成人の患者では，最終的には食事管理はすべて自分の責任とするのが理想です。成人年齢では，体重が減れば自分で対応する必要があります。家族が見張って，全部食べるかどうか確認するというような状況が続いているのならば，もう一度，治療計画や治療動機について話し合い，できるだけ自分で対応できるよう話し合うほうがよいでしょう。年齢が若い場合は，単に食事の自立だけを目指すのもあまり意味がなく，現実的ではありません。食事への態度として，治療の中で，「**見張っていなければ食べない**」状態から，「**どうやったら食べられるか自分でも工夫する**」「**どうやったら食べられるか治療者にも相談する**」というセルフヘルプの状態へ変わっていけるよう指導することが重要です。

Commentary ❷ 紹介のプロセス

　Bさんの症例では，一般内科医から心療内科への紹介のプロセスについても示しました。このケースは，かなり摂食障害に対して対応経験のある内科医で，近隣に心療内科や精神科があるという設定なので，比較的スムーズに紹介できています。しかし，このように条件が整っていても，紹介先の都合を聞いたり，心療内科と精神科とどちらがよいかなどの家族の質問にも答えたりするなど，紹介元にもかなりの作業が必要とされます。実際には初診の内科の段階で，ここまで踏み込んだ指導はしにくいかもしれません。初診の段階では，この症例のやりとりのように，本人の治療参加を

促し，**治療にはさまざまな工夫ができるというイメージを伝えるのは，最低限必要な**ことだと思います。「摂食障害だから精神科に行ってもらいます」「ここでは診られません」という対応ではドロップアウトしやすいので，**紹介後の治療に不安なく受診できるようできるだけ援助**します。

　この症例のように，本人は次の病院への受診に抵抗がなくても，家族が抵抗を示す場合もあります。この家族のように，精神科に行くと強い薬が出るとか，偏見の目でみられるのではないかと考える家族は少なくありません。この医師は，本人はメンタルな面への治療に完全に反対ではないのに親は反対らしいという点をキャッチしていたので，説明できましたが，そうでなければ，この母親はおそらく他の内科を受診して，入院を依頼するでしょう。本人に治療動機がないわけではないケースなのに，本人の力を生かせない結果となってしまいます。**本人のセルフヘルプを援助するには家族への対応も重要**です。

　Bさんの症例は，学校からこの内科医への紹介プロセスもスムーズでした。この担任は，3者面談で，本人，親と話を共有しているので，その後の動きに混乱が少なかったと思います。このように意見を統一するのはなかなか難しいことです。親が養護教諭に相談しているのに，本人は部活の顧問に相談していて，全然先の見通しが立たないとか，担任はまったく様子がわからないというような状況もしばしばみられます。まずは，**本人も交えて校内の情報を統一し，誰が援助のキーパーソンになるのか決めておく**とよいでしょう。医療機関との連絡は，個人情報保護の面から本人の了解のないところでは実施できません。本人と家族が自分の状態を理解し，治療や援助に積極的になれる形を作るのが最も重要なことです（☞p38）。本人が治療ノートを持って，学校の先生から治療担当者への質問を書いておいたり，答を書きとめておいたりすると，この形ができてきます。

Epilogue

- 早い時期に本人を受診させる方法を考えながら，家族の相談を聞く。
- 食事に家族がどれだけかかわるかは，具体的に話し合う。
- 本人が何に困っているかを常に考える。
- 「精神科」など紹介先に抵抗がある場合は，理由を具体的に確認する。

CASE 3 ライフイベントを動機付けに生かす（栄養指導の併用）

CASE 3

面接する人	精神科医と栄養士
受ける人	Cさん（30歳女性，会社員）
場　　所	精神科クリニック，内科クリニック
テ　ー　マ	ライフイベントを動機付けに生かす（栄養指導の併用）

Prologue

　Cさんは，拒食と低体重が長く続いています。社会生活はできる範囲だったため，これまで未治療でしたが，結婚を控え，結婚相手から症状を何とかするよう言われ，初めて受診しました。長年続いて固定してしまった生活パターンをどのように変えていくか，栄養士の援助も受けながら取り組む方法を示します。

Scene ❸-1　人から勧められて受診したケースとの最初の対話

精神科医：初診の方ですね。どうされましたか？
Cさん：……あの，拒食っていうのは，どういう治療法があるのでしょうか？
精神科医：あなたご自身の拒食のご相談なのですね？
Cさん：はい。……自分では慣れっこになっていて，拒食症といっていいのかどうか，わからないんですけど……。近いうちに結婚することになっていて，結婚相手に「もう少し何とかならないのか？」と言われて……。「どんな治療法があるのかだけでも聞いてこい」と言われて……。
精神科医：いろいろな治療がありますが，症状によってどういう治療がいいかは違いますね。どんな症状があるか教えてもらえますか？
Cさん：食事が偏っているといえば偏っているんですけど……。バランスはいいと自分では思ってるんで……。特に体の具合が悪いってこともないですし。料理は得意なんで，彼の分はちゃんと作れるから，別に問題ないと思うんですけど……。
精神科医：食事については，自分では困ることはあまりないんでしょうか？

　これまでの症例と同様，人からの勧めで受診した症例は，このように「自分では何に困っているのか」という点を確認する必要があります。

Scene ❸-2　体重について話してみる

Cさん：何でも食べられるってわけではないので，大勢で食べに行くのは苦手です。彼の両親に「食事に行きましょう」と言われると，ちょっと困るという感じで……。
精神科医：体重はどうでしょうか？

Cさん：やせてるっていえば，やせてますけど，安定しているし，仕事もできているし……。昔は体重が不安定なこともあったんですけど，この2～3年は安定してるんですよ。自分ではうまくいっているという感じです。でも彼は，そういう低値安定はダメだというんです。

精神科医：量ってみましょうか？

Cさん：えっ……今日量るんですか？　精神科ではそんなことしないのかと思いました。

精神科医：どういう治療が必要か考えるには必要ですね。

Cさん：……わかりました。自分ではわかってるので，特にショックでもないんですけど。いまの体重を人に知られるのは初めてです。彼にも言ってません。

精神科医：43.3 kgですね。身長は何cmですか？

Cさん：156 cmです。

精神科医：BMIの計算というのは知っていますか？

Cさん：知っています。大体17.8くらいだと思います。

精神科医：そうですね，計算すると大体それくらいですね。2～3年間低値安定とおっしゃっていましたが，大体このようなBMIなのでしょうか？

Cさん：はい。

精神科医：これまでに病院で相談したことはありますか？

Cさん：生理がないので，婦人科には行っています。

精神科医：そうなんですか。婦人科ではどんな治療を受けているのですか？

Cさん：ひと通り検査をして，特に病気はないので，「後は食べるだけですね」と言われています。生理がないのはいけないかと思って，ホルモン剤はもらって生理は来るようにしています。だから，身体の状態は大丈夫だと思います。

　　　拒食傾向が長く続いているケースです。結婚相手に勧められて受診しています。受診の勧めを拒否せず，精神科を受診したことは評価できます。受診の勧めがこれまでもあって拒否してきたのかどうかはよくわかりませんが，彼との関係は壊したくないと思っている点は，動機付けとして重要なポイントになりそうです。しかし，自分自身の健康状態の認識としてはかなり問題があります。

Scene ❸-3　ホルモン療法の意味について話し合う

精神科医：ホルモンを使わなければ，生理が止まった状態なのですね。

Cさん：ずっとホルモンをもらっているから，使わないとどうかはわかりませんが，ホルモンをもらい始めた頃と体重はずっと同じなので，たぶんそうだと思います。

精神科医：婦人科の先生とは，どれくらい体重を増やしたらいいかというお話をしましたか？

Cさん：BMIは，絶対20は必要といわれて，体重が少し増えたらホルモンをやめて

　　　　みようかと話しています。でも……全然増えないので，ホルモンも続けている状態
　　　　です。将来的には子どもも欲しいので，ホルモンを続けて生理は来させておいたほ
　　　　うがよいんですよね？　うちの母は，生理がずっと止まっていると子どもが産めな
　　　　くなるから，婦人科だけは行くようにとしつこく言うんです。
精神科医：ホルモン投与をどのようなタイミングでどれくらい続けるかはいろいろな
　　　　意見がありますので，婦人科の先生にも相談したいと思います。問題は，あなたの
　　　　場合，長い間同じ状態が続いていることで，このまま待っていても体重が増えず，
　　　　ホルモンをやめる，というのも試せないと思うのですが，自分ではどう思っていま
　　　　すか？
Cさん：わかっています。彼にも薬に頼るのはおかしいといわれています。でも，や
　　　　めて生理が来なかったら心配なので……。
精神科医：最終的には，自分の身体がホルモンを作っていることが大切で，外から投
　　　　与し続けると，自分のホルモンのリズムにスイッチが入らないということもあり
　　　　ます。
Cさん：え……ホルモンを飲んでいるから大丈夫っていうわけじゃないんです
　　　　か……。
精神科医：そうですね。生理を人工的に来させているだけでは身体によいとは言えま
　　　　せん。そろそろ体重を増やして自分でホルモンを作る方向へ持っていくほうがいい
　　　　のではないかと思います。婦人科の先生がおっしゃるように，「食べる量を増やし
　　　　て体重が増えたらホルモンをやめてみる」というように，生理のことと栄養改善と
　　　　リンクして考えたほうがいいですね。
Cさん：頭ではわかるんですけど……。婦人科の先生にも，「後は食べるだけ」と言
　　　　われているんですけど……。なかなか変えられなくて……。何かパッと効く薬って
　　　　ないんですよね。
精神科医：特効薬というのはないですね。少しずつ食生活や生活習慣を変えていくの
　　　　が一番でしょうね。
Cさん：……それが難しいんです。
精神科医：いまの生活習慣で，変えるとしたらどのような点でしょうか？
Cさん：……。
精神科医：食生活に限っていうとどんなふうに変えられそうですか？
Cさん：変えなきゃいけないというと全部って感じですけど……。

　　　自分ではまだ「変化」を具体的に考えられないようです。このような場合は，「身
　　近な人だったらどう考えるだろうか」を手がかりにします。

Scene ❸-4　何をどう変えるのか

精神科医：少しずつ変えるというのが難しそうですね。例えば，彼に変えたほうがい

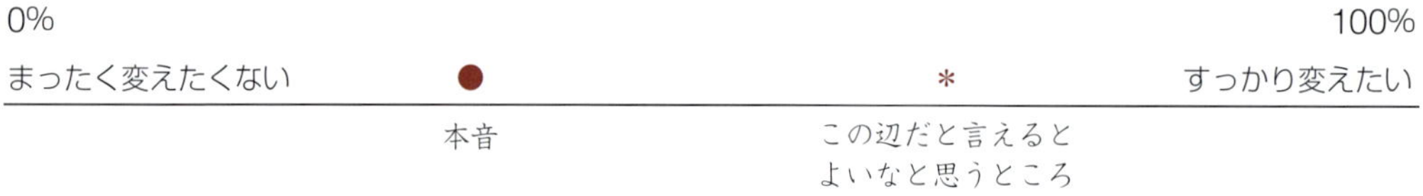

```
0%                                                              100%
まったく変えたくない          ●              *          すっかり変えたい
                            本音      この辺だと言えると
                                    よいなと思うところ
```

図7 食生活を変えたいかについての質問（記入例）

いと言われているのはどんなことですか？

Cさん：いろいろ食べ物にこだわりがあって，食べられない食材が多くて，外出したときなど，自分の納得する食べ物がないと，食事を抜いてしまいます。結果的に1日に食べているカロリーは低くなりがちなのはわかっています。食べられる食材を広げるといいのでしょうが，なかなかできません。自分なりに「変えなきゃ」とすごく頭で思っているのに，彼が「何も考えていない」「やる気がない」と言うからけんかになります。彼は「気の持ちようで，すっかり生活を変えることができる」と思っているみたいで……。

精神科医：変えるというのがキーワードですね。食事内容については，またご相談するとして，いまとは違う食生活を試してみるということについてちょっと考えてみましょう。何か変えるべき時期でしょうが，全部すっかり変えるというのも急には難しそうです。この2つを両端としてこういう連続線で考えると（**資料3** ☞ p191），あなたはいまどの辺でしょうか？

Cさん：とっさに頭に浮かぶ本音はこの辺（図7 ●）です。変えるのは不安です。でも彼に聞かれたらこの辺（*）と答えないといけないかなと思うし，何か薬とか何かで，パッと変わるのならば，すっかり変えたい気もします。いろいろ考えるのも面倒で，パッとこういう問題のない身体になりたいという気持ちが強いです。

精神科医：変えるとなると，すっかり変えてしまうことを彼にも期待されていて，あなたもそう思っているので難しくなっているようですね。結果的には大きく変わることを期待したいですが，それまでの途中経過として，少しずつ変えるというのはどうでしょうか？

Cさん：……。そうするとずっと病院に通ったり，毎日の食事についていろいろ考えたりしなきゃいけないですよね。そういうまどろっこしいことは苦手なんです。ウジウジ悩むのは苦手なんで……。何かスパッと変えられる方法はないですか？ショック療法っていうか……。

　　ここでは，動機付けのテーマに時間をかけています。動機付け理論（☞p25）では，「変化」がキーワードですが，「変わらなくてはいけない」「変えるのは怖い」「変えたいと思っていることを人には知ってほしい」などさまざまな**気持ちがあることを前提**としています。プライマリ・ケアの場で，このようなテーマをゆっくりと話し合うのは難しいかもしれませんが，動機付けについて少し話し合っておかないと，結局，精

神科でも「後は食べるだけですね」という部分が残りがちなので，少し時間を割くほうがよいでしょう。

　図7で示したような，連続線は，visual analogue scale といわれます。「アナログ」という言葉が示すように，「変えたいか」に対する答を，「はい」「いいえ」の2分法ではなく，連続線上で捉えています。「ここ」ときちんと示せるケースには，線上の長さを測って，大体何％という数字を話題にするという方法もあります。最初から10段階の目盛を作っておいてもよいでしょう。また，このケースのように，周囲に対する答と本音が違うなど，1本の線を前にいろいろ話ができれば，動機付けについての理解を深めることができます。

　Cさんは，食生活を変えられない理由として，単に「太りたくない」というだけでなく，変える過程に対する負担感が大きいらしいということがわかりました。

Scene ❸-5　変えたくない理由を考えてみる

精神科医：食生活を変えられないのは，太りたくないというだけでなく，変える過程で，症状に向き合ったり，病院に行ったり，試行錯誤でいろいろな食事を試すことに負担感があるということもあるようですね？

Cさん：はい。もともと体育会系なんで，何でもスパッとできないと嫌なんですよ。でも，もちろん，体重が増えることにも恐怖があります。それから，「食生活が普通になったら人付き合いがどうなるか？」っていうのも不安です。いまは「胃腸が弱いからごめんね」って理由で，食事とか旅行とか誘われても行かないから，彼氏以外の付き合いって少ないんですけど，これくらいがちょうどよいです。食生活が普通になったら，どうやって断ろう……って感じです。特に，女性との関係って苦手なんですよ。女らしい微妙なのが苦手なんで……。地元に，昔からの友人は結構いるんですけど，都会のほうの関係は気後れするっていうか……。

精神科医：なるほど。「変えなくては」と思う一方で，変えたくない理由もたくさんあるようですね。それでは，食生活を変えたほうがいい理由と変えたくない理由を書き出してみましょうか？　今日は，パッと治る方法を聞きに来られたのに，あなたの苦手ないろいろ考える宿題を出しましたが，やれそうですか？

Cさん：……言われてみれば，「分析しないと解決法は示せない」というのは当たり前のことですよね……。仕事でもいつもそう言われているんで……。この宿題は，彼に手伝ってもらってもいいでしょうか？　どうせ，「今日病院に行って何て言われた？」と聞いてくるだろうし，私なりに頑張っているということをわかってほしいし，「食事を変えろ，変えろ」と言っているのは彼なんで……。

精神科医：それは面白いアイデアですね。彼に手伝ってもらうことで，あなたの本音が引っ込むのでなければ，彼としっかり話し合って書いてみるといいでしょう。この表（資料4 ☞p191）に書いてみてください。もう一つ，あなたには「5年後の自分に対して手紙を書く」という頭の体操をしてもらいましょう。5年後にどんな生活をしたいかをよく考えて，自由に書いてみてください。

表12 変えたほうがよい理由と変えないほうがよい理由（記入例）

＿＿＿食生活＿＿＿について 変えたほうがよいと思う理由	＿＿＿食生活＿＿＿について 変えないほうがよいと思う理由
・体重が低いまま。婦人科の治療も進まないこのままで子どもが産めるのか……。 ・食事のことで彼とけんかになる。 ・納得できる食物がない場所にはなかなか行けないなど，行動が不自由。 ・初対面の人には，「細すぎだけれども大丈夫か？」と心配されることがある。心配ならいいけど，奇異の目でみられるのは嫌。	・どうやって変えるかとか考えるのがすごく面倒。しょっちゅう病院にいくのも面倒！！！「こうすればこう変わる」とはっきりわかっていればよいけど，やってみないとわからないとか試行錯誤というのは苦手……。 ・これまでやってきた食事だから気持ち的に安心。 ・「これだけ食べていれば，体重はこれ以上減ることはない」とか，「仕事をするには十分元気」ということが長年の経験でよくわかっている。 ・決まりきった食事なので，どこで買えばいいか悩むことなく，準備が簡単。 ・少しカロリーを増やすと，とてつもなく体重が増えそうで怖い。 ・この恐怖感が誰にもわかってもらえない。そんなに体重が急に増えるわけがないと笑われる……。 ・日頃これだけ低カロリーにしておいたら，仕事上の会食とかどうしても食べなくてはいけない状況で，たまに「普通に」食べるのはOKと思える。日頃のカロリーが上がると，こういう状況で対応できないと思う。 ・「食事が普通にできる人」になると，日頃の人付き合いがわずらわしくなる……。

　ここでは，食事面に焦点を当てて，「食生活を変える」という変化のよい面と悪い面を考えてもらっています。動機付け面接法で用いる pros and cons（変化に対する賛否両論とその理由を考えてみる）いう方法です（☞p27）。pros and cons を考えるのは，食事についてでなくても，本人の想像力が働きやすいテーマを選ぶとよいでしょう。ここで取り上げている「食生活を変える」以外にも，

・BMI が 20 になったときの生活を想像して，BMI が 20 になるほうがよい理由とよくない理由を考えてみる
・体重は横に置いておくとして，食事上の難しさがまったくない生活を想像して，そのほうがよい理由とよくない理由を考えてみる

などもよいでしょう。変化に対する賛成案がなかなか浮かばないときは，「身近な人の中で，変化を喜ぶ人はいませんか？　その人だったら何と言うでしょうか？」と考えてみたり，「もしあなたの親友がいまあなたが置かれている状況にいたとすると，どうやって声をかけますか？」などを考えてみるのもよいでしょう。

　「変化したほうがよい理由」が，いまひとつ優等生的で，その患者の実感がこもっ

CASE 3 ライフイベントを動機付けに生かす（栄養指導の併用）

表13　手紙を書く練習の例

　　結婚5年目ですね。子どもはいますか？　地元の友達みたいに，子どもを自転車に乗せて買い物に行ったりできるとすごいと思うけど，5年でそこまで体力がつくのは無理かな。きっと無理……。でも実家の親も結構歳をとってるだろうから，孫の顔は見せられなくても，ときどきは自分の顔は見せに行きたいと思ってるかも……。5年後も親は元気なのかな……。「実家に行くと食べるものがない」「食べろ，食べろと勧められて嫌」とずっと思ってるけど，どこかで妥協しないとダメなのかも……。5年でどこまで妥協できるようになってるだろう……。カロリーがわからなくても，「こういうものは食べられる」っていう安心食材が増えるといいのかな……。
　　5年間食生活が変わらなくて，彼に愛想を尽かされないか，何も努力してないと思われないかはとても気になる……。「彼の食事はちゃんと作ってるんだから，とやかく言われたくない」と言い続けると思うけど，5年も同じことを言い続けるのはちょっとまずいかな……。やっぱり自分も変わらないとね……。5年たったら彼が転勤しているかも。田舎の方の営業所だったらどうしよう……。精神科とか近くにないかも……。ひょっとして海外への転勤もなくはない？？？　いまのうちにできるだけ治しておかなくてはね……。

ていない場合，またCさんのように，この宿題は人と一緒にやってみたいという場合は，「自分に対して手紙を書いてみる」（☞p27）という宿題を追加してもよいでしょう。特にCさんのように，ある程度，将来設計がある場合は，将来の自分に対して手紙を書くと，いま何をしたらよいかについて考えるきっかけになるでしょう。

　ここでは，紙面の都合で省略していますが，初診ケースなので，動機付けについての話だけでなく，血液検査など身体のチェックも必要に応じて実施します。

　次の診察日には，表12，13を持って受診しました。

Scene ❸-6　変えたくない理由を検討したうえで治療計画を立てる

精神科医：どうでしたか？
Cさん：宿題をやってみて，変えないほうがよい理由のほうがこんなに多かったか……と改めて思いました。彼にもあきれられました。でも，あまりちゃんと言葉にしたことなかったから，内容については責められるというより，「こんなふうに考えるんだ」「こんなことで悩むんだ」と驚いたという感じです。
精神科医：知ってもらってよかったですね。あなたの手紙のほうはどうでしたか？
Cさん：これまでは，毎日毎日同じ生活でしたけど，今後は，自分ではどうにもできないいろいろな変化があるだろうと，ちょっと怖くなりました。婦人科には行ってるから，将来のことを考えているつもりでしたけど，それだけじゃないですよね……。子どもはすぐに生まれないかもしれないし，転勤とかあったら自分がどう対応できるのか，「いまのうちに何とかしたい」という気持ちにはなりました。じゃあ，いまどう行動できるかというと難しいですけど……。
精神科医：いろいろ考えるきっかけになってよかったです。彼も真面目に一緒に考えてくれてよかったですね。今回考えたことをきっかけに，今後の治療目標については，また少しずつ考えていきましょう。今日は，さしあたって，いまあなたに試せる現実的なテーマとして，少し食事のことを考えてみましょう。いまの食事を変え

ない理由の1つとして，変える途中が面倒というお話がこの前出ましたね。今回の宿題もきちんとできているし，試行錯誤の途中経過も十分やっていけそうに思います。でも，毎日カロリー計算をしたり体重を量って足りない部分を次の日に補うというようなやり方より，カロリーを決めて，とにかくこの期間はこのカロリーでいく，と決めてしまうほうがあなたにはいいようですね。

Cさん：何か決まりに従うほうが楽です。でも……太るのは怖いです。

精神科医：この食事だと安心，という安心感があるかないかが大事のようですね。

Cさん：はい。

精神科医：カロリーには詳しいですか？

Cさん：面倒なので，いちいち計算はしません。食べるものが決まっているので，いちいち計算する必要もないんです。コンビニで買うようなものが多いので，大体カロリーはわかっています。大体1日1,300 kcalくらい食べていると思います。買ったものは全部食べるので，間違いはないです。若い拒食の子の話を雑誌などでみると，お母さんが作ったものをちょっとしかよそわないとかこっそり捨てるとか書いてありますけど，私はそういうことはないです。

精神科医：そうですか。食事の食べ方について，一度栄養士さんと話をしてみませんか。あなたは，体重を減らない努力はなさっていますが，栄養士さんと話をすると，選択肢が広がるのではないかと思います。自分だけで考えていると，なかなか新しいアイデアが浮かばず，変化は起こしにくいものなので。

Cさん：何カロリー食べなきゃダメという風な指導だと，絶対言われた通りにはできないから，気まずくなるのが最初からわかっている，という感じなんですけど。

精神科医：カロリーという言葉は使うと思いますが，栄養士さんは，カロリーだけを見ているわけではありません。あなたの希望も伝えながら，食べ方，食事の選び方などを相談してみてはどうでしょうか。

Cさん：そうですか。自信はありませんが，やってみます。

　現状を変えたほうがよい理由，変えないほうがよい理由などを宿題として考えた後なので，栄養士の指導も受け入れる気持ちになっているようです。このクリニックでは，同じビルの内科で生活習慣病の指導をしている栄養士が摂食障害についても指導してくれるので，内科クリニックに紹介しました。精神科医は，Cさんに，栄養士に食事の記録をして持っていくよう伝えました。

Scene ❸-7　栄養士との対話

栄養士：こんにちは。心のクリニックの先生からのご紹介ですね。栄養相談は初めてですか。

Cさん：はい。もう長いのに，栄養相談は初めてです。精神科もやっと通院を始めたという感じです。先生に，食事の記録をするよう言われたので，ちょっと書いて

持ってきました．でも，毎日同じような感じなので，ちょっと恥ずかしいです．

栄養士：では，拝見しましょう．

Cさん：メニューはほとんど決まってしまっているんです．朝はヨーグルトと紅茶，ヨーグルトはブランドも決まっている低脂肪のものです．昼もブランドが決まっているサンドイッチとリンゴと紅茶です．夜はちょっと変わることもありますが，たいていコンビニのお寿司とサラダです．

栄養士：先生からの紹介状には，1日 1,300 kcal くらいと書いてありますが，そうですね，大体それくらいですね．ここに書かれたような食材がないと，食べないで済ませてしまうのですね．

Cさん：はい．

栄養士：それでは，1日 1,600 kcal くらいを1か月続けてみるというのはどうでしょうか？　これでもあなたの身長や活動量からみて十分とは言えませんが，身体の反応も見てみる必要があります．あまりにも急激に高カロリーにすると身体には負担になることもあります．でも，いま 1,300 kcal だから，来週から 1,350 kcal にするというようなペースだと，努力の結果が見えにくく，いまの状態を改善するのに何年もかかってしまいます．1日 300 kcal 確実にプラスすれば，必ず効果があるはずです．一時的には少しむくむかもしれませんが，むくみはまた抜けると思います．この範囲であれば，際限なく体重が増えるということはないと思います．食事全体を全部変えるのは難しそうなので，あなたが安心感を持っているいまの食事に不足分を足していくという発想でいきましょう．どうでしょうか？

Cさん：……自信はありません……．でも「食材がないから抜く」というのは何とかしようと思っているので，同じようなカロリーのもので補うということはやってみようかと思います．

栄養士：カロリーブックを持っていますか？

Cさん：昔なぜか母親が持っていて，もらったんですけど，食べるものの重さがわからないと，カロリー計算できないから使っていません．

栄養士：最近は，写真付きなど使いやすいものが出ていますから，参考にしてみてください．インターネットでも食材のカロリーは調べられます．抜いた分を補うにはどのようなものがいいか，また 300 kcal を足すにはどのようにしたらよいかを考えてみてください．

Cさん：でも，300 kcal も足すのは無理って感じです……．

栄養士：拒食の方の場合，一度に食べられる量が限られています．栄養補給の最初の段階では，間食，夜食などを入れて，1日 5～6 食という感じで考えるとやりやすいです．

Cさん：甘いものは嫌いなので，間食は無理です……．

栄養士：間食が甘いものである必要は全然ありません．補食というか，軽食と考えてみてください．最初は，量を増やすと胃が痛いとか苦しいという場合がほとんどです．気分的に抵抗があるかもしれませんが，少し高カロリーのものを少量足すとい

表14 食事の時間，場所，内容（記入例）

時間	食事	場所	内容
(　　)	朝食前	＿＿＿＿＿＿＿	(　　　　)
(6：30)	朝食	家（キッチン）	(　　　　)
(10：00)	午前間食	職場（自分の机）	(　　　　)
(13：00)	昼食	職場の近く	(　　　　)
(16：00)	午後間食	職場（自分の机）	(　　　　)
(19：30)	夕食	家（キッチン）	(　　　　)
(　　)	夜食	＿＿＿＿＿＿＿	(　　　　)

うのも選択肢に入れてみてください。野菜や海草などは相当増やしてもなかなか300 kcalにはならず，胃が膨らんで苦しいばかりです。一般的には，回数の増やし方としては，午後に間食と夜食を増やすのがやりやすいと思います。

Cさん：夜増やすのは，無理です。ものすごく太りそうで，抵抗があります。

栄養士：際限なく増えることはありませんし，夜に食べるものを増やして体重がどれくらい変わるか試す期間を作ってもよいのですが……。

Cさん：……それはちょっと難しいです。でも……職場では，結構，仕事しながらパンとか食べている人がいるんで，奇異に見られずに，午前中に何か足すことはできます。家が職場から遠くて，朝食は早く食べて家を出てしまうので，午前中それなりにお腹はすいています。

栄養士：起床がすごく早ければ，朝食の前に，栄養補給のドリンクを足す方法もありますが，朝は忙しいでしょうか？

Cさん：はい。

栄養士：それでは，この表（**資料5** ☞p192）に，今後試す食事の時間を書いてみてください。1日5回食ということですね？

Cさん：はい。……このような感じです（**表14**）。

栄養士：なるほど。食べる場所も書いておきましょうか。食べやすい環境でしょうか？

Cさん：はい。場所は問題ありません。

栄養士：では，食事時間について，この通り試していきましょう。1か月やってみて，うまくいかないところがあったら修正しましょう。この表の食事内容については，次の課題としますが，食事を抜かないようにするための，安心して食べられる食材リストは作っておきましょう。この表（**資料6** ☞p192）のように，100 kcal，

表15 安心食材リスト

100 kcal 食材	牛乳グラス 1杯
	ロールパン1個(バターが少ないもの)
	ゆで卵 小さいもの1個？
200 kcal 食材	豆腐1丁(1度に足すのは難しい？ 半分なら100 kcal？)
	ご飯(自分のお茶碗で)1杯
300 kcal 食材	ケーキ1個は300 kcalくらいだけど、1食品だけで、300 kcalとるのは抵抗がある

200 kcalなどを目安に、あらかじめ考えておくと、300 kcal追加する際にも、食事を抜きそうになったときにも参考になると思います。

Cさんは1か月後に予定通り栄養士を再度訪問しました。

Scene ❸-8 1か月の食事を振り返る

栄養士：どうでしたか？

Cさん：はい。食事時間ですが、昼食までは何とかできるんですけど、今月は仕事が忙しくて、午後、会議が入ったり、外での用事などがあって、午後の間食があまりできませんでした。昼食までにさらに足すのは無理なんで、こういう日は、やはり夜食というか夕食の後何か足すしかないかな、という感じです。

栄養士：なるほど。少し柔軟に対応できそうですか？

Cさん：夜に足すのは恐怖なので、慣れるのには時間がかかりそうです。

栄養士：そうですか。それでは、抵抗のないものから練習したほうがよいですね。安心食材のほうはどうでしたか？

Cさん：調べてみました(表15)。これまで避けていましたが、インターネットのカロリー計算なども参考にしてみました。結構面白かったです。100 kcalずつとか100 kcalと200 kcalというふうに分けて足すほうが、抵抗が少ないです。どの日も大体200 kcalは足せたと思います。

栄養士：大分選択肢が増えましたね。先生の診察は、次は、来週でしたね。この記録を持って行って、この1か月間で試したことを話してみて下さい。今のあなたのスケジュールでは、夜食べるものを足すのが一番良さそうですが、スケジュールが少し変えられるのかとか、他の方法については、先生ともよくお話し合い下さい。

Cさん：わかりました。少し生活を変えるというのが先生との話し合いのテーマで、

> これまでは何も変えられなかったけど，食事面で少し工夫ができました．来週は少し堂々と受診できる気がします．

　栄養士との相談は，ある期間集中的に実施して食事を本格的に変えることを目指してもよいですし，栄養面でのアセスメントのために1回相談し，しばらく時間を置いてまた相談という場合もあります．本人が食事に変化を起こすにはどのような頻度がよいかよく検討します．

　拒食傾向の方は，一度に食べられる量が限られています．治療の中で1回の食事の量を増やし，胃腸を動かすようにするのも重要なことです．その一方で，**回数も増やさなければ，全体的な摂取エネルギーを増やすのは難しい**場合が多いと思います．拒食の場合，食事のスピードが遅く，少量を食べるのにもかなり時間がかかります．食べた後はすぐには動きにくいなど，食後にも時間が必要ですので，回数を増やすと，1日中食事に追いかけられているような状態になりがちです．**生活パターンをよく知り，工夫をする必要があります**．摂取エネルギーを確実に増やすには，ここで示すように，食事の時間と場所についても，診察の場で話題にして，あらかじめ決めておくほうが実施しやすいでしょう．食事の時間をどう設定するかについて話し合うと，「自由時間はどのように過ごしているか？」「通勤にはどれくらい時間がかかりどれくらい体力を消耗するか？」など生活の詳細がわかりやすくなり，アドバイスしやすくなります．本人にもセルフヘルプの工夫がしやすい領域です．

Commentary ❶ 目標体重・体重回復のスピード

　第1章で述べたNICEガイドライン（☞p15）では，体重増加の目安として，外来では，週に0.5〜1.0 kg，入院では週に1 kgを目指すとよいとしています．週に0.5 kgというと，一見，わずかな増加のようにみえますが，もし確実にこのペースで増やせれば，1月に2 kg，半年で12 kg増えることになります．実際には紆余曲折があって，半年で12 kgの体重増はなかなか達成しにくいですが，**短期間に急激に体重を増やさなくても，確実に前に進むことが重要**だといえます．

　短期間に急に高カロリーを投与すると，再栄養症候群（refeeding syndrome）という症状を呈し，危険です．かなりの低栄養状態が持続した後，大量の炭水化物中心の食事や点滴を投与すると，急激にリンが細胞内で消費されます．リン，ビタミン類，マグネシウムなどの微量元素の補給なしに，炭水化物中心の食事や点滴を続けると，心不全，昏睡などをきたし，致死的になることがあります．外来での食事改善のレベルでは，実際には食事の変化がそれほど劇的にはならないことが多いので，再栄養症候群はそれほど多くはありませんが，本人が短期間に体重を増やしたいと思っているような場合には，注意が必要です．再栄養症候群が一番多いのは入院初期なので，入院治療では上記のような物質を十分補給します．このような状況は，**いかに身体が健康時とは違う代謝になっているかを理解するよい機会ですので，本人にも再栄養症候**

群の意味についてはきちんと説明します。「何日も海で漂流して飢餓状態にあった人が食事を始めるときは少しずつ始めるように，最初は注意深く対応する」という例えは，多くの患者の理解が得られやすいようです。

　外来では，軽い浮腫や血中肝臓，膵臓酵素の上昇などもしばしばみられます。症状が強い場合は，入院治療が可能な病院への紹介がよいと思います。実際には，一過性のもののほうが多いと思いますが，これらは，本人が自分の身体について知る機会になります。検査結果については，必ず本人に説明しながら，治療に対して協力を得るようにします。「せっかく勇気を持って食べ始めたら大変なことになった」と思ってしまうと，治療に協力が得られません。「それまでの代謝がいかに身体に負担をかけた無理な状態であったか」「修正には専門家の援助が必要だが，いったん健康な状態になれば，また身体を自己管理できるようになるだろう」ということを説明します。

　体重がある程度回復しても，月経の回復には時間がかかることがあります。多くの場合は，発症時に月経が不規則になった体重の前後で少しずつ再開しますが，必ずしもそうではない場合もあります。体重が健康な範囲になっても，月経が回復するのに数か月かかることもあります。セルフヘルプの工夫としては，**基礎体温表をつけてもらう**とよいでしょう。ときどき月経らしき出血はみられても，きちんと2相性の体温になっていないことがしばしばあります。このケースのように，将来子どもが欲しいと思っている場合は，婦人科領域の指導に興味を持つ場合が多いですが，若い年代では，あまり協力が得られないこともしばしばあります。基礎体温をつけたら，「エストロゲンやプロゲステロンというホルモンのリズムは，かなり高度な身体の働きであること」「身体にはこのリズムを作る力があるはずなので，外からホルモンを足してホルモンのリズムを回転させ続けるよりは，自分のリズムを活用したほうがよいこと」「これらの女性ホルモンは生理を起こさせるだけでなく，骨にカルシウムを蓄積するなど他にも大事な働きをしていること」などを説明するとよいでしょう。「将来子どもを産めなくなるから生理を来させなくてはいけない」というメッセージがあまり受け入れられない年代については，「生理が規則的かどうかは，ホルモンがきちんと動いているかどうかのサインと捉える」という説明のほうが受け入れやすいかもしれません。

　NICEガイドラインでは，週に0.5〜1.0 kgの体重増を達成するためには3,500〜7,000 kcalのカロリーの追加が必要だとしています。過体重の人の減量の指導の際，体重1 kgは約7,000 kcalに相当するという考え方を使うことが多いと思いますが，これと同じ数値を用いています。低体重から体重を増やす場合，治療開始時の体重や代謝によって，減量時とはまったく同じ計算ができない場合もありますが，目安として本人に伝えるにはわかりやすいだろうと思います。1日300 kcalずつ追加するというこのケースの治療ペースは，NICEガイドラインよりは，少し遅いペースですが，もし確実に実施できれば，1か月で1 kg程度は増えることが期待できます。

　この患者は，どちらかというと細かいカロリー計算は避けているタイプです。食材やさまざまな外食の写真などが掲載されたカロリーブックを使いながら，大体のカロ

リーを大づかみにするというアプローチが可能です。カロリー表示がはっきりした「コンビニ商品」としての食物以外のものを食べられるようになるようになるのがまず大事です。カロリー計算に時間をかけるタイプの場合も，これくらいで 100 kcal，200 kcal など，kcal 数が大体わかり，**安心して食べられる食材リストを作っておく**のがよいでしょう。もし可能であれば，摂食障害の治療経験のある栄養士に紹介できれば，食事についての新しいチャレンジが容易になります。

Commentary ❷ 「ライフイベント」と治療計画，治療動機

このケースのように，入院するほどの低体重でなく，社会生活をしている症例については，何を目標に治療を進めるのかは難しいところです。このケースも，彼からのプレッシャーがなければ，このまま何年も同じ状態が続いていたと思われます。就職，結婚，転居などの「ライフイベント」は治療計画や動機付けについて考え直すまたとないチャンスです。「ライフイベント」は「生活上の出来事」とも訳されますが，メンタルヘルスに影響を与える人生上の大きな出来事のことです。ライフイベントは多くの場合，うつ病のきっかけなど，メンタルヘルスを悪くする因子として論じられます。摂食障害の場合も，ライフイベントがきっかけで治療から脱落するなど，病状を悪くすることがしばしばあります。しかし，一方で，**ライフイベントは，治療計画を現実的なものにしたり，治療の動機付けを高めたりするのには大変役に立ちます**。このケースも結婚を機に，婦人科の治療，将来近隣に精神科がない場合はどうすればよいか，などについて真剣に考えるようになっています。摂食障害は，長期化すればするほど，生活が「ワンパターン化」しがちです。食事の食材，買い物をする店，時間の使い方など，選択肢の中で，安心できるものに固定してしまいます。このように，自分ではなかなか変化を起こせない中，ライフイベントが起きて，何か新しい適応をせざるを得ない状況というのは貴重なものです。変化の重要さを伝えながら，ライフイベントのために，危機的な状況にならないよう十分援助します。

Epilogue

- ライフイベントは変化のチャンス。
- 長期化例とは，変化のメリットとデメリットを話し合うことが動機付けにつながる。
- 安心して食べられるものを決めておき，「食事抜き」は避ける。

CASE 4

面接する人	精神科医
受ける人	Dさん（24歳女性，元会社員で現在資格試験浪人中）
場　　所	精神科クリニック
テ　ー　マ	症状悪化への気付き（過活動の理解）

Prologue

　Dさんも，病歴は長いほうです。学生時代の症状は，生活上の負担を減らすことでかなり軽快したという既往があります。今回も，仕事をやめて実家に戻ったら楽になるつもりだったのに，症状が悪化してしまったので困って受診しています。特に，過活動の症状が目立っており，本人も苦痛になってきているようです。体重と睡眠や過活動との関係などについて検討することにより，症状悪化に早めに自分から対応する方法について考えてみます。

Scene 4-1　過活動症状に注目して経過を振り返る

精神科医：初診の方ですね。どうされましたか？

Dさん：はい，初診なんですけど，最近始まったわけじゃなくて，結構長いんです。これまでX町に住んでいて，治療もそこで受けていたんですが，もともとこちらの出身で，今回戻ってきたので，こちらで治療を受けようと思いまして。

精神科医：そうですか。どのような病状が教えていただけますか？

Dさん：はい。過食嘔吐もあって，体重も低いタイプです。

精神科医：そうですか。体重はどれくらいでしょうか？

Dさん：いまは42kgです。自分でもちょっとやせ過ぎだと思います。

精神科医：身体のほうのチェックをしないといけませんね。ずっと摂食障害ということでしたが，いつ頃からなのでしょうか？

Dさん：もともと体型は気にしやすいほうでしたが，病的なダイエットなどはやったことがなかったです。大学に入るときにX町に行って，一人暮らしをして，そのときの生活の変化というか，自信喪失がきっかけで，過食嘔吐の癖がついてしまいました。

精神科医：そうなんですか。そのときの症状はどのようなものでしたか？

Dさん：大学に入ったときは，本当に未熟だったというか，本当は一人暮らしは無理だったと思うんです。急に1人で勉強と家事とやって，バイトも始めて疲れてしまいました。過食嘔吐もありましたが，食事そのものも減ってしまって，すごくやせました。

精神科医：そのときの体重はどれくらいでしたか？

Dさん：大学に入ったときは50kgくらいで，44kgくらいまでやせたと思います。

親には，元気でやっているとか，忙しいとか言って，家にはあまり帰らなかったので，久しぶりに夏休みに会ったときに，親が驚いて，内科に連れて行かれました。とにかく夏休みはゆっくり休んでしっかり食べて回復しました。大学に入ったときに，いきなりバイトやサークルやボランティアで忙しくしていたのを整理して，ときどき親も様子を見に来たり，私も家に帰ったりしたので，その後はひどい状態にはなりませんでした。過食嘔吐がたまに出ましたが，ひどくやせることはなかったです。本当は，在学中に，資格試験の勉強とかいろいろやりたいことはあったんですけど，「身体を壊すから無理」と親に止められて，学校のほうは卒業に必要な勉強だけにしました。でも，暇にできないたちなんですよね。やっぱり将来は資格を取りたいし，バイトもやめて時間があるのに無駄に過ごすのも嫌で，法律関係の予備校には通っていました。これも親には反対されましたが……。

精神科医：なるほど。暇にできないというのが 1 つのキーワードのようですね。

Dさん：……本当にその通りなんです。卒業後，会社に就職したんですが，やはりスクールには通いたくて，両立させようとしているうちに無理がきてしまいました。忙しくなると，食事は抜いてしまって，おなかがすくからときどき爆発的に過食が出て，それが嫌で嘔吐が出て，という変なサイクルに入ってしまうんです。会社生活をしているうちに，また 5kg くらいやせてしまって，親にも「いったん生活を立て直せ」と言われました。自分としても，本当にやりたいのは資格を取ることで，会社はそれほどやりがいのある仕事をやっていたわけでもないので，家に帰ってきました。会社がない分，ストレスは減ったはずなんですけど，ソワソワして落ち着かないんですよ。やっぱり体重が減ると，ソワソワするんでしょうか？

精神科医：その辺がとても大事な症状ですね。精神科では，過活動とか運動強迫という言葉があります。

Dさん：そうなんですか。確かに活動し過ぎだと思います。ぼんやりするのは嫌なんです。でも，自分でも摂食の問題と睡眠とか落ち着かなさの関係がよくわからないんです。これまであまり考えていなかったというか……。体重が減ると，眠りが浅くなったり，暇な時間が苦痛になる感じはするんですけど。親には「やせたいから動き回ってるんだろう」と責められます。確かに，太るのは恐怖なんですけど，これ以上極端にやせようとは思っていません。試験勉強ができないほど体力がなくなっても困るので……。それなのに，いろいろ用事を思いついたり，家の中がちょっと散らかっていると掃除を始めたりで，本当に時間に追われている感じなんです。

　数年間の病歴があるケースで，体重減少とともに過活動の症状が顕著に出ています。一般的には，本人は過活動を症状として捉えていないこともあり，本人から話題にすることはあまり多くはないでしょう。家族も「食べない」「やせている」ことをまず相談することが多く，治療計画の中では後回しにされがちな症状です。外来治療

の場合，食事計画はうまく行っても，活動量が非常に多いと消費カロリーが多くなってしまうので，**活動量を確認するのは重要**です。

　Dさんは，生活の変化の後，ストレスの減少とともに，落ち着かなさも減る見込みだったのに，減りそうにないことに違和感があり，自分から相談しています。その背景について，また治療歴について，さらに確認します。

Scene ❹-2　経過をまとめてみる

精神科医：これまでの治療について，少し教えてください。

Dさん：はい。ずっと定期的に通院していたわけではないですが，過食嘔吐や不眠がひどい時期は，精神科クリニックに薬をもらいに行っていました。不眠は楽になったし，夜中の過食嘔吐は薬で減ったと思います。実は紹介状もいただいてきてあります。

精神科医：確かに紹介状には神経性食欲不振症のむちゃ食い嘔吐型と書いてありますね。抗うつ薬や抗不安薬を使っていた時期もあるのですね。……でも……この紹介状は，2か月前の日付ですね。

Dさん：はい。大学生のときは，家に帰ってゆっくりしたら回復したので，「今度もそうだといいな」「そうなるんじゃないかな」という期待がありました。それから，こちらに戻ってくる前にソワソワしていたのは，引越しなどで，「現実的に忙しいから仕方がない」と自分で解釈していて，あまり病的だと考えたくなかったんです。でも，家に戻ってからも，ソワソワしていて，親にも「そんなに動くからやせるんだ」と怒られて，自分でも「これではまずい」と思うようになりました。引越し前から猛烈に動き回っているので，体重はだいぶ減っているんです。

精神科医：なるほど。うかがった経過をちょっとまとめてみましょうか。大学に入って，急に1人で忙しい生活になったときに拒食，過食などの食の問題が出てきた。いったんは休養で回復したけれども，過食嘔吐の癖は少し残った。その後，余裕のある生活をしている間はよかったけれども，また忙しい生活になったときに，拒食，過食嘔吐，不眠，落ち着かなさなどが出てきてしまった。今回は，前回と違って，その後余裕のある生活になっても，状況が改善しない。予想と違ってしまったのはなぜかわからないが，体重が低い状態にあることも関係あるかもしれない。このような感じでしょうか？

Dさん：はい，その通りです。

　過活動がコントロールできず，計画していた勉強が進まないのが，治療を求める気持ちになったようです。このようにさまざまな症状がある場合は，この会話の最後の部分のように，医師の側のフォーミュレーション（☞p22）を，適宜本人に伝え，**医師の理解が本人の理解と大きくずれていないかを確認する**とよいでしょう。このプロセスは，本人が自分の状態を理解するのを助けます。

過活動という症状は，これだけを見ているとその病理の判断が難しいので，**睡眠リズムや食生活など，生活全体を見てその意味を判断する必要があります**。Dさんの場合は，過活動を相談の中心におくのが，最も治療動機が高まりそうなので，さらにこの症状について話を進めます。

Scene ❹-3　過活動の内容を確認する

精神科医：自分では，やせるために動いているという感じではないのですね？

Dさん：……何というか，「じっとしていると太る」という感覚はいつもあります。でも，何kmマラソンして何カロリー消費しようとか，そういう意識はないんです。

精神科医：過活動というと，ジョギングとか水泳とかスポーツをする方が多いですが，そういう運動はしないのですね？

Dさん：はい，昔から運動は苦手ですし，長時間運動をするような体力はないと思います。生活の中で，動いているだけです。外出のときとか，エスカレーターがあっても，階段を上ってしまうんですよ。母には「無駄な体力を消耗して」と怒られます。でも，これも，階段を使ってやせたいというより，エスカレーターの上り口のところで人がたくさんいて待たされるとか，エスカレーターの進み方がまどろっこしいとか，そういうのが嫌で，階段を上ったほうが気楽なんです。別に駆け上がっているわけじゃないし，歩くのも，特に早足というわけじゃないんです。自分では運動とも思わないんですけど，こういうのもやっぱりまずいんですよね？

精神科医：そうですね。動いている時間が長いと，エネルギーを相当消費しているかもしれませんね。

Dさん：そうなんですか……。

Dさんはスポーツはしておらず，生活面での過活動のようです。生活状況について少し確認します。

Scene ❹-4　食事と睡眠の習慣について話してみる

精神科医：ご両親の家に戻られてから，生活が変わったようですが，食事のほうはどうですか？

Dさん：何か，まだペースがつかめないという感じです。母親が，週何日かパートで働いているので，その日は私が料理します。料理はすごく好きなので，あれこれ作るんですけど，作り過ぎてしまいます。自分ではあんまり食べないので，母親とは言い争いになります。作るのは楽しいんですけど，結構凝った料理を作るので，買物とか下ごしらえとか，バタバタしているのにものすごく時間がかかってしまって，ちょっと負担になってきています。

精神科医：いろいろな面で余裕がなさそうですね。あなたが料理をしない日はどうな

のですか？
Dさん：母が作ったものを食べます。でも，人の作ったものを食べるのは，食事を自分できっちりコントロールしていない感じで，どれくらい食べていいか混乱します。親と一緒だと「もっと食べろ」と言われるので，時間をずらしています。でも食事に時間がかかるので，親の後に食べるとなると，すごく時間が遅くなってしまいます。「このまま寝ると太る」と思って，また片付け物をやったり，そうしているうちに嘔吐したくなって，嘔吐するために過食したりして，かなりリズムが崩れています。
精神科医：わかりました。過活動も問題ですが，全体の生活のリズムも問題ですね。食事についても，ご家族とぶつからない形で，量を増やす方法を考えましょう。一方で，睡眠時間も確保したいですね。眠りは浅いかもしれませんし，途中で目が覚めるかもしれませんが，この時間は横になるという時間を作るとしたら，何時から何時くらいでしょうか？
Dさん：そうですね。本当は，夜の0時から朝の7時まで横になって熟睡できればうれしいです。7時間寝て17時間起きていたら，勉強時間は十分とれますよね？
精神科医：もちろん十分でしょう。体力が回復して集中力が出てきたら，短い時間でも能率よく勉強できるかもしれません。それでは，食事を増やすこと，睡眠時間を確保することをまずやってみましょう。可能だったら，どのような過活動がどのような場面で出ているかよく観察して，動き回らずに済むところがないか，工夫してみてください。生活の記録をして，来週またおいでください。

　過活動が前面に出ているケースの中には，かなりの低体重のケースも多いので，初診の後は，集中的に身体のチェックをして，入院先を探さなくてはいけない場合も多いと思います。このケースは，経過観察ができ，本人にセルフヘルプができる状態だと仮定して話を進めます。

Scene ❹-5　1週間の生活を振り返る(1)

精神科医：さて1週間ぶりですね。どうでしたか？
Dさん：生活の様子を記録してみました（表16）。記録するのも難しいっていうか，起きている間は全部過活動っていう感じでした。睡眠のほうも，やっぱり朝早く目が覚めてしまって，目が覚めているのにじっとふとんの中にいるのは苦痛で苦痛で……。夜勉強するから，睡眠時間は0時から7時にすると言ってしまいましたが，次回は，同じ7時間なら1時間前倒して，23時から6時にしていいですか？そのほうが気が楽です。
精神科医：なるほど，では今度はそうしてみましょう。起きてからはどんな感じでしたか？
Dさん：改めて考えてみると，追い立てられる気分がしない時間はほとんどないとい

表16 過活動についての記録

5：40	起床	・目覚ましが鳴る前に目が覚めた。しばらく，じっとしていようかと思ったが，やはり起きてしまった。
6：30	朝食準備，朝食，台所片付け	・頼まれたわけではないが，両親の分も作った。先に食べて，片付けた後，少し台所掃除をした。
8：30	外出準備	
9：00	外出	・資格試験の問題集を買いに行った。途中で電車が信号機故障で止まって待たされたので，イライラして，歩いた（1駅分） ・やはり，エスカレーターは使わず階段を上り下りしてしまった。
11：30	昼食	・早い時間だったので，お店がすいていて，ゆっくり食べられてよかった（食べるのだけは速くできない……）。 ・帰りの電車は席が空いていたのにずっと立っていた（これも，母に見つかると怒られることの1つ……）。
14：00	外出から帰宅	・雑誌の買い忘れに気付いて，近所のコンビニに行った。ついでにお菓子などを買ってしまってよくなかった。行かなければよかった……。
15：00	2回目の外出から帰宅	
15：00〜16：30	勉強	・しっかり集中できたのは，40分から45分間。
16：30〜17：30	料理	・できるだけ簡単にした。
17：30〜18：30	夕食	
18：30〜19：00	片付け	
19：00〜20：30	勉強	・しっかり集中できたのは，やはり40分から45分間。
20：30〜22：00	掃除，片付け	
22：00〜23：00	過食嘔吐	・過食するかどうか迷ったが，昼間買った食物もあったし，吐けば気分がすっきりすると思った。
23：00〜24：00	入浴，寝る準備	
0：10	就寝	・眠くはなかったが，それなりに疲れた感じ。 ・寝つきはまあまあ。夜中に2回目覚めた。

う感じです。でも，自分でも何とかしたいと思ったので，少し工夫してみました。映画が好きで，よくDVDを見るんですけど，家だと，見ながらストレッチしたり，途中で掃除のやり残しを思い出したりして，バタバタしてしまうんですよ。でも，ちょっと思いついて，映画館に行ってみました。さすがに映画館だと1人で体操できないし，画面を見るしかないって感じで，すごく集中できました。2時間静かに座っていたのは久しぶりです。考えてみれば，学生時代は，授業を聞いている時間は安静時間だったんですよね。資格試験の勉強は親に反対されているので，「お金をかけられないから自力で」と思っていましたが，本当はスクールに行くほうがいいのかも，と思いました。最初はバイトしながら自宅浪人のつもりだったんですよ。でもバイトができるような体力はないし……。

精神科医：安静時間がとれて，それがよかったという体験ができたのは画期的でしたね。他には何か気付いたことがありますか？

Dさん：1週間の中で，1日だけですが，ほぼ1日外出しない日がありました。普通は，毎日，何かしら用事を作って出てしまうんですよ。別に絶対その日に行かなきゃ行けない用事じゃないんですけど。いったん街に出てしまうと，歩き回ってしまいます。学生の頃，家に1人でいて，過食嘔吐が止められなくなった時期があって，家にいるのは何か苦手っていうのもあるんです。いまは，親が家にいる時もあるし，「家にいるから過食ばかりってこともないだろう」と頭ではわかっていても，何か苦手な感じで避けてました。でも，1日家にいてみたら大丈夫でした。親が外出している時間にちょっと過食しましたが，際限なく，ということはなかったです。毎日出歩いて，家にいる時間が短いと，毎日，掃除などが不十分な感じでそわそわします。家にいる日が家事の日，と決めたら，他の日は，少し家事を減らせる感じで，ほんの少し気が楽になりました。ほんの少しなんで，親にはどこが変わったのかわからないといわれていますが……。

　　記録をすることで，自分の行動パターンとその問題点について少し洞察が得られたようです。過活動の詳細について，もう少し聞きます。

Scene ❹-6　1週間の生活を振り返る(2)

精神科医：そうですか。この記録を見ると，この日は，いったん街へ行って帰ってきた後，買い忘れのものを思い出して，また外出したのですね。

Dさん：はい。何か計画したことを全部やらないと気持ちが悪いんですよね。こういうのがいけませんよね。自分でもこういうのはちょっと苦しいというか，縛られている感じがします。

精神科医：買物の場所までの距離がわかりませんが，「外出は1日1回」とか，「それほど重要でない買い忘れは次の日」と決めると少し体力の温存になるかもしれません。でも，1回の外出の分がものすごく体力を消耗するものだと，こう決めても

あまり意味がないかもしれませんね。1回の外出ですごく消耗してしまうこともあるのでしょうか？　この日は，だいぶ歩いてしまったようですが。
Dさん：はい。この日はたまたま電車の故障があったので歩きました。でも，この1駅は，坂もないし，大した距離じゃなくて，ゆっくり歩いただけなんです。ショッピングセンターの中を行ったり来たりしている部分のほうが，無駄な動きは多いと思います。でも，いろいろ工夫したせいか，1週間で体重は1kg増えました。
精神科医：増えてよかったと私は思いますが，あなたは，どう思いますか？

　体重増加については，医師と患者は違う感想を持っていることがほとんどです。どの程度ずれているか，言葉に出して確認しておいたほうが治療は進めやすいと思います。

Scene ❹-7　体重と過活動の関係を考える

Dさん：太るのはものすごく恐怖です。でも，すごく冷静に考えると，この過活動は，体重が減ってからひどくなっているんじゃないかと思います。このままではまずいですよね。学生の頃は，もうちょっと楽だったんですよ。だから学生の頃の体重までは戻さないと，勉強はできないだろうと頭では考えるようになりました。もちろん，まだ，気持ちは100％ついていっていません……。1日家で過ごせたのは，まあいいんですけど，家で過ごしたら何カロリー分プラスになるのかとか，いろいろ気になって，夕方結局少し散歩してしまったので……。高校生のときの体重には絶対戻りたくないんです……。
精神科医：なるほど。あなたの体重と過活動の関係は一度検討してみなくてはいけませんね。次回，これまでの体重と，あなたが困っている過活動の関係について，これまでの病歴を振り返って，横軸が時間，縦軸が体重としてグラフ*にしてみてください。不眠とか，体力とか，関係ありそうなことは何でも書き入れて。後は，外出は1日1回，外出時間をこれまでより少し減らすというのを目標にしましょうか？
Dさん：はい，家にいる時間が増えると，「いい大人が何をやっているんだ」と親に思われないか，まだちょっと引っかかっていますが，やってみます。いまは，親も「もっと休め」と強く言っているので，私が勝手に心配しているだけかもしれないんですけど，もともとは朝早く起きて，暇さえあれば働くという人たちなので，休むのを本当に認めてくれるか心配です。でも，これは，私の思い込みだけかもしれません。
（＊：グラフについては，資料7 ☞p193）

　スポーツ面での運動強迫の場合は，本人が「1日何km走る」というような運動目

標を設定していることが多いと思います。実際にこれを減らすのは容易ではありませんが，何をどれくらい減らせばよいかというイメージはつきやすいと思います。一方，生活面での過活動は，測定しにくいものです。生活面の過活動については，正確に数字で表すというよりは，**本人が過活動について客観的に見てみるというのが大事**です。外出回数や時間など大まかな指標を使って，大体の様子をつかむとよいでしょう。周囲が見張って観察しているというような雰囲気が続くのは，本人のセルフヘルプのためには，あまり望ましくありません。本人の協力が得られれば，万歩計を使って動いている量を知るという方法もあります。本人が，興味と改善への動機付けを持って生活を見直せるのが大切なことです。次回の診察で，どのような工夫ができたか確認します。Dさんは図8を持って受診しました。

Scene ❹-8　睡眠との関連についても考えてみる

精神科医：さて，どうでしたか？

Dさん：外出時間はいつもより1時間くらい短くできました。帰宅までの時間が短くなると，無駄にウロウロしている暇はないので，一部はエレベーターを利用したりしました。体力がなくて，階段を上るときはゆっくり歩くから，結構時間がかかるんですよ。冷静に考えたら，もう引っ越してきて2か月になるし，生活用品はほぼ整ったし，そんなにいつも買物に出なくてもいいんです。外出は減らせるはずなんです。

精神科医：なるほど。ずっとあなたの過活動のことを話してきましたが，他の人と一緒に出かけることはないのですか？　他の人がエスカレーターに乗る状況だったら一緒に乗るということもできるように思いますが。

Dさん：出かけるときはたいてい1人です。母と一緒に行くこともありますが，けんかになってしまうので，できるだけ避けています。こちらの友達には，家に帰ったことをまだ言っていません。勉強もしなくてはいけないし，あまり人付き合いの時間をとられたくないので。

精神科医：友達と話しながらとか，途中で休憩しながら買物をするほうが体力は温存できそうです。

Dさん：こちらには，摂食障害のことを知っている友達はいないんです。「前に比べてやせていてびっくりされるだろう」とか，「お茶に行ったときに何も食べないと変に思われるだろう」とか，いろいろ思って誰にも声をかけられません。でも，人と一緒に街に行けば，過活動にはなりにくいだろうというのはわかります。いつか試せるといいなと思います。

精神科医：そうですね。さて，前回話題になった，これまでの体重と過活動の関係についてはどうでしたか？

Dさん：やはり，過活動は体重に絶対に関係があると思います（図8）。これまで気にしていなかったので，記憶があいまいなところがありますが，よく考えると不眠も関係あります。もともと眠りは浅いほうなんですが，昔はよく動いた日は眠れてい

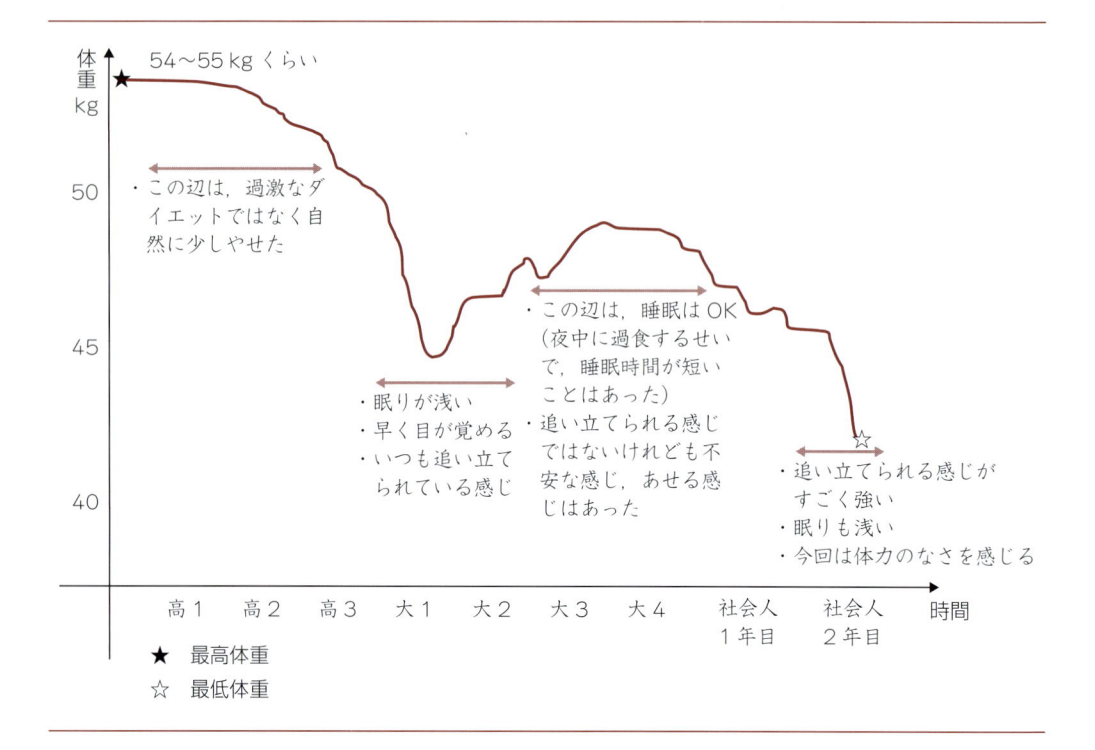

```
体重
kg
    ★ 54～55 kg くらい
50 ┤
    ・この辺は，過激なダイ
     エットではなく自
     然に少しやせた
45 ┤
                    ・眠りが浅い         ・この辺は，睡眠は OK
                    ・早く目が覚める       （夜中に過食するせい
                    ・いつも追い立て       で，睡眠時間が短い
                     られている感じ       ことはあった）
                                 ・追い立てられる感じ   ・追い立てられる感じが
                                  ではないけれども不     すごく強い
                                  安な感じ，あせる感    ・眠りも浅い
40 ┤                                じはあった         ・今回は体力のなさを感じる

     高1   高2   高3   大1   大2   大3   大4   社会人   社会人    時間
                                            1年目   2年目
     ★ 最高体重
     ☆ 最低体重
```

図 8　体重の変化と過活動や不眠

　たんです。しっかり眠りたいから動いたのに眠れないという日が続くようになってくると，まずいんだと思います。この辺がすごく微妙で，しっかり眠りたいと思うようになる過程で，すでに不眠症になっているのかもしれません。あるところまでは，動くことで眠れるけどある線を越えると，動き過ぎがかえって体調を悪くするという感じです。昔から運動は苦手ですが，歩くのは好きなんです。小学生の頃，遠足の後はものすごくぐっすり眠れてうれしかった記憶があるんですよ。

精神科医：それはとてもよいことに気付きましたね。

Dさん：不眠は苦痛なんです。動いても眠れない時期に入っているとわかっていても，動いてしまうんです。

精神科医：掃除などの過活動についてはよくわかりませんが，あなたにとって，歩くというのは，対処方法としての意味があることがわかりました。やせようとしてわざとやっている，というのとは意味合いが違うようですね。全然テーマは違いますが，この表の中で，生理が不規則になった時期はありますか？

Dさん：そういえば，眠れない時期，過活動の時期と大体重なっています。この辺の症状はやはり，どの症状も，体重が戻らないとよくならないのでしょうか。

Commentary ❶ 摂食障害と過活動

　過活動は拒食症にしばしばみられる症状です（☞p7）。「やせようとして運動している」と思われがちですが，必ずしもそのような意図だけによって生じる症状ではないようです。神経性食欲不振症に類似すると言われる豚の病気でも，飢餓状態におかれた豚が過度に動き回ってしまう症状が知られています（Treasureら　文献1）。走り回るのは，食物を探すためには合目的的とも解釈できます。最近は，何らかの生物学的な基盤がある症状だと考えられています。

　本人の意識として，スポーツ面での過活動性を示すケースは，やせるために動いている意識が強く，何時間の運動が何kcal相当か常に考えるなど，体重と同じく，運動も数字で支配する傾向が強いといえるでしょう。

　Dさんの場合のような生活の中の過活動は，本人に1日中付き添っていない限り全貌がわかりにくく，客観的には評価の難しい症状です。中学生や高校生の症例の場合，拒食症のケースをあまり経験したことのない学校にいると，「体力がないのにマラソン大会に出て感心だ」「早起きをしてジョギングして体力づくりをしているのは感心だ」というような肯定的な評価を受けてしまうこともあります。まずは，本人も周囲も「これは症状なのだ」という認識を持つことが治療の第1歩です。

　過活動を止めることは難しく，体重が回復すれば自然に薄らぐというのが典型的な経過です。しかし，体重を回復するためにはある程度過活動をコントロールする必要がある点がジレンマです。

　かつては，体重増加を目的にした厳格な行動療法がよく行われていました。行動療法の第1段階であるベッド上安静の時期には，運動はできない状態におかれます。しかし，病室内歩行可，あるいは病棟内歩行可となった途端に，過活動の問題が生じるのは珍しくありません。運動は控えるよう言われていても，病室のドアを閉めてこっそり病室で体操をしたり，廊下を何度も行き来するなどです。もう少し行動範囲が広がると，他の科の病棟の階段を上り下りしているところが発見されるなどの，隠れた運動強迫がしばしば観察されます。治療者が患者を完全に管理する行動療法のような方法では，治療者の見えないところで別のことをするような状況（☞p8）をどうしても招きやすいといえます。外来では，治療者が患者の運動量をすべて把握したりコントロールするのは困難です。**本人が過活動について自分の問題として，治療の場で話題にするよう促す**必要があります。

　生活の中の過活動については，Dさんの例で示したように，**動いている時間が，症状の程度の1つの目安**になります。本人はゆっくり歩いているから運動ではないと主張しても，歩いている時間が長ければ，かなりのエネルギーを消耗している場合も多いでしょう。

　万歩計の利用についても触れましたが，歩数を数えることが数字に縛られるきっかけにならないよう，気を付けて使用します。例えば，万歩計の歩数をみながら，2時間外出した日と5時間外出した日で，「どれくらい歩数が違い，どれくらい疲れ具合が違うか」などを話し合えば，過活動の影響を客観的に捉えるきっかけになります。

また，Dさんの例のように，「1日2回外出する」「1駅分歩く」など，本人が軽く考えている範囲の運動が，実はかなりの消耗になることなどを理解するきっかけにもなります。

最近は，単に歩数を数えるだけではなく，複雑な機能を持つ万歩計もあります。多くの万歩計は，過体重の人が体重を減らすことを目的として作られています。目標歩数を設定して，これを超えることを励ますような設定になっています。拒食症の場合は，この歩数を超えないようにするという逆の目標のことが多いので，使い方には注意が必要です。

過活動は，体重を増やさなければ，根本的な解決は難しいですが，回復途上の工夫として，次のようなことも試す価値があります。

❶ ゆるやかな時間割を作る

Dさんが，受診前に経験したように，仕事と勉強などスケジュールがあまりにも過密になるのは，過活動状態を悪くします。しかし，いまのDさんのように，自由時間が長すぎると，買物，料理など生活上の作業が，際限のない過活動の連続となってしまいます。少し静かな時間を作るためには，Dさんが計画しているように**何か生活に構造があったほうがよい**でしょう。とはいっても，宿題や課題が非常に多かったり，課題の提出期限が厳しかったりするものは避けたほうがよいでしょう。

❷ 生活面の簡略化

食事の用意，掃除などに，自分が納得できるまで時間をかけていると，ますます結果が気になってやめられなくなり，疲労するだけでなく，睡眠や休息の時間が削られてしまいます。食事の用意に時間がとられている場合は，宅配食や，適宜外食などを取り入れる方法もあります。宅配食の多くは，糖尿病などの治療の作られたメニューが多く，カロリーは控え目です。本人には安心感のある食事ですが，摂食障害の治療のためには，少し食材の追加が必要な場合も多いと思います。この点に気を付けながら利用するとよいでしょう。

掃除なども，何も構造がないと，目に付いたところを掃除し始めて止まらなくなります。掃除の日を決めるとか，この部屋は何曜日だけ，というように，際限なく過活動にならないための構造を作って簡略化します。

❸ 他の人と一緒に行動する

過活動は，基本的には1人でいるときに出る症状です。人と一緒の外出や食事などは苦手な場合が多く，交友関係も少ないので，人と一緒の行動を勧めても，難しい場合が多いでしょう。Dさんの場合も，自分から知人に連絡するということは当分ないかもしれません。しかし，何かのきっかけで，他の人と過活動的でない時間を過ごせれば自信になるので，勧めておくのはよいアイデアだと思います。

❹ 身体を温める

　入浴，衣服の工夫などで，少し身体を温めると，過活動が低下するという報告があります。臨床的にも，入浴すると少し落ち着くというケースは多いようです。ただし，長時間入浴するのは，エネルギーの消耗や，脱水，血圧低下をきたすので注意が必要です。中には，周囲は「やせようと思って長時間入浴している」と思っているケースで，本人は経験的に，入浴すると落ち着くことを知っているという場合もあるかもしれません。入浴についても，運動と同じく絶対禁止とせず，本人の生活リズムをよく聞き，指導下で生活に組み込むとよいでしょう。過活動や運動強迫が出そうな時間の前に入浴時間を設定すると，少し落ち着いて過ごせる場合もあるかもしれません。

❺ 安静時間を設定する

　入院中であれば，食後1時間は安静にするなど，安静時間の設定ができます。自宅での治療ではこれはなかなか難しいですが，治療上必要なこととして，食後の安静や，午後の安静時間などを設定することもできます。「自分は休んではいけない人」「休むのはいけないこと」という気分が強い人には，治療者側は休むことが必要だと思っていることを繰り返し伝えます。見張りをする必要はありませんが，安静時間を設定したことは家族にも理解しておいていただくとよいでしょう。

　長期化すると，本人流の食事の準備，本人の体型に服を縫い縮めることなど，生活のすべてが摂食障害への対応で占められてしまう場合も少なくありません。裁縫などは，体力を消耗する過活動とは違いますが，忙しくなってしまって他のことに割く「時間がない」という状態としては類似しています。上記のような工夫によって，毎日の生活によいリズムができると，体力を温存するだけでなく，**摂食障害に関係のない時間を作る**という点でも意味があると思います。

Commentary ❷ 再発の徴候を知る

　再発予防という概念は，慢性の経過をとりうる多くの疾患で用いられています。精神医学の分野では，特に統合失調症の領域において長い研究の歴史があります。

　どのような疾患も，初発の段階で本人が「治療が必要なメンタルな問題だ」と認識するのは非常に難しいことです。このときの症状を早く軽減するのがよい治療であるのはもちろんですが，将来的に症状が悪化したとき，早めに援助を求められるような，本人の認識と治療関係を作っておくのが理想的な治療です。統合失調症など，基本的に慢性化が予想される疾患については，初発の治療の段階から，将来の症状悪化への対応が治療計画に含まれています。摂食障害については，再発も慢性化もないケースもあるため，必ずしもこのテーマが丁寧に扱われていない面があります。不必要に悲観的な見通しを強調する必要はありませんが，いったん回復した後で本人も周囲も「もう大丈夫だから，摂食障害だったことはすっかり忘れよう」という態度になってしまうと，症状が悪化したときに否認したい気持ちが強くなり，治療が遅れてしま

表17 本人にわかりやすい悪化のサイン	表18 症状悪化および再発の予防のための対応ポイント
・体重が気になってくる ・胃腸の調子が悪くなってくる ・食事が不規則になってくる ・生活が不規則になってくる	・やせ願望への対応 ・食事の不規則化への対応 ・生活の不規則化への対応 ・過活動への対応 ・体重低下への対応

います。

　統合失調症の症状悪化予防では，本人が悪化のサインをキャッチすることを重視しています。周囲も，本人の調子が悪そうだったり，イライラしていたりすれば，変化に気付きますが，症状が悪化すると，周囲に対して拒否的になるので，周囲の受診の勧めを受け入れないことが多くなります。本人自身が「寝つきが悪くなる」「人目が気になってくる」「体調が悪くなってくる」など，**早い段階での悪化のサインをキャッチして，主治医に話ができると対応がスムーズ**です。

　摂食障害の場合も同様で，低体重が進んでしまうと，周囲に対して拒否感を持ちやすく，「どこも悪くない」という否認も強くなります。こうなる前に，**本人から症状悪化に気付いて相談できるのが理想**です。このプロセスは，悪化のサインを単に機械的にリストアップするだけではうまくいきません。本人が病気の症状をよく知り，どのようなきっかけで症状が悪化したり改善したりしているか，悪化したらどのような対応をすればよいかなどについて，よく理解して納得していることが必要です。このプロセスは，心理教育（☞p32）の範疇に入りますが，本人のセルフヘルプのために非常に重要です。症状が悪化すると，治療に対して拒否的になるので，**心身ともに安定している状態の間に，将来的にまた症状が悪くなったときに，どのような対応をするかについて話し合っておく**とよいでしょう。本人が納得できる対応について，あらかじめ治療者と本人との間で文章化しておくという方法もあります。

　Dさんは，2回目の大きな体重低下の時期に，過活動を悪化のサインと考えて自分から受診しています。生活が変わったことが，自分の病気について考えるきっかけになったようです。生活に変化がない場合は，なかなかこのような認識は得られにくいかもしれません。将来，もし悪化する場合，周囲からの勧めではなく，自分の力で受診するほうがよいこと，そのためには，どんなサインに注意すればよいかという視点から，これまでの症状を少しずつ見直しておくとよいでしょう。

　個人差がありますが，本人にわかりやすい悪化のサインを**表17**に示します。体重が大きく低下する前にみられるサインはないか，よく話し合っておくとよいでしょう。

　また，摂食障害の症状悪化予防，再発予防を治療に組み入れるには，**表18**のようなテーマを治療の中で扱っておく必要があります。**表17**のようなサインを本人が訴えたときに，正しく受け止めて対応できる受け皿ということになります。

これらについて，本人と治療者との間で共通の認識があれば，悪化のサインが見逃されにくくなります。例えば，体重が増えて入院目標を達成した症例は，成功ケースとして退院する場合が多いと思いますが，やせ願望にどう対応するかについて話し合っておかなければ，長期経過には不安が残ります。このようなケースは，退院後に体重が減る一方になる場合があり，そのうえ，再入院させられるという不安などから病院に相談に来にくくなる可能性もあります。体重が順調に増えたこのようなケースには，「体重が増えてよかった面は何か？」「不安な面は何か？」について，本人の率直な意見を聞いておきます。やせ願望が強くなったときは，治療から遠ざかるのではなく，むしろ援助を求めることを勧めておく必要があります。

Epilogue

- 過活動の症状は見逃しがちなので，きちんと確認する。
- 体重，過活動，睡眠などの関係を本人も理解できるように援助する。
- 再発の徴候と対応については余裕があるうちに。

COLUMN

売上の落ちた商店

　症状の記録に抵抗がある患者に対して記録を促す際の例え話として，Wallerらの教科書(☞文献7)では次のようなものが紹介されています。

　「ある店の店主が，最近，店の売り上げが落ちているのに気づいた。どんな方法をとったらいいだろうか？　1つ目の方法は，値段を下げたり上げたり，店員をやめさせたり，手当たり次第にいろいろやってみることである。しかし，これではたとえうまくいっても何が効果的なのかわからず，疲れるだけ。2つ目は，過去にやってうまく行った方法を試してみることだが，いまとは状況が違うかもしれない。3つ目の方法は，いまの売り上げ状況や経費などを記録してみることである。症状への対応もこれに似ており，場当たり的に対応しても，疲れるだけでうまくいくとは限らない。3つ目の方法のように，何が起きているかをよく調べてから対応するほうがよいだろう」

第6章
さまざまな場面でのセルフヘルプの導入

CASE 5

面接する人	養護教諭
受ける人	Eさん(14歳女性，中学2年)
場　　所	中学校の保健室
テ ー マ	健診結果から受診につなぐ

Prologue

　この中学校の定期健診では，身長や体重など通常の健診項目の他に，簡単なアンケート用紙を用いて，食事は規則的か，睡眠はとれているか，ストレスはあるかなどを聞いている。2年生と3年生については，前年の健診結果と比較し，体重が4〜5 kg減った者に養護教諭が面接するようにしている。声のかけ方は難しいが，2, 3年生は，スキー合宿など泊まりの行事が多いので，行事に参加できるかどうか検討し，それまでに治せるところがあったら治そうという方向で声をかけるようにしている。

　Eさんは中学2年生だが，昨年度の健診時に比べて4.5 kgの体重減少がみられた。アンケートは空欄が多かったため，「詳しいことはわからないものの，何か問題があるのではないか？」と疑わせるケースだった。もともと体格はよいほうで，いま特に低栄養が心配という状態ではない。中学1年の頃は友達とにぎやかに廊下を歩いたり，保健室に遊びに来たりする姿がよくみられ，養護教諭とは比較的接点のある生徒だった。最近は1人でいることが多く，顔色もあまりよくない。担任に様子を聞いたところ，「授業中も表情に乏しく，心配している」とのことであった。担任の話では，スクールカウンセラーを紹介しようとしたが，「大丈夫」と主張して相談に行こうとしない。友達関係は良好だったように思われるし，成績もよいので，具体的に相談を勧めるのも難しい。両親は忙しそうで，個人面談の時期までゆっくり話ができそうにない。「健診で体重減少という結果があるなら，それを話の入り口として保健室で対応してもらえるとうれしい」という話であった。

　体重減少が病的かどうかは迷うレベルだが，これ以上悪くなるのは心配なため，昼休みに保健室に呼んで話をした。

このような場合，生徒が拒絶的にならないような声のかけ方には苦慮することが多いと思います。いくつかの例を挙げ，どのような声のかけ方がよいか考えてみます。

Scene ❺-1　面接例 A（次につながらない面接）

養護教諭：健診の結果，去年に比べて体重がかなり減ったり，平均値からずれている場合は声をかけているんですよ。あなたの場合，去年からだいぶ体重が減ってるんだけど，どうしてでしょうか？　ダイエットしてますか？　あなたの場合，太ってるわけじゃないし，全然ダイエットの必要はないと思うんだけど。
Eさん：ダイエットはしてません。
養護教諭：じゃあ，体重が減ったのはどうしてですかね？
Eさん：そんなに減ってないんじゃないですか。
養護教諭：4.5 kg も減ってるんですよ。こんなに減っている人は珍しいんですよ。
Eさん：便秘とかあるから，結構日によって体重違うし。朝ご飯食べない日もあるから……。今年は，健診の日に朝ご飯食べなかったから。
養護教諭：体調は悪くないの？
Eさん：全然普通です。
養護教諭：何か顔色悪いって感じで心配してるんだけど。
Eさん：全然どこも悪くないです。
養護教諭：担任の先生も，最近あなたがちょっと暗いんじゃないかって言ってたんだけど。
Eさん：何で養護の先生と担任の先生が話すんですか。
養護教諭：……ちょっと心配だったし。本当にどこも悪くないの？
Eさん：はい。
養護教諭：何か具合悪かったら来てね。
Eさん：……はい。

　この面接では，声をかけた目的はわかりやすく説明し，本人を援助したいというメッセージは繰り返し伝えているにもかかわらず，援助は不要という反応になってしまっています。Eさんの側からみると，
　①ダイエットという，不健康で無意味なことをやっているのではと疑いの目でみられている
　②暗い人だとみられている
　③自分のことを先生たちが噂している
という印象を持ってしまっています。このように思われてしまうと，たとえダイエットしているという指摘が本当であっても，援助は受け入れがたいでしょう。このような会話は，生徒に対する対応としては一般的な対応かもしれませんが，もう少し「次につなげる」対応ができたほうがよいでしょう。次のような対応はどうでしょうか。

Scene ❺-2　面接例B（次につながる面接）

養護教諭：今週は，健診結果のフィードバックの週になっています。健診の結果，去年と比べてちょっと心配なところがある生徒さん全員に声をかけています。健診の結果といっても，身長とか体重とか数字だけの判断なので，あなたのお話を聞かないと判断を間違うこともあるので，直接お話したいと思ったんですよ。声がかかって驚きましたか？　あなたのほうでも思い当たることがありますか？

Eさん：……なくはないけど……。声がかかっているのは私だけじゃないんですか？

養護教諭：あなただけじゃないです。思い当たることはどんなことでしょう。私が思っていることと一致していたら，話が進めやすいと思うので教えてもらえる？

Eさん：数字っていう話だと，きっと体重のこと……。家でも母親に毎日言われてるんで，人から見て心配っていうと，絶対に体重のこと……。

養護教諭：その通りです。家ではお母さんが心配なさっているんですか？　どういうふうに心配なさっているのか教えてもらえますか？

Eさん：だから，体重とか，やせ過ぎとかそういうことです。うちの親，心配性なんで。

養護教諭：そうですか，お母さんはやせ過ぎだとおっしゃっているのですね。私も去年に比べて体重がかなり減ったのは気になっていますが，私が気になるのは，あなたはどう感じているのかということです。どんどん減り続けて，あなた自身どうしていいかわからなくて困っているのか，あるいは，何kgまで落とそうとあなた自身の目標があって，そこまでダイエットしているだけだから，あなたはむしろ達成感があるのかといった点です。体重は一時減ったけれども，最近は着実に上向きというような状況なら，少し様子をみてもいいんだけど，この辺はどうなんでしょう？

Eさん：……やっぱりやせ過ぎですか……。他にも細い子いるじゃないですか。

養護教諭：体の作りは人によって違うので，やせ過ぎかどうかっていう判断は，人に比べてというより，あなたの骨格にとって，ということなんですよ。

Eさん：でも，身長かける0.9とか，BMIとか，雑誌に書いてある計算とかやっても，私の場合，すごいやせ過ぎにはならないし……。

養護教諭：体重についてはたくさん勉強しているのね。

Eさん：……すごいやせ過ぎでもないのに，やせ過ぎで気持ち悪いとか親にしつこくいわれるのが嫌なんです。親が太り過ぎなだけなんで。基準が違うっていうか。

養護教諭：去年の健診結果はここにあるけど，小学校のときの成長の記録は持ってますか？

Eさん：……どこかにあるかもしれない……。わからない……。

養護教諭：横軸が学年で，身長とか体重を縦に書くグラフがあったでしょう。たぶんあなたは，骨格がしっかりしているから，まったくの平均値というところよりは高い曲線で来てるんじゃないかと思います。そのラインからある時点からはずれてき

> ていたら，あなたの体にとっては栄養が足りないかもしれませんね。
>
> **Eさん**：そう言われると，私は一生デブの線から離れられないみたいな感じで嫌なんだけど……。でも……。考えてみたら，確かに親は2人とも大柄なんだけど，中学1年の頃，私はすごくお菓子とか食べてて，ひょっとしたら自分の本当のラインより肥満になってた気もする。グラフ見たらそういうこともわかりますか？
>
> **養護教諭**：そうですね。ある時点で急に体重だけが増えたようなことがあれば，グラフで見ればわかりますよ。本来のあなたの線に戻ればいいので，一番体重が重かったときのラインに戻る必要は全然ないんです。
>
> **Eさん**：それだったら少し納得。親が通信簿とかまとめてとってあるから，保健の記録もあるかもしれない。聞いてみます。

この会話では，本人に，自分の健康について，考える姿勢になっています。この会話は，まず，

・本人の話を十分引き出し，耳を傾けている

という特徴があります。ここが面接例Aの最初の会話と最も違うところでしょう。英語では，engagement あるいは engaging と言われますが，本人をしっかり会話に参加させる，というところがまず大事なところです。「自分だけ病的な人だから声をかけられている」という誤解を解くなど，会話に参加させるための工夫はいろいろできると思います。また，

・「やせ過ぎ」という言葉を本人はどう理解しているのか，家族はどう使っているのかなどについて検討している

という点も面接例Aとは違っています。面接例Aは，面接者のほうも「やせ過ぎ」という印象を持っていることが前面に出ているので，「本人はどう考えているのか」というところまで話が進んでいません。おそらく，母親は「急にやせた」ことに不安になって「やせ過ぎ」と言っているのに対し，本人は「ひどいやせ過ぎではない」と主張していて，話が平行線になっているのがわかります。「やせ過ぎだから何とかしましょう」と言うだけでは，「お母さんと同じことを言っている」と思われ，その後の援助には拒否的になりがちです。専門家としての意見を伝えると少し耳を傾けてみようという態度に変わることがあり，そのための1つの方法として，**資料8**（☞p194, 195)のような成長曲線を用いるのはよい方法です。これは，最近さまざまな専門家が勧めている方法ですが（井ノ口 文献1，厚生労働科学研究班 文献2)，一般的な成長のグラフに本人の成長の記録をプロットしていきます。成長のグラフをみると

・思春期には，身長にも体重にも急激な成長があるのが普通であること
・大柄な人，小柄な人，それぞれの曲線があるので，人との比較はあまり意味がない

ということが視覚的にわかります。

思春期の成長については，きちんと理解している生徒も多いですが，なかには，メディアのダイエット情報を盲信してしまい，健康な成長分の体重増も「太った」と捉える生徒もいます。勘違いがないか一度確認するとよいでしょう。

　個人それぞれの曲線があることを理解するのは，セルフヘルプにはとても重要なことです。思春期は人との比較には敏感で，「あの子は何kgなのに，私は何kg……」といった数字の比較が大問題になってしまいます。人との比較ではなく，これまでの自分との比較で考える，というのは大事な視点です。成績なども，点数で人との比較をしがちなので，自分の線の上で伸びていくという発想の転換は，他の分野にも応用できます。

Scene ❺-3　面接例B（継時的変化の確認）

Eさん：小学校のときの，保健の記録を持ってきました（図9）。
養護教諭：見つかりましたか，よかった。自分で見てみた？
Eさん：確かに小学校の頃から人より背も体重も大きめの線で来てるかなと思った。
養護教諭：なるほど。
Eさん：でも，小6の体重に比べて中1でドンと太ったんですよ。ここ（図9Ⓐ●）は異常だと思う。
養護教諭：なるほど，私は中1の記録しか持っていないけど，あなたの持ってきた記録をみると，確かにその前に比べて体重だけが増えてるようね。1枚の紙につなげて書いてみましょうか。今度書いて持ってきてくださいね。一緒に見てみましょう。

　本人の理解を深めるためには，図9のようにEさん本人に自分の成長の軌跡を記入してもらい，問題点を自分で発見できるような働きかけをするとよいでしょう。正常からのズレを指摘するだけではなく，健康を回復できるよう本人を動機付けることを念頭において話をします。

Scene ❺-4　面接例B（言葉の意味を考え直す）

養護教諭：こうやってみると，経過がつながってよくわかりますね。「すごくやせた」とお母さんは心配しているようだけど，すごく増えた分が減ったという面もあるのね。
Eさん：そう。
養護教諭：あなたとしては，友達の体重とか，雑誌などをみて，「この辺まで（図9Ⓑ●）やせても大丈夫なんじゃないか」と思ったわけなのね。
Eさん：そう。こうやってみると，自分には無理な体重とわかるけど……。最初からやせ型だったらよかったと思うけど……。もともと体格いいのにここで太ったのがまずかった。

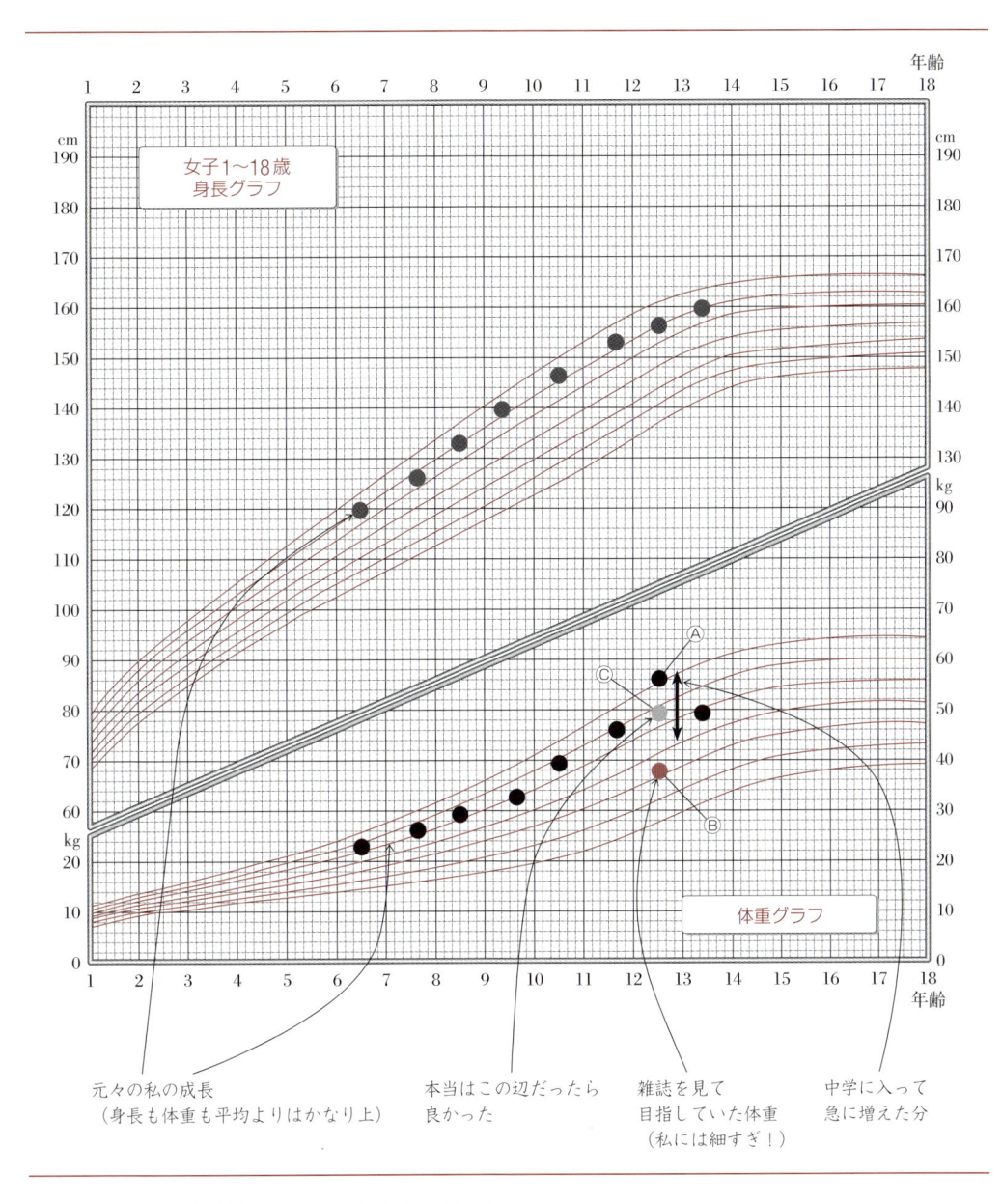

CASE 5 健診結果から受診につなぐ

（グラフ内ラベル）
- 女子1〜18歳 身長グラフ
- 体重グラフ

（グラフ下部の注釈）
- 元々の私の成長（身長も体重も平均よりはかなり上）
- 本当はこの辺だったら良かった
- 雑誌を見て目指していた体重（私には細すぎ！）
- 中学に入って急に増えた分

図9 Aさんの成長記録とAさん自身の理解

> **養護教諭**：やせたのが心配というより，「急に体重が増えたり減ったりするところが心配」と言われたほうが少し納得？
>
> **Eさん**：やせ過ぎと騒がれるよりは……。
>
> **養護教諭**：なるほど。あまり体重が多すぎるのは問題だけど，あなたの場合は，この（図9 ⓒ●）線にいるのが一番安定するでしょうね。
>
> **Eさん**：たぶん。
>
> **養護教諭**：体重の数字はともかくとして，増えたり減ったりして，体調はどう？

> **Eさん**：減り出してから，結構フラフラする。これって貧血なんですか？　うちの母親も貧血の体質って言ってて，お姉ちゃんもときどき鉄剤とか飲んでるし。ホウレン草を食べるようにしてるけど，親はレバーを食べろとうるさい。
>
> **養護教諭**：貧血のことは気になっているのね。フラフラっていうのは，貧血かもしれないし，血圧が低いのかもしれませんね。みんなが「脳貧血」って言っているのは血圧の問題なんですよ。もともと健康のようだから，身体がひどく痛んでいるとは思わないけど，一度病院で，採血とか血圧とかチェックしてもらいましょうか？　お母さんやお姉さんのかかりつけの病院があればそこがいいですよ。

　忙しい保健室業務の中では，なかなかこのように会話を進めることは難しく，また人の出入りが多い保健室では，落ち着いた会話も難しいかと思います。これはあくまでも理想的な展開の例ですが，

- 体重の推移とその問題点が，本人と養護教諭の間で共有できた
- 数字だけでなく，本人の体調の話ができている

という点で，セルフヘルプの準備が整っています。

　ここまでくれば，なぜ中学1年のときにお菓子ばかり食べて太ったのか，友達関係や家族の中で何かストレスがあったのか，そのストレスはいまも進行中なのかなどについても話が出るかもしれません。その場合は，スクールカウンセラーや担任への相談を勧めることもできます。ケースによっては，抑うつや不安などが強いことがあり，それらへの対処を急ぐこともあります。その場合はスクールカウンセラーと連携するのがよいでしょう。

　「体重減少＝拒食症＝心理的問題」と考えて，**家庭問題や友人関係だけに注目すると**，身体の状態をチェックする機会を失ってその後の展開が難しくなります。健診からのフィードバックという設定を十分活用して，身体の状態の確認が後回しにならないような対応を工夫するとよいと思います。

　心理的な問題に焦点を当てすぎた例をみてみます。

Scene ❺-5　面接例C（専門的援助が難しくなる展開）

> **養護教諭**：健診で，去年に比べて体重がかなり体重が減った人には声をかけているんですよ。あなたの場合，4.5 kgも減っているので，心配ですね。何かストレスとか，心配ごととかあるんじゃないかしら？　おうちではどうですか？
>
> **Eさん**：……。
>
> **養護教諭**：何かありそうね。
>
> **Eさん**：……言いにくいんで……。担任とか親とかに，考えてることを絶対知られたくないんで……。先生の個人メールアドレス教えてください。

この例は，自分の問題について，養護教諭に話をする気になっていますが，「話したことを他の人には伝えないでほしい」と言っています。このような場合，本人が信頼してくれたことを尊重して，本人の希望に沿う形で，他の人には話の内容は伝えないと約束したり，実際に個人のメールアドレスを教えたくなったりすることもあるかもしれません。

「他の人に言わないで」という依頼は，精神科病棟での入院治療中などにしばしばみられます。1人の看護師だけに打ち明け話をして，「主治医や他の看護師には言わないで」というような場合です。しかしこのような場合，「言いにくいことを言ったのには勇気がいったはず」「でもどうして他の人には言えないと思うのだろう」「チームで治療しているので，少なくとも主治医の先生には知ってもらうほうがいいと思う」というフィードバックが基本です。

保健室でも「言わないで」と言われると，本人の希望に沿いたくなることもあるでしょう。しかし，かなり重大な話が出た後，他の人に言わずに保健室だけで解決するのは難しいと思います。「身体の問題はどうするのか」という問題も残ります。このような場合，

・相談したいことがあるのはよくわかったし，相談する気持ちになっているのはサポートしたい
・聞いたことをすぐ誰にでも話すということはない
・でも保健室だけで問題を解決するのは難しいことが多いので，問題解決に必要な専門家の援助は借りたい。誰に話すかはあなたと相談する
・健診のフィードバックという点では，身体のほうも良い状態にしなくてはと思っている

という話を早い段階で伝えたほうが，援助しやすくなります。「必要な援助は受けながら問題を解決していく」というスタンスを伝えるのは，特に重要です（☞p38）。

Commentary ❶ 学校保健の中の摂食障害
❶相談しやすい環境作り

中学校や高校には，ダイエット中の生徒も多く，摂食障害の予防や早期発見は大きな関心だと思います。予防のために，「ダイエットは危険！」という危険性を強調した授業を行ったりポスターが貼られていたりする学校もあるでしょう。薬物乱用予防にも用いられるような，危険性を強調するこのスタイルのメッセージは，残念ながらうまく受け入れられない場合があります。メッセージの内容は正しいことなので，メディカルモデルに基づいた正しい情報提供ともいえますが，思春期の生徒たちが自分の身体をいたわるようになるためには，いくつかハードルがあります。このメッセージをみて，「ダイエットはやめよう」と思う生徒もいますが，すでにダイエットをしている生徒の中には，「保健室に相談すると，病院に行かされて，体が壊れていることを発見されるかもしれないから，相談するのはやめよう」と隠してしまう者もいるのです。1次予防（病気の発生の予防）を目指すと，かえって受診の遅れを招くという

のは皮肉なことですが，摂食障害については，2次予防(早期発見・早期治療)も重視し，相談しやすさを整える必要があります(西園 文献4, 5)。2次予防のメッセージとしては，

　・自分流のダイエットをやっているけれども，「これでいいのかな」と不安になることはありませんか？
　・食事の食べ方がコントロールできなくて，困ることはありませんか？
　・体重や食事のことがいつも気になって，他のことに集中できなくて困っていませんか？

　などがあります。

　このようなメッセージが保健室からポスターや保健室だよりの形で，発信されていると，摂食障害の生徒は相談しやすくなります。このような呼びかけに応じて，自分の意思で最初の相談に来ると，次の受診はとてもスムーズです。学校での相談は，第1章で示したように，その後の受診経路の最初のプロセスです(☞p41)。この段階から，本人の治療動機を高めることに注意して治療することが望ましいといえます。最初の相談は，健診の後で保健室からの声かけに応じて仕方なくという場合も多いでしょうが，その場合も，日頃から相談を歓迎する雰囲気があるのとないのとでは，次の展開が違ってきます。スクールカウンセラーと一緒にこのようなメッセージを発信するのもよいでしょう。

　摂食障害の一部は長期経過をたどる可能性があることを考えると，保健室だけで解決するのではなく，医療機関と連携することを前提に，本人が自分の問題として，卒業後も援助を受け続けられるよう援助していくのがよいと思います。しかし，一方で，疫学的に考えると，病院を受診する人々に比べると，学校現場でみる摂食障害は一過性の軽症の場合が多いのも確かです。全例に本格的な精神科治療が必要なわけではなく，小児科や内科へのアセスメント受診(☞p42)を上手に活用し，スクールカウンセラーとも連携すれば，短期に回復する例もよくみられるのです。本人が相談の意味をきちんと理解し，専門家の力を活用しながら前に進んでいく形を作っていくことが重要です。

　健診と保健の授業は必ずしもリンクしていないことも多いと思いますが，健診の結果や保健室の懸念などを保健体育担当の先生に伝えて，相談を呼びかけてもよいでしょう。

❷「ハイリスク」生徒とは

　ダイエットはしているけれども拒食症の域には入らずにずっと経過する生徒もいます。一方で，自信のなさや感情の言語化の問題など心理面の問題が大きく，「やせ願望」はもともと極端に強くはないのに拒食症が発症する場合もあります。やせ願望などについて聞くアンケート用紙を用いても，Eさんのように，きちんと答えてほしい生徒ほど空欄が多いという問題も生じます。アンケートや健診の結果は参考にとどめ，個人との面接で問題の確認をすること，そのために相談しやすい雰囲気作りをす

表19　摂食障害の可能性を念頭においておて接することが望ましい生徒の特徴

1. 健診でかなりの低体重域である，または前年より体重減少が目立つ。
2. アンケート用紙などで，やせ願望や過食傾向が強い。
3. アンケート用紙などで，自信のなさ，気分変動などが強い。
4. 体操，新体操，ダンスなど体重管理の厳しいクラブ活動をしている。

ることが重要なポイントになります。

　この基本を押さえたうえで，摂食障害のリスクを考えて声をかけるとしたら，**表19**のようなグループでしょう。ある程度リスクの可能性があるグループに声をかけるのは，生徒全体に対するアプローチよりも，早期発見・早期治療という面では近道です。生徒の抵抗を少なくするコツとして，アンケート用紙の点数が「病気」というレッテルを貼ることにならないように注意し，「アンケートだけでは間違うこともあるので本人の声を聞きたい」というスタンスで話を進めるよいでしょう。

　1は，Eさんのようなケースです。アセスメント受診につなげることをかなり意識して対応します。

　2については，かなりの生徒が正直に「やせたい」と答えてくると思うので，どの程度病的かは面接で確認する必要があるでしょう。やせ願望が極端に高い者は，グレーゾーン以上の摂食障害の病理を持っている可能性は高いと思います。一方で，上に述べた通り，このようなアンケートには正直に答えない生徒がいる可能性にも注意します。なかには，過食傾向があっても，自分からは相談する勇気がない生徒などが，アンケートをきっかけに相談につながる場合もあります。

　3についても，正直に答えない生徒は多いと思いますが，摂食問題に特化していない点では，答えやすいといえます。このようなアンケート用紙は，不安やうつなど，他の問題の発見にも使えるので保健活動の中では活用しやすいものです。摂食問題にせよ，抑うつにせよ，症状がはっきりする前に「ハイリスク」者にアプローチする手がかりになるという意味でも望ましいものです。「自信が持てない」「気分が落ち込みやすい」といった問題は，本人自身も困っていることが多いので，セルフヘルプの導入には有用です。

　④のクラブ活動は，学校ではかなり重要な領域です。あまり競争的に活動してない学校では，健康な部員のほうが多いのですが，競争的に活動している学校では，本人の長期の健康よりスポーツの成績を重視されてしまうことがあります（西園 文献3）。スポーツ選手の健康問題については種々の報告があります（Powers 文献6）。クラブに入ることで，本来の成長の曲線から大きく外れてしまっていたら問題です。競争的なクラブでは，スポーツ指導者が生徒の自発的な相談を望まないケースもあるようです。健康問題，心理問題については，本人がセルフヘルプできるよう，治療については本人が自発的に相談でき秘密が守られる相談環境を整える必要があります。

Epilogue

・健診結果は一時点の判断でなく，経過を見ることが重要。
・思春期心理に配慮した声掛けを。
・専門家とのチームワークで治していくことを伝える。

COLUMN

あまり質のよくないセーター

　治療動機がほとんどみられない患者へのアプローチとして，Wallerらの教科書（☞文献7）では，「摂食障害というのは，あまり質のよくないセーターのようなもの」という例え話を用いることを紹介しています。「いまは治療を始めないが，自分で症状に違和感を覚えたらまた連絡するように」という指導の際に，「摂食障害というのは，あまり上等でないセーターのようなもので，着始めてしばらくは違和感はないのですが，だんだんかゆくなってきます。しかし，いきなりこのセーターを脱ぐと寒いでしょう。長く着ていてだんだんかゆくなり，また他の寒さ対策を考えられる気持ちになったら治療しましょう」というような働きかけです。

CASE 6 学生相談の途中で明らかになった過食嘔吐の問題

CASE 6

面接する人	臨床心理士
受ける人	Fさん（19歳女性，大学1年）
場　所	大学の学生相談室
テーマ	学生相談の途中で明らかになった過食嘔吐の問題

Prologue

　Fさんは大学入学後，当初在籍していた学科の勉強を負担に感じ，転科を考え始めた。担当教員に相談しようと思ったが，話しにくいタイプだと迷っているうちに時間がたってしまった。掲示板でたまたま学生相談室のポスターを見たので，相談してみることにした。担当の臨床心理士とは話が通じると感じ，転科するかどうか，自分にはどのような勉強が向いているかなどについて相談し始めた。途中，夏休みがあったが，休み明けにも相談を続けることにし，合計すると約3か月間相談室に通っている。Fさんは「自分で決められない」というのが最大の問題で，将来の方向性はまだ定まっていない。臨床心理士は，あくまでも本人が答を出すのを待つ形で，ほぼ週1回話を聞いている。ある日の面接の中で，学科の選択と将来の仕事について話が出た際，本人が急に「体力には自信がない」「あまりちゃんと食べていない」「栄養が偏っている」という話を始めた。

　急に食事の問題が出た後の対応を考えてみましょう。このような場合，臨床心理士には，「摂食障害」という言葉がすぐ頭に浮かぶと思います。しかし，外見上ひどくやせていない場合，話を詳しく聞かなければ病状はわかりません。過食なのか，嘔吐もあるのか，医療機関に紹介しなければいけないレベルの症状なのか，受診を強く勧める状況なのかなど，本人と話を進めて確認すべきことがあります。

Scene 6-1　隠されていた食の問題について話題にする

心理士：食事や体力の問題については，これまであまり話題になりませんでした。少し確認してもよいでしょうか？
Fさん：……はい。
心理士：食事については，自分ではどのようなことに困っているのですか？
Fさん：……。
心理士：あまり食べていないということでしたが，食欲がないのでしょうか？
Fさん：……。
心理士：言いにくそうですね。これまで話が出なかったことからみても，苦手な話題なのだとは思います。食事とか体力というと，医師に相談したほうがよいかもしれない領域で，私も苦手ですが，少し考えてみましょう。相談室からいつも紹介して

いる内科や精神科もありますし，ご紹介することもできます。
Fさん：……精神科に行くのは抵抗があります。
心理士：そうですか。精神科以外なら大丈夫そうですか？
Fさん：内科の方がいいけど……。内科の先生には，摂食障害を診てもらえるんでしょうか？
心理士：自分では摂食障害だと思うんですか？
Fさん：……食べないときと食べるときの差が激しいから……。

　どのようなことに困っているのか，自分では摂食障害と思うのか，という点について，本人の意見を聞いているのはよい姿勢です。3か月間カウンセリングを受けて，自分の考えをまとめるのに慣れてきたので，Fさんも質問に答えようという姿勢になっています。

Scene ❻-2　症状の詳細な聴取は焦らず，医療の必要性を示唆する

心理士：摂食障害ならば，症状によっては，カウンセリングで解決していくこともできます。身体に影響がありそうだったり，カウンセリングだけでは解決できなかったりする場合は，医療機関に紹介することもあります。あなたの場合はどうなんでしょう？
Fさん：……結構，症状があるので……。重症だと思うんですけど……。
心理士：症状については話しにくそうですね。
Fさん：勉強の相談とかは話せるんですけど……。食べなかったり食べ過ぎたり……，戻したりもあって，ちょっと恥ずかしくて……。
心理士：わかりました。とても話しにくいことを今日は話題にしてくれてよかったと思います。
Fさん：勉強のことは，ここに通ううちに，結局，自分の決断次第ということがわかってきました。最初は，ここに来れば，あなたにはこの学科のほうがいいとか，先生に言ってもらえるかと思っていたんですけど，そうじゃないんですよね。そうやって考えると，自分の決断みたいなのが大事だと思うようになりました。食事のことも，「自分で何とかしなきゃ」とずっと思っているんですけど，どうしたらいいかわからなくて，いつも迷ったり困ったりしているだけなんです。でも，食事についても「こうしよう」と自分で決められるところまで誰かに相談したらいいかな，と思って。
心理士：なるほど。「自分で決める」というのがあなたの課題なのはこれまでも話し合ってきました。でも，ひょっとしたら「人に相談する」というのも課題なのかもしれません。勉強についても，勇気を出して相談したことで，「自分で決める」という課題に取り組めました。食事についてもそうかもしれませんね。
Fさん：……きっとそうなんだろうと思います。でも，食事については，勉強につい

て相談するよりもっと抵抗があるんです。恥ずかしいじゃないですか……。食べ過ぎるとか話すのは。

心理士：症状について話をするのは，随分難しそうですね。なぜそうなのかは，今後ゆっくり考えていきましょう。大学生活のストレスと症状の関係などについてもご相談できると思うので，できれば，この相談室でも症状について話せるようになったほうがよいと思います。今日は，ここでは症状について詳しくはお聞きしないとして，いまの段階で医師には話せますか？　医師には話せるようだったら，とりあえず医療機関にご紹介するという方法もなくはないのですが……。そこで症状の程度などを説明できれば，どんな病状だとか，どんな検査をすればよいかとか医師に判断してもらえるので。

Fさん：……採血しただけで，医師には，私が摂食障害患者だとばれますか？

心理士：その辺は私にはよくわかりませんが，こういうことで相談に来たという説明がないと，医師もどういう項目を詳しく検査したらいいのかわからないのではないでしょうか？　医師は患者さんを治すのが仕事なので，医師にはいまある症状をお伝えするほうがいいと思いますが……。

Fさん：……恥ずかしいです。

　カウンセリングにはさまざまな技法があります。「インテーク面接」といわれる最初の面接の段階で，睡眠や食事などについて，網羅的に症状をチェックする立場もありますが，相談者の話したいことに重点をおいて話を進めるという立場もあります。たとえ最初にひと通り症状を確認したとしても，過食や嘔吐，下剤乱用など，本人が隠したい症状については，話題にならないこともあるでしょう。相談の途中で，最初の相談内容とは違うテーマが出てくるのはしばしばみられることですが，摂食障害の場合は，途中で医療機関を紹介しなければならない場合もあるところが，他のテーマとは違って工夫を要するところです。特に受診に抵抗がある場合は，この抵抗感が本来の学生相談まで難しくしてしまうこともあります。

　Fさんも，医療機関の受診には抵抗しています。医療機関での治療を強く勧められて反発しているというより，受診を勧める場合もあるという説明や，症状の内容を聞かれた段階でかなり不安になっているようです。症状の程度によっては，医療機関の受診は必要ないこともあるので，「症状を話してくれたほうが判断しやすいのに」と臨床心理士は思うでしょうが，本人にとって，食の問題を意識するのはかなり居心地の悪いことなのでしょう。この会話からわかるように，抵抗が強いケースは，基本的には本人が摂食の問題を認めたくないという場合が多いと思います。身体の状態が非常に悪いときには，家族に連絡をとるなどの方法も用いて，早めの受診を強く勧めますが，少し待てそうな場合は，受診の勧めを機会に，摂食障害とどう向き合うかについてしっかり話し合うのがよいと思います。このような場合，動機付け面接法の技法が役に立ちます（☞p25）。動機付けの変化の段階という視点で考えると，Fさんは摂

表20 受診を嫌がる理由

・病院がもともと苦手，嫌い。
・受診する時間がない。
・紹介されても，どうせ続けられないから無意味。
・医療機関を受診したらカウンセリングはどうなってしまうのか心配。
・精神科に行かなければいけないというのがショッキング。
・親の保険証なので，精神科を受診したら親にわかり，親を怒らせたり心配させたりするのではないかと気がかり。
・精神科クリニックを受診しているところを人にみられたくない。
・精神科でどのような治療をされるのか見当がつかず不安。薬をたくさん出されるのではないか。
・入院させられるのか，入院するのは鉄格子の病院か，入院したら標準体重まで太らされるのではないか。

　食の問題については前熟考期から熟考期に入ったところですが，他の心理問題についてはすでに相談に入って動機付けが進んでいるので，治療には導入しやすいといえるでしょう。摂食問題があることを認めるというプロセスを丁寧に行っておけば，紹介後のドロップアウトは少なくなります。

　「摂食障害とどう向き合うか」という根本的な問題について話し合えるようになる前に，最初は，医療機関受診への抵抗の理由として，患者はさまざまな理由を挙げると思います。精神科受診を勧められれば，またそのことに対する抵抗もあると思います。例えば患者が挙げる，受診が嫌な理由には，**表20**のようなものがあるでしょう。医療機関への抵抗と精神科への抵抗をまとめて示します。

　これらを「小さなこと」「表面的なこと」と軽視してしまうと本人の動機付けには活用できません。本人が述べる理由については，軽視せず，話を聞きながら，最終的には，本人自身はどう摂食障害に取り組もうとしているのか，という根本的なテーマについても必ず話し合うようにするとよいでしょう。

　本症例では，症状があることを恥ずかしいと思っていることが繰り返し述べられています。恥ずかしさの理由を話し合うのが一般的な方法ですが，かなり時間がかかりそうだったので，この臨床心理士は方向転換することにしました。症状の詳細を聞くのは後回しにするとして，医療機関への紹介状に，経過についての情報を少し盛り込む必要があるので，**資料7**(☞p193)のような紙を渡し，これまでの経過を自分で書いてくるように提案しました。

Scene ❻-3　紹介前の経過の振り返り(1)

心理士：それでは，症状の詳細はとりあえず横において，「食関係の問題」と呼んでおくことにしましょう。症状の程度はわかりませんが，あなたが体力のなさや栄養の偏りを心配しているのだったら，身体の状態のチェックのための受診は必要だと思います。医師にいまの症状の程度を伝えられるようだったら，それがベストですが，紹介状にもこれまでの経過を少し書いておきたいと思います。病院に定期的に通う必要があるかどうか，あるいは1回受診して検査を受け，もう1回結果を聞

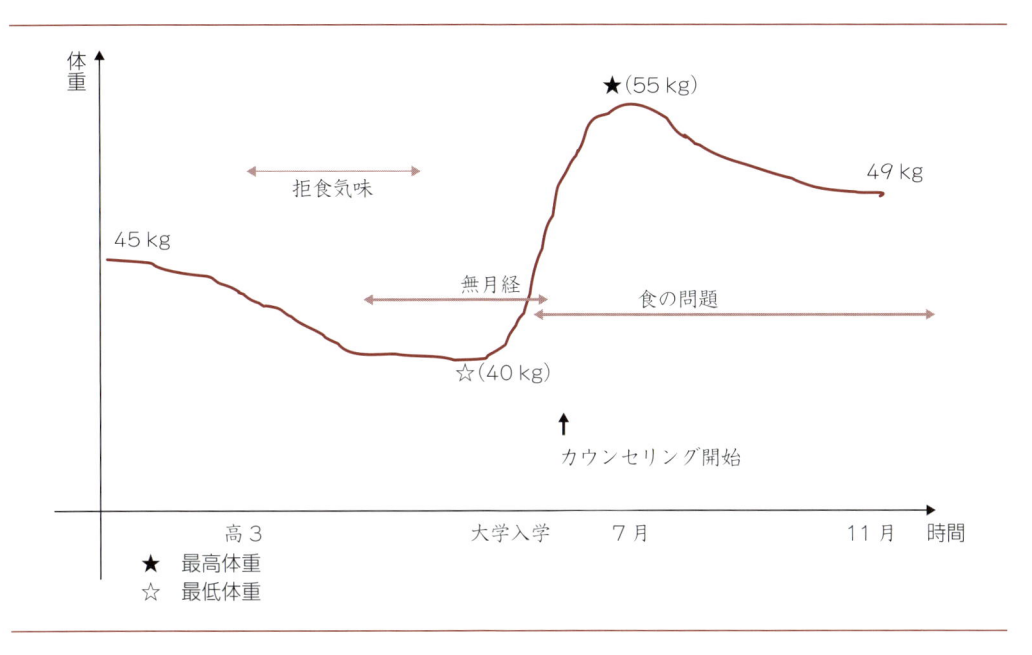

図10 患者が持参した経過表

> きにいくだけでよいかは，医師の判断に任せましょう。もし定期的に通う場合，こちらの相談とどう連携するかは，また相談したいと思います。いろいろ自分で決めるのは苦手だと思いますが，できれば自分はどう治療したいか，というイメージを持って医師にも会うといいですね。田中メンタルクリニックの田中先生は，こちらの相談室からよくご紹介する先生です。わからないことがあったら何でも質問してください。今後の治療についての判断は，病状や経過などについての情報が少ないと，医師にもかなり難しいと思うので，あなたには簡単な経過表を書いていただきたいと思います。このような紙（**資料7** ☞ p193）があったら書けそうでしょうか？
> **Fさん**：症状は「食の問題」というようにまとめてしまっていいんですか？
> **心理士**：いまの段階では，それで結構です。
> **Fさん**：それなら書いてきます。

　ここでは，精神科クリニックと日頃から連携があるという設定で，精神科を紹介していますが，状況によっては，内科や心療内科への紹介という場合もあると思います。
　Fさんは，次の面接のときに，経過表（図10）を持ってきました。

Scene ❻-4　紹介前の経過の振り返り（2）

心理士：これは大変わかりやすいですね。書くのは大変でしたか？

Fさん：いつ頃体重何kgだったとか，細かいことはよく覚えているので，すぐ書けました。書いてみたら，受験のストレスのときは拒食で，大学生になって受験ストレスから解放されたら，他の問題になってるな，と改めて実感しました。
心理士：これは医師にみせられますか？
Fさん：「食の問題」という表現のままでいいならば，構いません。
心理士：それでは，この経過を簡単に紹介状に書いておきます。詳細な症状は，ぜひ自分で医師に説明してみてください。

　症状の詳細を語ることには，抵抗があるようでしたが，本人が持ってきた図を見ると，興味深いことに，高校時代の拒食傾向については，「拒食」という言葉を使って書かれていました。最近の症状については，「食の問題」というあいまいな言葉を用いています。

　このような経過表を作ると，症状の意味や精神病理について，いろいろなことが見えてきます。例えば，可能性として，臨床心理士の頭には次のようなテーマが浮かぶでしょう。

・カウンセリングを始めた頃は，「食の問題」は始まったばかりだったので，よく説明できなかったのも無理はない
・「食の問題」というのは，本人が少し示唆したように過食嘔吐だと思われるが，拒食傾向もまだ残っているのだろうか？
・過食嘔吐はまだ人には説明できない症状のようだが，拒食については「拒食」ときちんと書けている。このことは，過食嘔吐の問題にも取り組む手がかりになるかもしれない。拒食はどのように治ったのだろうか？　本人はまだ何も言わないが，治療を受けたのだろうか？　治療を勧められなかったのだろうか？
・学科について迷っているのは，高校時代に拒食症状があって，あまり考える余裕なく進学してしまったせいなのか？
・カウンセリングを行ってきた数か月は，食の問題は悪化しているようにも見える。本人が示唆するように，急に自由になったことが関係するのか？　カウンセリングとの関係は？
・「自分で決められない」というのが根本的な問題で，拒食やいまの「食の問題」もその現れと考えてよいのか？

Commentary ❶ 経過の理解とセルフヘルプへの動機付け

　CASE 5 (☞p120) でも時間経過と成長のグラフを用いましたが，小児科領域以外についても経過をこのようにまとめると，次へ紹介する際に役に立ちます。紹介を受ける側では，診断のためにこれまでの最低体重や「いま体重が減りつつあるのか，一定なのか」といった情報が必要なので，この点が明らかになれば正確な判断ができます。

また，成長記録と同様，摂食障害の経過も図にして視覚的に理解できる形にすると，**本人にも新たな気付きが生まれます**。経過は言葉で語るケースが多いと思います。経過を自発的に文章で書いてくる患者は少なくありませんし，カウンセリングでもこれまでの経過を「語る」場面は多くみられます。これらの「言葉での理解」に加えて，視覚的な理解もあれば，本人も自分の経過を一瞬にして理解できます。経過を実感できれば，今後どうすればよいか考えやすくなります。Fさんも経過を見直して，改めて実感することがあったと言っています。

　言葉のやり取りの場合，家族との葛藤や周囲の無理解などが大きな話題になるので，その中で，自分自身の問題は何かというところに目が向くのには，時間がかかることが少なくありません。グラフで自分の体重の線を書いていけば，「このような葛藤があると体重が下がりやすい」「ストレスが多いと私の体重は不安定になってしまう」など，「周囲の影響で自分はこうなってしまう」という**自分の問題が捉えやすくなります**。周囲との関係ももちろん十分話し合う必要があり，周囲の問題が大きい場合は，「これはあなたの問題」という視点は提示しにくいかもしれません。しかし，体重の変化などについては，自分が対応することで改善する自分の問題という視点を示せたほうが長期的にはよいでしょう。

　「経過表」は，特に医療関係者にはわかりやすい表現なので，CASE 5 のような「学校から病院へ」，CASE 6 のような「学生相談室から病院へ」，CASE 7（☞p140）のような「保健センターから病院へ」というような場合は，本人と一緒に経過表を作ると，紹介のプロセスがスムーズだと思います。

　資料 7（p193）は，白紙の経過表です。このケースのような医療機関への紹介の場合，あるいは，自分の臨床の中で，経過がいまひとつわかりにくい場合に活用してください。経過表に書き込むとよいのは次のような項目です。

・食の問題が始まる前の身長体重
・経過中の最低体重
・経過中の最高体重
・体重の動き
・無月経期間

　カウンセリングの場で「無月経」などを書いてもらうのは場違いだったらこれは省略し，紹介先の医療機関で話すようにしてもらってもよいでしょう。

　症状については，Fさんの**図10**のように，拒食，過食嘔吐など症状ごとに，激しい時期を矢印で示してもよいですし，「過食嘔吐」について，上にいくと「激しい」下にいくと「軽い」ことを表すことにして，大まかなグラフを描いてもらってもよいと思います。

Commentary ❷ 学生相談と医療機関の関係

　学生相談などの相談機関と医療機関との関係にはさまざまなものがあります（**表21**，☞p41 図3）。極端な低体重や，うつや希死念慮などの精神症状が強い場合は，

表21　相談機関と医療機関の関係

・学生相談から専門機関に治療の場を移す。 ・学生相談でのカウンセリングと医療機関での治療を2本立てで行う。場合によっては，医療機関で，症状に取り組むための指導付きセルフヘルプについても指導を受ける場合もある。 ・学生相談を中心にし，医療機関はアセスメント受診の場として活用する。 ・学生相談では，学生生活についてカウンセリングしながら，摂食症状について指導付きセルフヘルプを行う。臨床心理士は指導付きセルフヘルプの指導役も担当する。必要であれば，医療機関でときどきアセスメントを受ける。

治療の場をいったん医療機関に移す必要があるでしょう。

　また，治療の場を移すというのではなく，身体チェックや薬物療法などのために医療機関に通い，カウンセリングも継続する2本立ての治療の場合もあるでしょう。

　また一方で，「アセスメント受診」(☞p42)で十分なケースもあると思います。

　アセスメント受診で，身体的に大きな問題がない，薬物療法も必要ないと判断された場合，「過食」「嘔吐」などの食の症状にどう対応するかは，カウンセリングの場ではしばしば問題になります。大学への適応や対人関係などについては，カウンセリングで話しやすい話題ですが，食の症状については，従来行われているカウンセリング技法では扱いにくいものです。大学生年齢では，拒食症よりは，過食症や「むちゃ食い障害」(☞p9)など過食中心の病状が多くみられます。これらについては，緊急に医療機関を紹介する必要があるケースよりは，自己コントロールの練習によってかなり状況が改善するケースのほうが圧倒的に多いので，指導付きセルフヘルプも選択肢の1つとして，十分活用するとよいでしょう。過食嘔吐のコントロールの練習には，**資料12-1，2，3**(☞p200～205)の記録用紙を活用してください。

　学生相談の場でのFさんのこの後の展開としては，「恥ずかしい」という意味について考えてみる，詳細な症状について確認する，症状の背景に「決められない」という問題があるのかなどについて考えてみるというようなテーマが考えられます。ここでは，症例提示を単純化するために，家族の問題には触れませんでしたが，Fさんが，大学に入って一人暮らしになったのを契機に過食嘔吐が出ているような場合は，家族がそばにいるときといないときとで，症状はどう変わるのかというようなテーマも重要でしょう。

　このように，1人の学生には，さまざまなテーマがあり，また，かなり複雑なテーマが出てくるので，これらすべてを学生相談の場では扱えないかもしれません。相談室によっては，学生相談は，大学生活に関係する現実的テーマに限り，より臨床的な問題は，外のカウンセリング機関を紹介する場合も多いと思います。

　学生相談は，卒業までの短期間のものですが，ここに述べた医療機関との連携など，対応を多角的に行えば，短期間でもかなり治療が進むケースもあります。また，**卒業後に治療に継続する必要がある場合は，本人の病気の理解や動機付けに時間をかけておくことが望ましい**と思います。摂食障害という「診断名」は，医学領域のもの

表22 将来受診が必要な状況

- 体重や体型に対するこだわりが強く，体型や食のテーマが意識の大部分を占めて他のことに集中できない。
- 自己評価が体重の過剰な影響下にあり，体重増加時の気分低下が改善しにくい。
- 特殊な食生活や嘔吐などのために，仕事や友人関係に影響が出る。
- ダイエットや嘔吐が習慣になっている。
- 実際に体重が大きく減ったり月経に影響が出る。

なので，意識して使わない場合も多いと思いますが，食の問題が明らかなケースには，病状の理解と対応を助けるために，摂食障害関連のパンフレットを用意したり，推薦できる参考書を用意しておくなどの方法も勧められます。これは，摂食障害だけでなく，他の病状にも当てはまることです。

卒業の際，いったん治療を終了するケースについては，「一応これで終了するが，将来このような状態になったら，医療機関あるいはカウンセリングを受診するように」という**将来の2次予防（早期相談・早期治療）を促すための働きかけも非常に重要**です。第1章の**表2**(☞p7)に一部重なりますが，摂食問題について，将来受診が必要な状況を挙げてみます(**表22**)。

相談の最後にこれらを伝えておくと，本人も自分の病状を振り返り，どこまで自分だけで対応してよいか，どこからは専門家の援助を受けるべきかがわかりやすくなります。この線が本人にはっきり理解されていれば，途中まではセルフヘルプでよいのです。

ここでは，学生相談に話を限りましたが，「職場のメンタルヘルス相談」「女性相談」など，その他の相談の場でも，ここで検討した対応の原則は同じです。

Epilogue

- なぜ途中まで隠されていたのかを考えると，治療のヒントになる。
- 医療機関受診をめぐる不安は具体的に聞いて検討する。
- 卒業後の治療についても話し合っておく。

CASE 7

面接する人	保健師
受ける人	Gさん（28歳女性，育児中の母親）
場　　所	保健センターの離乳食講習会の後
テ ー マ	子育て相談の中で明らかになった摂食障害とうつ状態

Prologue

　この保健センターでは，子育て中の母親の援助に力を入れている。乳児健診や1歳半健診などの際には，「子育てを楽しめているか？」「子育てを手伝ってくれる人はいるか？」などのアンケートを配布したり，困ったことがあったらいつでも保健師に相談するようにというメッセージを伝えたりしている。

　保健センターでの離乳食講習に参加した，乳児を連れた母親（Gさん）が講習の後，保健師に声をかけてきた。

Scene 7-1　離乳食の話題から母親の問題へ

Gさん：……あの……離乳食のことでちょっとご相談してもいいでしょうか？
保健師：もちろんどうぞ。どんなことでしょうか？
Gさん：……あの，さっきの講習で，離乳食の作り方はわかったんですけど……。何というか，食べさせるタイミングとか，嫌がったらどうするかとか，わからなくて……。嫌がられるとあせってしまって……。あせるとますますうまく食べさせられないんですよ。この子がしょっちゅう泣くので，私も1日中イライラします。
保健師：食べさせるタイミングの問題が大きいようですね。お母さん自身の生活のリズムに合わせて無理のないスケジュールでやっていくとよいと思うのですが……。
Gさん：……私のスケジュールはめちゃくちゃなんです……。
保健師：赤ちゃんが夜なかなか寝ないとか，そういうことがあって乱れていますか？
Gさん：……この子はまあまあ寝てくれるんですけど……。この子は寝ていても，私は眠れないんです。私は睡眠不足のはずなのに寝つきも悪いし，眠りも浅いし……。言いにくいんですけど，私は昔から，食べ吐きの習慣があって，夜，食べ吐きが出るんです。妊娠中は少しよかったんですけど，この子が生まれてからひどくなった気がします。

　CASE 6も，摂食障害以外の問題から相談が始まりましたが，このケースも子どもに離乳食を上手に食べさせられないという相談の中で，母親であるGさんの摂食障害が明らかになっています。子どもにどう食べさせるかという問題と本人の食以外に，睡眠にも問題がありそうです。睡眠不足のはずなのに眠れないと言っているの

で，うつ状態などの可能性も考えて対応する必要があります。CASE 6（☞p131）の学生相談もそうですが，このケースのような，保健センターや職場の医務室などの相談の第一線では，典型的な拒食症や過食症だけが相談に来るとは限りません。摂食障害の重症度もさまざまな範囲のこともあります（特定不能の摂食障害☞p13）。また，うつや不安など他の精神症状が加わったケースもしばしばみられます。第一線では，精神症状の詳細な診断は難しいと思いますが，ある程度全体像をつかんでおく必要があります。

　この保健師は，睡眠がとれていないのは問題と考え，ひと通り精神面について聞いてみることにしました。もしうつ病の場合は，月に1回，精神科医が来て実施している精神保健相談に予約を入れることも頭に入れて，面接を続けました。できるだけ，尋問調にならないよう気を付けながら話を聞きました。

Scene ❼-2　生活リズムや気分について確認する

保健師：それは大変ですね。赤ちゃんにどう食べさせるかというご相談の前に，少しお母さん※のいまの状態についてお話を聞いたほうがよさそうですね。そのほうが，赤ちゃんのこともお手伝いしやすいと思います。

Gさん：はい。

保健師：睡眠不足というお話でしたが，毎日どれくらい眠れていますか？

Gさん：……睡眠はかなりめちゃくちゃです。夜は横になっても全然寝付けないし，結局昔からの過食嘔吐の習慣が出て，2時くらいまで起きている感じです。「昼間に食べ吐きが出れば楽かな」と思うこともあるんですが，子どもが起きている時間に症状を出すのは，何か子どもに悪影響があるような気がして，子どもが寝るまで出せないんです。夜は比較的よく寝てくれるので，「症状を出しても安心」みたいな感じなんです……。

保健師：いったん眠れば朝まで眠れますか？

Gさん：途中で2〜3回は起きます。夫は朝早く勝手に出ていくので，私が起きるのは，結局，10時くらいになってしまいます。朝起きたときは，また嫌な1日が始まると思って，最悪の気分です。やる気が出ないし，いつまでこんな生活が続くのかと思って，うつうつとします。

保健師：それはつらいでしょう。気分の問題についても考えてみる必要がありますね。出産後，ずっとそういう気分が続いているんですか？

Gさん：波はありますけど，ずっと気分は晴れないです。でも，もともとそういうタイプなんで，慣れてるっていうか，気分が晴れないから寝込んでしまうということもないんです。低空飛行だけど何とかやれてるから，ここまでずるずる来たって感じで，何とかしたいとは思うんです……。でも，いまは，離乳食のことで頭が一杯です。離乳食をどれくらい食べさせたらいいかが不安で仕方ないんです。食べさせても戻してしまうことがあって……。ミルクは，哺乳瓶で何ccとか計って飲ませられるから安心なんですけど，離乳食だと何g食べたか，見ただけではわかり

にくいじゃないですか？　いちいち重さを計るのも面倒で……。一応これくらいは食べさせなくては，という量を食べさせるのにすごく時間がかかってしまって，くたくたです。結局ミルクで栄養補給することになってしまっています。そろそろミルクは減らしたいんですけど……。

> ※このケースは，離乳食の相談から始まっているので，保健師は，ずっと「お母さん」と話しかけていますが，本人のメンタルヘルス相談が中心になってきたら，一般のメンタルヘルス相談のように，「Gさん」と名前で呼ぶほうが適切な場合も多いでしょう。病歴の長い本人の問題に焦点を当てるか，母親としての機能に焦点を当てるかのバランスは難しいものです。

「朝起きたとき最悪の気分」など，かなりうつ状態があることがうかがわれますが，Gさんはあくまでも離乳食の食べさせ方が一番の関心事のようです。関心が狭まっているのも，うつの症状かもしれません。保健師は食をめぐる状況をひと通り聞いてみることにした。

Scene ❼-3　食生活について聞いてみる

保健師：赤ちゃんの食べっぷりはどうですか？　おなかがすいている様子のときはよく食べるでしょう？

Gさん：おなかがすいているのかどうか，そのへんがよくわからないんですよ。いつもおなかがすいているかと思って必死で食べさせようとしても，食べないし。私は，食べ吐きもあるけど，ずっとダイエットもしていて，おなかがすいたからたくさん食べて満足っていう感覚がちょっと自分でもよくわからなくなってて……。何時にミルク何ccっていうほうが楽です……。

保健師：そうすると，お母さんご自身は，これまでどういうタイミングで食事をなさってきたのですか？

Gさん：仕事の合間とか，他の人に合わせて食べるとか……。いまは周囲に大人がいないから，難しいです。

保健師：なるほど。出産後，家にいる生活の中で，お母さんの食事の問題も大きくなっているのですね。気分の問題も少し解決できるとよいだろうと思うのですが，お母さんご自身は，気分よりも，食事についてまず解決したいようですね。お母さん自身の食事は，いまはどうなっていますか？

Gさん：3食決まった時間に食べるっていうふうにならないんですよね。朝は起きるのが遅いし，気分が悪くてすぐには食べないし，夜は，夫は外食が多いから何時ごろ食事にしなくてはというプレッシャーもないし……。食べ始めるとどれくらい食べていいかわからなくなります。1人分というのがどれくらいかわからなくて怖いので，日中は，ちょっとおにぎりをかじるだけ，というようなこともよくあります。離乳食講習で，大人の食事の材料を少し取り分けて使うと簡単ですよ，と聞い

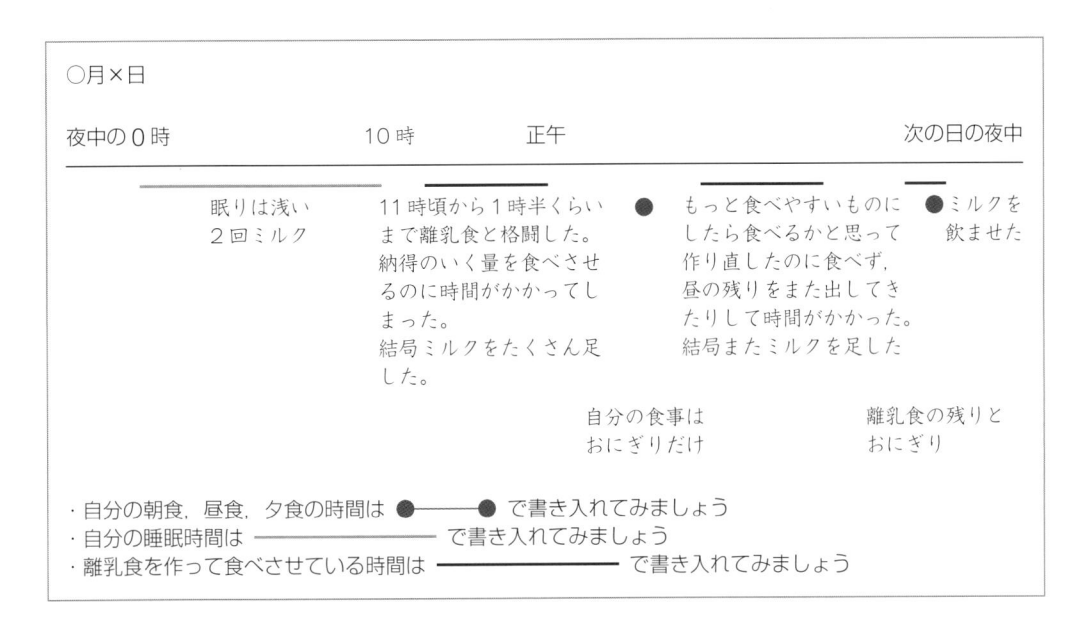

```
○月×日

夜中の0時              10時      正午                              次の日の夜中
       ━━━━━━━━  ━━━━━━━━━━  ━━━━  ●    ━━━━━━━━━  ●
       眠りは浅い    11時頃から1時半くらい    もっと食べやすいものに   ミルクを
       2回ミルク     まで離乳食と格闘した。   したら食べるかと思って   飲ませた
                  納得のいく量を食べさせ   作り直したのに食べず，
                  るのに時間がかかってし   昼の残りをまた出てき
                  まった。            たりして時間がかかった。
                  結局ミルクをたくさん足   結局またミルクを足した
                  した。
                                 自分の食事は           離乳食の残りと
                                 おにぎりだけ           おにぎり

・自分の朝食，昼食，夕食の時間は ●━━● で書き入れてみましょう
・自分の睡眠時間は ━━━━━━━━ で書き入れてみましょう
・離乳食を作って食べさせている時間は ━━━━━━━ で書き入れてみましょう
```

図11　1日の生活リズム記録表記入例

たんですけど，あんまり大人用には料理していないです……。むしろ離乳食の余りを少しつまむくらいで。

　Gさんは，CASE 6（☞p131）のFさんとは違って，食の症状についても自分から話をしています。何とかしたいという気持ちも強いようです。保健師は，それまでの健診記録や子どもの様子から，子どもの成長には大きな問題はなく，子どもに対するネグレクトや虐待を心配するような状況ではないと判断しました。保健師は，緊急の精神科受診を設定するような症状ではないので，食事のことについて援助しながら，一度精神科でアセスメントを受けるよう勧めてみようと考えました。

　このケースは，本人の食の問題と，離乳食が負担だという2つの問題があります。自分のことをよく説明できる患者なので，上記のような会話でも十分様子はわかりますが，**資料9**（☞p196）のような生活リズムの記録表を渡してもよいでしょう。**図11**のような記入がなされれば，これを活用して，今後の方向性について，本人と相談しやすいと思います。例えば，**図11**を見ると，確かに非常に長い時間をかけて，Gさんが納得いくまで離乳食を食べさせていることがわかります。子育てについての対応としては，離乳食の時間を工夫したり，ミルクとのバランスを考え直すなど，一般の育児指導をスタートしてみてよいでしょう。

　一方で，Gさんの摂食障害への援助はどうしたらよいでしょうか？　この段階では，過食嘔吐については詳しく聞いていませんが，確かに本人の食のリズムがかなり乱れていることが推測されます。あまり抵抗なく話せそうだったら，症状を確認しま

す。抵抗がある場合は，子どもへの指導を行いながら，信頼関係を築くようにします。

> **Scene ❼-4　病歴を確認する**
>
> **保健師**：赤ちゃんの離乳食のほうは，「離乳食時間」を決めるようにするとよさそうですね。そのほうが結果的にはよく食べると思いますし，お母さんも疲れないでしょう。少しずつやってみましょうか。
>
> **Gさん**：はい。
>
> **保健師**：さて，お母さんのほうの食ですが，過食の習慣があるとおっしゃっていましたが，少しその辺をお聞きしてもいいでしょうか？
>
> **Gさん**：はい。
>
> **保健師**：いつ頃から過食の習慣があるのでしょうか？
>
> **Gさん**：高校のとき，進路のことで相当悩んでいて，そのときからです。嘔吐もありました。
>
> **保健師**：どこかで治療を受けたり相談したりしましたか？
>
> **Gさん**：高校のスクールカウンセラーの先生と何度か話をしました。すごくよく話を聞いてもらったんですけど，卒業したらそのままになってしまって。一応納得できる専門学校には行ったし，進路のストレスは解決して，症状も軽くはなったんですけど，その後もときどき症状は出てました。その後，当時の彼氏とのことで悩んだときにまた症状がひどくなって，「病院行こうかな」と思ったけど，そのままにしてしまいました。どこかにカウンセラーがいたらまた話したいと思ったけど，どこに行けばいいのかわからなくて……。病院となると，ちょっと敷居が高くて，結局行きませんでした。彼氏と別れたら症状は軽くなったんですけど，習慣になってしまって，その後も，完全に症状が消えた時期が2～3か月以上は続いたことはないって感じです。

　Gさんは，10年ほど症状があるようです。拒食症の場合は，体重が減って周囲も気付きやすいですが，過食症やむちゃ食い障害など，外見上病理がわからない場合は周囲も気付かず，このように何年も経過してしまうことが少なくありません。

　このように，経過が長く，しかもこれまで生活に大きな破綻なくきた症例は，第1章で述べたような「自分なりのセルフヘルプ」（☞p13）の方法が必ずあるはずです。本人なりのセルフヘルプの方法や，これまでどのような援助を受けたかについてよく聞き，どの範囲まではセルフヘルプでやれてきたのか，出産後どういう点で対応できなくなっているのかについて検討します。

> **Scene ❼-5　自己管理について確認する**
>
> **保健師**：症状があってとても大変だったと思うのですが，病院は受診せずに生活して

いらっしゃったとすると,「あまりひどい状態にはならないように」という,自分なりの管理がうまくいっていたようにも思います。

Gさん：はい,自分なりのやり方はあって,ずっとそれでやっていました。高校のとき,最初に過食の症状が出る直前まで,新体操をやっていました。試合前に何kg落とすとか,しばらく試合がなければ,ちょっと甘いものも食べるとか,体重をコントロールするのは,もともとは得意なんです。新体操をやめてから,ちょっと調子が狂ってしまって,目標がなくなって,節食しなくていい生活になったら過食になってしまって,ついでに嘔吐もやって,という感じで……。彼氏との問題とか,何か大きなストレスがあると,過食嘔吐がひどくなってしまうのですが,もともと体重管理はうまいので,自分で決めた最低限の体重以下には絶対落とさない,と思ってやってきました。

保健師：そうですか,最低限以下に落とさない,という基準があったから,健康な状態をある程度保ってやれたのですね。一度もひどい低体重にならなかったのだから,かなり自己管理は上手にできていたのですね。

Gさん：そうだと思います。過食嘔吐のひどい時期はありましたが,その頃の彼氏と別れたら症状は落ち着いたし,ときどき症状が出ても,食事と運動をうまく組み合わせて,体重は管理できていました。……妊娠前までは,ですが……。

保健師：妊娠後は難しくなりましたか？

Gさん：切迫流産で「絶対安静」と言われてしまって,運動ができなくなったので,ちょっとパニックになりました。吐くのもおなかに悪いと思ったし,結局,切迫流産で入院した時期もあって,ある時期かなり太ってしまいました。その後,太ってはいけないと産科で言われ続けて,極端なダイエットをした時期もありました。妊娠中は,最終的には過食嘔吐は少し減っていたのですが,産後はぶり返してしまいました。いまは,子どもがいるから,ジムに行けないことがストレスになっています。妊娠前はしょっちゅうジムに行っていたのですが,子連れでは行きにくいし。夫は毎日残業で,家にいるときは寝ているから,土日も頼めないし……。夫は子どもを置いてまで運動したいっていうのはわからないって言うし。

経過の長い症例なので,CASE 4, 6で使ったような図(資料7 ☞p193)を使って,経過を確認してもよいでしょう。さて,このケースは,運動をすることで,過食嘔吐がコントロールできた経験があるので,本人のセルフヘルプとしては「運動すれば解決する」というイメージがあるようです。一方で,「運動したくてたまらない」というのは,運動強迫(☞p8)の面もあるかもしれません。本人は,運動しか症状コントロールの方法はないと思っているようですが,保健師は他にも症状をコントロール方法はないか,確認してみることにしました。

Scene ❼-6　運動歴について聞いてみる

保健師：ジムにはどれくらい行ってらっしゃったんですか？

Gさん：「仕事帰りに，行けるときはいつでも」って感じで。週3回くらいでしょうか。土曜とか日曜は，ずっとジムにいる日もありました。夫が土日にも仕事が入ることがあって，1人では寂しいときとか……。ちょっとやりすぎだったかもしれません。

保健師：そのレベルではない軽い運動というのはどうでしょうか？

Gさん：軽くっていうのは考えたことがないですけど……。

保健師：本格的な運動しかないと思うと，「いまは無理」と落ち込んでしまいますね。他にも気分転換の方法や，安心して食事できる方法がないか考えてみましょうか？ お子さんの離乳食の心配はあると思いますが，いまのところお子さんは体重も順調に増えていますので，まずはお母さんの食事を立て直すことを考えてみましょう。これまでの経過で，どんなことで症状がよくなったり悪くなったりしたか振り返ってみましょう。時間のあるときで結構ですので，ここに書ける範囲で書いてみてください。お時間がなければ，これを見ながら次回お話しますので，少し振り返ってみておいてください。

　　ここでは，本人の対処法を知るため，これまでの経過の中で，症状がよくなったきっかけや悪くなったきっかけについて，書き出せるよう，**資料10**（☞p197）のような記入用紙を渡しました。次の面接のときに，**表23**のように記入して持ってきたとします。

Scene ❼-7　うつ症状の経過に焦点を当ててみる

Gさん：書いてみました。運動すればすべて解決と思ってましたが，書いていて，「睡眠の問題も大きいかな」と思いました。不眠症が強いとか，ものすごく悩んで気分が悪い時期っていうのは，うつ病なんですよね。この間，新聞に産後うつの記事があって，うつなのにうつだと気づいていない人が多いという話が書いてありました。症状がすごく当てはまるので，私もうつ病なんじゃないかと思いました。

保健師：うつ病といえるかどうかわかりませんが，うつ的な気分はありますよね。今日持って来てくださったこの表をみても，うつ気分や睡眠と摂食の症状については，改めて，考え直してみる必要があるかもしれませんね。もともとずっと低空飛行とおっしゃっていましたが，少し波があって，非常に調子の悪い時期には過食嘔吐もコントロールしにくい状態になってしまうようです。この状態になると，運動しても疲れるだけで逆効果かもしれません。現在の，うつ的な気分や睡眠の問題が少しよくなれば，イライラも減って，離乳食にも落ち着いて取り組めるかもしれません。うつなのかどうか，精神科の先生と相談してみませんか？

表23 症状がよくなったり悪くなったりするきっかけ（Gさんの記入例）

●過食嘔吐が最悪のときはどのような状態になりますか？ どれくらい続きますか？
- 毎日夜中に過食嘔吐が出る状態になる。
- そのときの症状にもよるが，3kgくらい体重が減る，顔色が悪いと人から言われる。
- 昼間の生活は何とかこなせるが，睡眠不足で集中力がなくなってしまう。集中力がなくて仕事上のミスが続くこともあるが，人には症状のことを隠しているので，なぜ以前できたことができないのか不審がられる。
- 2～3か月こういう状態が続いたことが何度かあった。

●うまくコントロールできているときはどのような状態ですか？ どれくらい続きますか？
- 仕事で身体を動かす機会が多いときは割と気分も安定。食生活も安定。2～3か月まったく過食嘔吐がなかったこともある。2週間に1回くらい過食が出る程度，という状態も含めれば5～6か月はほぼ満足な状態が続いたことが一度ある（結婚前）。

●症状に波のある方の場合，どのようなきっかけで症状は軽くなりますか？
- 最初は，進路が決まったら少し軽くなった。元の彼氏とは別れたら，かなり症状が軽くなった。別れた後，落ち込むと思っていたので，これは予想外。

●症状に波のある方の場合，どのようなきっかけで症状は悪くなりますか？
- 絶対安静とか身体を動かせないこと。
- 進路とか彼氏との関係とか「悩む」こと。
  → よく考えてみたら，過食嘔吐がひどいときは，いろいろ悩みがあって，睡眠がとれなくなっている。食べ吐きするから眠れないんだと思っていたけど，不眠のほうが先かも？ この時期は，うつだったのか？

●日々の症状をコントロールするために，自分でやってきた工夫が何かありますか？
- 運動

●その工夫の効果はどうでしょうか？
- しっかり運動ができれば，過食嘔吐は少ない。でも夜中に症状が出るので疲れる。疲れることでようやく眠れるというのもあったけど，疲れてもどうしても眠れないこともあった。運動だけに頼るのはまずい？

●症状を軽くするために試してみたいことは何かありますか？
- 子育てストレスは，進路や彼氏のことと違って終わりがないので，どうしてよいかわからない，運動はやりたいですが……。
- 睡眠は何とかしたい……。

●そのことは試せそうですか，何かハードルがありますか？
- 運動したいですが，子どもをみてくれる人がないので難しいです。
- 睡眠は何とかしたいけど，睡眠薬に依存みたいにはなりたくない，眠り込んでしまって，子どもが泣いたのに気づかないとかいうことになるのも不安。

Gさん：薬を飲まされるのは嫌なんですけど……。その新聞記事に薬で治すこともあると書いてあったので，ちょっと心配です。そういうものに頼らずに自分で治したいです。

保健師：その辺はよく相談してみましょう。いきなりクリニックに行くのが心配だったら，ここの精神保健相談で，私も同席してもよいです。薬だけで解決するという

より，症状を自分でコントロールしてもよいレベルに治るまでは先生の援助を受けるというのはどうでしょうか？「薬がいま必要か」「必要としたらどれくらいの期間必要か」などは，お話を聞いてみましょう。

Gさん：……。一度お話はしてみてもいいかなと思います。夫は，私の症状を知っていて，早く何とかしないと子どもに悪影響だと言っているので，精神科に相談するのは賛成だろうと思います。

Commentary ❶ 摂食障害とコモビディティー（併存診断）

　このケースのように，うつ，アルコール乱用，不安など，摂食障害に加えて，他の症状を持っているケースは多いものです。併存する精神症状のことをコモビディティーと呼びますが，うつや不安は，自分で客観的に評価するのは，困難です。これに対して，摂食障害は，「食べる」「食べない」という具体的な症状を含むので，本人にも家族にも比較的わかりやすいものです。このケースのように，**自己診断として，「私は過食症」「うちの娘は拒食症」と言って相談に来る場合も，詳細に面接すると，実はうつ病だったり，摂食障害とうつ病あるいは何らかの気分障害が併存しているような場合が少なくありません**。判断に迷う場合は，精神科への「アセスメント受診」が必要になるでしょう。うつがあるのに，セルフヘルプを無理に勧めると，なかなか計画がこなせず，ますます自信をなくすというような結果になりがちなので注意が必要です。

　この患者は，食については積極的に相談していますが，気分の問題についてはあまり治療や相談の対象と思っておらず，動機付けの段階でいうと，「前熟考期」（☞p26）にあるケースです。精神病理的には「気分変調」と言われるような軽いうつがベースにあり，スポーツジムのような決まった運動はこなすことができ，むしろ運動で少し気分が改善していたと考えられます。経過が長く，症状にあまり違和感のない状態になっていたといえるでしょう。ストレスの程度が強い時期は，「うつ病」に近い状態になるけれども，そういう時期はあまり長くは続かず，抗うつ薬は使用せずに，生活には大きな支障なくうつ病的な状態からは抜け出すというリズムがあるようです。今回も自然経過でそろそろ抜け出せそうか，あるいは，子育ての負担が継続しているので，抜け出せそうにないかについては，もう少し経過や症状を詳しく聞いてみる必要があるでしょう。

　このようなケースは，精神科のアセスメントの結果，薬物療法などが勧められることもあります。その場合，子育てについては，保健センターで援助が継続する形で連携するのが望ましいでしょう。子どもに大きな問題があれば，さらに他の専門機関に紹介する場合もあるでしょう。本人の食事と離乳食の問題が切り離せないようなケースでは，本人の症状についても症状記録をしてもらい，その結果について精神科との連携の中で活用するというような方法も考えられます。

表24　経過について話をする中でGさんと保健師の間でわかってきたこと

- Gさんには，「運動すると過食嘔吐を抑えられる」「運動できないと症状が悪化する」というイメージがある。
- よく振り返ると，運動することで気分や睡眠が改善する時期と，このレベルを超えて調子が悪く，運動することでかえって具合が悪くなる時期もある。運動で状況が改善するかどうかを，症状の重症度の判断に使えるかもしれない。
- 今回の症状悪化については，「絶対安静」のために運動を止められたり，子どもがいるためにジムに行けないなど，物理的に運動しにくい状況があるのが，これまでと違っている。
- 子育ての負担は長く続くので，これまでの波と違って，今後長い間，いまの状態が続いてしまうのではないかというのが不安材料である。
- 運動が症状コントロールに役立つところまでは，うつ気分や睡眠の問題について専門家の援助を受けたほうがよいかもしれない。
- 目指している運動が激しすぎる。少し軽い運動のレパートリーも考えると，実施しやすいかもしれない。

Commentary ❷ 長い経過の中から，セルフヘルプの手がかりとなるキーワードを探す

　いずれにせよ，このケースでは，「運動」をキーワードにして，セルフヘルプと専門家の援助について考えることができました。経過について話をする中で，本人と保健師の間では，**表24**のようなことがわかってきたと思います。

　これらの認識が本人にもしっかり得られれば，本人のセルフヘルプが援助しやすく，また一方で，専門家の援助を受けることも勧めやすいと思います。このケースのように，**長期間大きな破綻なくきたケースは，セルフヘルプの技術にかなりの自信を持っている**と思います。特に，この患者は，ある線以下に体重を落とさないことについて，一度も失敗なくきています。このことは十分評価したほうがよいでしょう。

　援助については，よく話を聞くと，高校時代のカウンセラーとはよい関係があり，援助を受けてよかったという体験になっています。カウンセラーがあれこれ指示を出すのではなく，話をよく聞いてくれたというところが，本人の志向に合っていたのかもしれません。セルフヘルプ志向の強いケースには，このような体験は重要なものです。どうしても，援助を受けることに抵抗がありそうなケースでは，このようなよい体験について，「どういうきっかけで相談に行ったのか？」「どういう部分がよかったと思うか？」などについて，よく確認するとよいでしょう。

Commentary ❸ 摂食障害と子育て

　拒食症が「思春期やせ症」だった時代には，摂食障害患者の子育てはあまり話題になりませんでした。現在では，拒食症の回復期や過食症，むちゃ食い障害などのケースの妊娠は珍しくありません。妊娠中に食事摂取量が十分でなければ，胎児の発育が遅れることもありますが，拒食症で過去に無月経期間があっても，きちんと回復していれば，産科の経過としては問題ない場合も多いのです。過食症状については，妊娠中はやや症状が軽くなり，なかには産後ほとんど症状が消失する場合もありますが，産後に症状が悪化するケースも珍しくありません。過食嘔吐の症状は，時間も体力も

消耗するので，症状が悪化した中で，乳児の世話をするのは大変大きなストレスとなります。また，摂食障害ではこのケースのように，空腹感や満腹感がよくわからない場合が多いのですが，**子どもの空腹感の読み取りも悪い場合が少なくありません**。極端な場合は，空腹感をよく読み取れず，十分食べさせられないので，子どもの発育が遅れる場合などもあります。また，自分の体重を数字で管理したように，**子どもの体重，哺乳量などについても数字で自分の思うように管理しようとしがちです**。一般的にも産後のうつ気分は頻度の多いものですが，この症例のように，もともとうつになりやすい傾向があると，産後もうつ状態を経験することが珍しくなく，これと摂食の問題が重なると，「セルフヘルプ」だけでは対応が難しくなってきます。**本人の食，本人のうつ，子どもの成長など問題が複合的なので，1人の治療者だけではカバーしきれない場合が多い**と思います。このようなケースこそ，チームで援助していくのがよいでしょう。

Commentary ❹ 子育て援助か，本人の治療か

　このようなケースに対し，子どもへの食べさせ方に焦点を当てて援助するか，母親の食の問題に焦点を当てるかは，相談の最初の段階では判断が難しいものです。保健センターの中でもメンタルヘルス相談と母子相談のはざまのような位置付けになることが多いでしょう。最終的には両方に配慮が必要ですが，最初の段階で，摂食障害の治療について前熟考期のケースでは，「子どもの離乳食相談で来たのに何で私が精神科に行かなきゃ行けないんですか？」という反応になることも少なくありません。このようなケースには，子どもへの食べさせ方に焦点を当てて援助しながら，「やはり自分の食も何とかしなければ」という変化への動機付けが持てるよう援助します。

　本人が自分の食について改善したい動機付けがあれば，治療への導入はスムーズですが，子どもにきちんと対応できているかについては，ときどき確認する必要があるでしょう。本人の治療者は子どもの発育までは援助ができないことが多いので，子どもに問題があれば，**保健センターや小児科との連携が必要**になります。

　「子どもに離乳食を食べさせられない」という母親をみると，従来は「お母さんしっかり」「お母さんがちゃんとしなければ赤ちゃんが育ちませんよ」というような対応がなされがちでした。これでうまくいくケースもありますが，「こうしなくてはならない」というメディカルモデルには反応しないケースも増えています。「わかってくれない」「嫌なことを言われた」と感じる母親も多いのではないでしょうか。特に，摂食障害があればなおさら，敏感な食の領域で批判されると，相談からはドロップアウトしてしまいます。

　経過が長く，症状が固定してしまった患者にとっては，**出産や育児は回復のために生活を変える大事な機会**ともいえます。早期介入とはとてもいえませんが，「適時介入」とはいえるでしょう。ここできちんと援助を受けるのは，子どものためにも非常に重要なことで，子どもの成長のためには，最も早い介入をすることになります。出産後しばらくは，定期的に治療に通うのは難しい場合も多いでしょうが，内科や精神

科，小児科へのアセスメント受診，育児相談，離乳食相談などを勧めつつ，いつでも治療につなげられる用意をしておきましょう。

Epilogue

・食の問題を抱えながらの育児はストレスが大きい。
・子どもの空腹感や満腹感を読みとれないことがある。
・うつ状態など精神症状全体をよく理解して援助する。

COLUMN

ロールプレイ

　海外では，治療法や面接法についてのワークショップなどの際には，ロールプレイがしばしば用いられます。代表者が全員の前でロールプレイするというのではなく，参加者全員が，治療者役と患者役の2人1組になって，会話を試し，また役を交代してペアで感想を話し合う，また最後に全員で意見交換するという形式です。本格的な演劇のような長いものではなく，アドリブで「医師の立場」や「患者の立場」を試してみるというところが重要です。日本においても，患者との会話に限界を感じたら，身近な同僚とロールプレイをやってみるとよいでしょう。医師にとっては患者役をやってみるのは，かなりインパクトのある体験です。冒頭の拒食症のようなケースの患者役を数回やってみるだけで，その後の面接法はかなり変わってくるのではないでしょうか。「ちゃんと食べていますか？」という質問を受けている患者の頭に何が浮かぶか，想像しやすくなります。他の職種の場合も，医師役を試してみると，多職種連携について新しいアイデアが得られると思います。

CASE 8

面接する人	看護師
受ける人	Hさん（20歳女性，入院中）
場　　所	精神科病棟
テ　ー　マ	病棟での看護師の対応

Prologue

　ここでは，拒食症で入院中の患者に対してセルフヘルプを促すアプローチを検討します。患者のHさんは20歳で，拒食症のため体重増加を目的に精神科病棟に入院中です。高カロリー輸液やチューブ栄養は使用せず，食事量を少しずつ増やして経過を観察しています。食事や身体のケアに最もかかわる立場の看護師とのやり取りの中で，どのような工夫が可能でしょうか？　まず，定期的な体重測定の場面でのやりとりから考えます。

Scene 8-1　「機械的な」体重測定

看護師：では，体重を量りましょう。
Hさん：……。
看護師：あら，1kg増えてるじゃない。よかったわね。
Hさん：……。

　この会話が，内科疾患の患者との間で行われたものならば，何も問題がないでしょう。拒食症の場合は，本人は絶対増やしたくないと思っている体重を増やすのが，治療の大きな柱です。治療目標を達成しつつあるという意味では，「よかった」ということになりますが，周囲の「よかった」に反比例して本人が嫌悪感を募らせていると，どこかで体重をごまかしたり逃げ出したくなったりします。なかには，退院したい一心で「体重が目標体重に達してうれしい」という場合もあるかもしれません。この場合，入院経過は順調ですが，退院後の早期の再発の可能性が高いので，やはり体重増加に対する本人の反応は知っておく必要があります。上の会話では患者は終始無言なので，何を感じているかわかりません。
　患者のタイプや治療の流れによっては，あまり余分な会話はせず，淡々と数字を記録するほうがよい場合もありますが，基本的には，本人の素直な反応を聞いたほうがよいでしょう。次のような会話はどうでしょうか？

Scene 8-2　体重測定から対話を発展させる

看護師：では，体重を量りましょう。今日の体重はどうかしらね。あなたの予想は？

Hさん：絶対に増えてると思う。食事のカロリー数増えたし……。カロリー数増やすのにずっと抵抗してたけど，体重がずっと横ばいでどうしようもないから，先週から上げることになったから。なんかむくんだ感じもするし，慣れない。これだけ頑張って食べたのに体重が増えてないと変だけど，増えてると恐怖……。

看護師：……38 kg ね。確かに少し増えたかしら。

Hさん：えーっ！　先週の今日に比べて1.5 kg も増えたんだ。……どうしよう。こんなに増えると思ってなかった……。これじゃあ1か月で6 kg も増えるじゃないですか。どうしよう……。食事をまた前のカロリーに戻してもらっちゃだめですか？

看護師：数字をみてパニックになるのはわかるけど，先生とのお話で，最初はむくんだりもするから，これくらい増えるかもって言われた範囲じゃなかった？

Hさん：そうなんだけど……。でも実際に数字をみるとショック。

看護師：これだけ変化があったということは，あなたが病院食を頑張って全部食べたことの結果だから，自分を褒めてあげていいんじゃないかな。食事を増やしてすぐは，確かにむくんだり，またむくみが抜けたりで体重は不安定だから，またちょっと減るかもしれないし。とりあえず今日の結果だと，入院後，点滴は使わないで，食事だけで5 kg 増やしたことになるから，これも順調だし，あなたの努力の結果だと思うけど。

Hさん：そうなんだけど……。気持ちがついていかない……。

看護師：しばらく様子をみてみましょうよ。このカロリーで，あなたが心配しているように，どんどん際限なく体重が増えるということはないし。

Hさん：そうかなあ……。

看護師：入院した頃と比べて体調はどうなの？

Hさん：内科検査の帰りに，外来棟からの階段を上がるときには，「あ，ちょっと楽になったな」と思うことがある。

看護師：そうなの。それはよかった。

Hさん：「だから入院してよかったでしょう，体重さえ増やせばいいんだから」って親はすぐ言うから，親には言いたくないんだけど。他はどこがどう変わったかよくわかんない。まだあまり自由に外出できないから。

　拒食症患者が，体重が増えて不安になるのは当然です。自宅で体重が増やせなかったのは，この不安を本人と家族では乗り越えられなかったからです。**入院では，自宅ではできなかった作業をやっているわけなので，不安もこれまで経験したことのない大きなものになります**。この症例以上に，不安や攻撃性が激しく出ることも珍しくありません。攻撃性は，主治医や食事内容などさまざまなものに向けられ，治療関係を難しくすることもあります。また逆に，治療スタッフには黙っていて，静かに嫌悪感を募らせている場合もあります。

このような場合，「本人が不安を乗り越えるのを周囲は助ける」というのが最もよいスタンスでしょう。このためには，よい治療関係を作り，この症例のように不安についても話ができることが大事だと思います。また，体重を増やす作業は，ある程度の計画性と見通しがなくてはできません。「こうなるだろう」「こんなこともあるかもしれない」という見通しがある場合とない場合とでは，本人が受け止められる範囲がだいぶ違ってきます。本人のセルフヘルプのためには，安心してセルフヘルプができる環境作りが重要です。

この看護師は，体重の数字だけにこだわらず，体調や本人の体験に興味を示しています。本人は数字で頭が一杯なので，このような対応も大切です。

次に，新人看護師がこの患者の採血をしている場面を考えてみます(病棟によっては，医師が採血をする場合もあると思いますが，ここでは看護師の担当とします)。

Scene ❽-3 「機械的な」採血

看護師：どこから採りましょう？
Hさん：いつも左の肘のここから採るけど……。血管に刺さっても，血が引けないっていつも言われます。すごくうまい看護師さんしか，採血できないです。下手な人は，何回も刺すばっかりだもん……。
看護師：……。

医学的処置は，患者には緊張を強いる場面です。採血，心電図，体重測定，内科での検査など，病棟にはさまざまな医学的介入があります。このような検査の結果次第で，安静の程度が決まったり，退院できるかどうかが決まることも多いので，患者にとっては，あまりうれしくない介入であることが多いでしょう。そもそも入院に納得していない場合などは，Hさんのように，処置のたびに拒否的な反応や挑発的反応になることもあります。本人がこのような態度だと話が続けにくいですが，自分の技術には特に問題がないと判断したら，このような場合もできるだけ本人との会話の接点を見つけるようにします。本人が自分の治療に取り組むのを援助することを念頭において，話があまりずれていかないよう気をつけます。

Scene ❽-4 採血時の対話から身体感覚に注意を向ける

看護師：どこから採りましょう？
Hさん：いつも左の肘のここから採るけど……。血管に刺さっても，血が引けないっていつも言われる。すごくうまい看護師さんしか，採血できないです。下手な人は，何回も刺すばっかりだもん……。
看護師：そうなのね。私は看護師になったばかりだから，よいやり方を教えてね。うまくいったときはどうやってやったのかしら？
Hさん：よくわからない……。うまい人はうまいし，下手な人は下手だし。看護師さ

んの問題じゃないですか？
看護師：それは，ベテランの人のほうがうまいでしょうね。
Hさん：……そうでもないよ。
看護師：そうなの？
Hさん：……ベテランでもうまくない人もいる。……前の病院で，採血の前に，腕を暖めたらうまくいったことがある。……ベッドに寝て足を上げておいて，腕を下のほうにしたら，1回ですぐ採れたこともある。「血液が集まってくる」とか言ってた……。
看護師：ありがとう。じゃあそうやってみましょうか。……確かに全体的に血行が悪いのかな。手も冷たいわね。
Hさん：手は気にならないけど，足が冷たいのはつらい。靴下はいても冷たいから，ちょっと散歩とか，運動したいけど，運動はダメっていわれるし。やせようと思って動いてるんだろうと思われるし。
看護師：足が冷たいことは，先生にはお話してみた？
Hさん：どうせ運動はダメだから，話してない。「食べれば解決する」って言われるに決まってるし。

　この看護師は，患者との会話の接点をみつけようとしています。そして，やはり，本人の意見や体験を知りたいという姿勢を示しています。これに応えて，Hさんも話をしています。

　医学的処置や身体のケアは，本人が日頃は避けている「具合の悪い身体」と向き合う瞬間です。本人が「どこも悪くない」と主張している場合も，本人の体験に耳を傾けると，思い通りにいかずに困っていること，本当はもう少しよくしたいことなどが語られる可能性があります。本人が困っていることを知るのが，動機付けの第一歩です。医学的処置を毎回すべて心理的に活用する必要はありませんが，**治療への動機付けやセルフヘルプの意欲に乏しい症例には，身体の検査やケアをめぐるやり取りの中に，動機付けのレベルを上げるアイデアがみつかるかもしれません。**

Commentary ❶ 体調や身体感覚

　摂食障害の治療では，体重の数字や検査結果の数字が問題になりがちです。本人は「○○kg以上にはなりたくない」「ウエストは○○cm以下」というような，数字に対する強いこだわりを持っています。ここで，治療者も，「○○kgになるまで退院できない」など，**数字だけを判断材料にしていると，治療全体が数字に振り回されて**しまいます。水を飲んで，体重の数字だけ増やして退院を目指すなどの問題は，数字だけを話題にしていると生じやすいのです。医学的な治療で数字を話題にしないのは現実的でなく，また望ましいことでもありません。数字だけ，というのが問題なのです。

表25　患者が感じる具合の悪さ

- 寒い。
- 手足が冷たい。
- 肌が荒れる。
- 髪がたくさん抜ける。
- てのひらが黄色くて気持ちが悪い。
- 体毛が増えて気持ちが悪い。
- 足や腕に血管が浮いてみえて気持ちが悪い。
- 眠りが浅い。
- 立ちくらみがする。
- 硬い椅子には「骨が当たる」感じで、痛くて長く座れない。
- 何もしないではいられない。そわそわする。

　身体には，客観的な「物」としての側面と，主観的な存在としての側面があります。医学の領域で問題になるのは，多くの場合は客観的な「物」としての側面で，これは体重，身長，検査データなど，数字で表現できます。これらの数字は，誰が測っても同じ数字になります。そして数字になると，人より体重が多いか少ないかなど，競争の対象にもなってしまいます。体重だけでなく，身体のサイズ，服のサイズなど，現代社会では，身体を数字で表現する場面が多くなっています。摂食障害の患者が数字から自由になるのは，大変難しい状況だといえます。

　一方，身体には体調や身体感覚など主観的な側面もあります。これは，基本的には本人にしかわからない感覚です。第1章で述べたように，疲労感や体力のなさは，本人には否認されていることが多いと思います(☞p7)。疲労感があれば，これを解消することを治療目標にできますが，疲労感がないので，数字で回復目標を決めざるを得ないともいえます。しかし，「どこも悪くない」と主張するケースでも，実は次のような点には少し困っている場合が多いのです(表25)。

　これらの「具合の悪さ」は外から客観的に測って数字にするのは難しいものです。本人が語ってくれなければ，どれくらい具合が悪いかはわかりません。これらは，周囲からは，「食べれば治るのに食べないから」と言われ続けている場合が多く，本人が自分から話題にすることは少ないかもしれません。「いつ頃からひどくなっているか？」「自分で何かケアしてみたか？」などについてよく話し合うとよいでしょう。

　一方，**治療によって体重が増えた後の体調や身体感覚の変化も重要**なことです。体重が増えた場合，治療を受けていなかったり，治療の中で十分不安が解消されていなかったりすると，表26のような反応が多くみられます。

　この感覚の一部は，ボディイメージの障害からきますが，一部は体重回復途上では物理的に説明できるものです。特に高カロリー輸液などを利用して，医学的に速いスピードで体重を回復する場合は，身体に対する違和感を持ちやすくなります。このような感覚が非常に強くて苦痛な場合，退院した途端にダイエットを再開することになりがちです。これらの感覚についてもよく聞き，**再発の早期のサインや対応について話題にしておくのは非常に重要**です。

　一方，治療スタッフの支えがあり，自分でもある程度治療動機がある場合は，体重増加に対して，表27のような若干肯定的な体験も持つことができます。

表26 体重増加時の否定的な体験

・体が重い。
・だるい。
・おなかだけ太った。
・顔がすごく丸くなった。
・足だけすごく太くなった。

表27 体重増加時の肯定的な体験

・雑誌などを読むときの集中力がついた。
・記憶力や計算力が戻った気がする。
・階段の上り下りが少し楽になった。
・ジャンプできるようになった。
・少し身体が暖かい。
・肌の状態が少しよくなった。
・髪の状態がよくなった。
・「顔色がよくなった」と人から言われた。
・前よりよく眠れる。

「体重の数字が増えた」というだけでなく表27のような体験ができれば、治療動機が高まります。これらの肯定的体験ができ、またそれを表現できるような環境作りが大切です。

Commentary ❷ 病棟生活で発見される「否認」の病理

　病棟内で患者と過ごす立場の職種（看護師だけでなく、研修医、実習中の医学生や看護学生など）は、1, 2週間に1回、診察室だけで患者と顔を合わせる外来主治医以上に、患者の病理に接する機会が多いでしょう。特に看護師は、食事時の付き添い、食事量チェック、バイタルチェック、体重測定など、業務上、食と身体にかかわる機会が多いと思います。Hさんの会話では、体重増加に対するパニックという病理を示しましたが、看護師が「発見」するのは、否認の病理（☞p7）のことも多いと思います。例えば、「病院食は全部食べる約束なのに食べ残しがある」「ティッシュに包んでゴミ箱にこっそり捨てている」という状況があるのに、本人はこのようなことは「ないこと」にしているケースです。運動は禁止なのに、病室の中でこっそり運動していることもあります。過食症の入院治療の場合も、病棟では過食を禁止しているのに、病室で過食の形跡が発見されることもしばしばあります。

　このような問題が生じた場合、その場で本人と話をするのは非常に重要です。本人には、否認の心理があり、その場で事実を確認しない限り、問題は永久に「なかったこと」になってしまいがちです。しかし、本人が否認していることについて、本人と話をするのは、簡単ではありません。こちらから積極的に話をしない限り話は進みませんが、会話が尋問のようになってはあまり意味がありません。

　食事の一部を捨てているケースを例に取ると、最初の段階で、本人は以下のような心理だろうと思います。

> Hさん：私は，全部食べました。私は捨てていません。ゴミ箱で発見されたのは，他の患者さんの食べ残しじゃないですか。

　これは，治療の動機付けやセルフヘルプという立場からは程遠い心理です。治療が進むにつれて，以下のような心理になれば理想的です。

> Hさん：全部はとても食べられないのに，形だけ食べたことにしたいと思ってしまう自分を何とかしたい。こんなことをやっていても，自分はよくならない。

　これには少し時間がかかりますが，一貫した態度で「捨てるのは問題であること」，また「いったん捨てると自分には関係ないことになってしまう傾向があって，これも問題であること」を，適切な状況を選んで，指摘していく必要があります。本人に指摘するのは，医師との共同作業でよいのですが，問題を最初に発見するのは看護師のことが多いでしょう。本人へのフィードバックの方法については，よくチームで話し合っておくことが重要です。

　病棟では，本人の苦手なことや新しい行動をある程度強いるので，不安も強くなります。捨てる，残す，などの行動が出やすいですが，これらに丁寧に対応すれば，本人には変化のチャンスがあります。入院生活は，家ではできないことを試してみる実験的な空間ともいえます。ライフイベントを動機付けに生かすCASE 3（☞p91）や子育て相談の中の摂食障害とうつ状態のCASE 7（☞p140）でみたように，摂食障害を持つ人は，自己流の生活をしていると自分が安心できる範囲の型にはまった生活習慣になりがちです。単に体重を増やすだけでなく，不安をかき立てる新しい状況にどう対応するかという観点からも入院生活を活用するとよいでしょう。

Epilogue

- 病棟生活では，否認しているさまざまな問題が顕在化する。
- 看護師のケアは，身体感覚を気づかせるのに役に立つ。
- 病棟生活はワンパターン化した生活を変える機会を提供する。

第7章

過食症への対応

CASE 9(Part 1)

面接する人	精神科医
受ける人	Iさん(20代女性，会社員)
場　　所	精神科クリニック
テ　ー　マ	食生活の安定化と症状モニタリングの導入

　　CASE 9では，過食症の治療を提示します。拒食症よりも過食症のほうが，症状モニタリングなど，セルフヘルプを取り入れた技法が確立しています。海外の認知行動療法専門外来のような専門的な技法で厳密な構造を持った治療を実施するのが理想ですが，それが難しい日本の日常臨床の場で，過食症状へのセルフヘルプをどのように援助するかという例を示します。Part 1は，基本的な食生活の安定化と過食嘔吐症状のモニタリングへの導入の例です。特別複雑な作業を行うわけではありませんが，このレベルの援助でも，かなり日常生活が楽になるケースも多いと思います。Part 2（☞p173）は，もう少し専門的に，心理面への援助も行う例です。心理的なレベルの援助は，1回の面接に時間がかかるので，クリニックならば，専門外来として一般外来とは別枠で行うか，臨床心理士が担当することになるでしょう。医療機関との連携ができれば，大学の学生相談室の臨床心理士が担当するような形も可能です。ここでは，最初の治療段階とその次の治療段階の違いをわかりやすくするために，Part 1とPart 2は同じ患者の別段階の治療として示します。Part 2で示すような心理的介入が効果を上げるためには，Part 1で示す「食生活の安定化と症状全体の把握」というステップがまず必要です。この部分は，指導付きセルフヘルプを行いやすい部分であり，海外の指導付きセルフヘルプの実践の中でも中心となるテーマです。日本の日常臨床を考えると，盲点になりやすい領域といえるでしょう。医師は，過食嘔吐症状や抑うつ症状，不眠などについて注目しがちです。一方，臨床心理士のカウンセリングでは過食症状の背景の心理に注目が集まりがちです。食生活の安定化の部分は，「きちんと食べましょう」とアドバイスするだけにとどまってしまうことが多いのですが，本人の力を使って丁寧にリズムを作り直すことができれば，過食嘔吐の軽減にも役立つことが期待されます。また，ここで本人の治療に対する動機付けが高まれば，

次の段階の心理的治療にもつなげやすくなります。

Prologue

　Iさんは20代女性で，会社員。仕事が忙しく，半年前からは特に残業が多い。もともと体型を気にしやすく，体重が増えるとダイエットをして体重を落とすようにしているが，ダイエットの期間は長くはなく，不健康といえるほどやせたことはない。長く月経が止まったこともない。

　約1年前から，新しい上司とのコミュニケーションがとれずに悩んでおり，帰宅した後，昼間の上司との会話を思い出して，イライラし，そのときに家にある副食やお菓子をたくさん食べてしまう癖がついた。夜中に食べているので，睡眠時間も短い。家に帰ると，睡眠不足と疲労感で集中力がなく，最近は，深く考えずに過食してしまう。食事をあまり食べていないのに，体重は落ちないので，「食事を食べたらもっと太るだろう」と心配で，普通の食事は拒食がちである。何とかしなくてはいけないと思いながらも，これまで治療を受ける勇気はなかった。

　4か月ほど前，食べすぎた後，嘔吐してしまった。そのときは罪悪感があったが，一方で，これで太らずに済むという安心感もあった。このところ，嘔吐がしばしばみられるようになり，雑誌で，「過食の間はまだよいが，嘔吐し始めたら危険」という記事を読んだのを思い出し，怖くなった。インターネットで，乗換駅近くに精神科クリニックがあるのを知り，受診することにした。これまで精神科を受診したことはなく，身近にも受診者はいない。どのような援助を受けられるのか，何を話せばよいのか不安でいっぱいである。1年前から，実家よりは職場に近いアパートに一人暮らし。あまり食事をしていないのを心配した母親が，本人の留守中に，ときどきアパートに来て，食事を置いていく。

Scene 9-1　主訴は何か

精神科医：どうされましたか？
Iさん：……ちょっと睡眠不足で……。仕事も忙しいし……。朝起きても，よく寝た気がしないです。

　CASE 6（☞p131）の学生相談でもそうでしたが，精神科クリニックでも，**摂食障害患者が摂食の問題を「主訴」として受診するとは限りません**。過食嘔吐という症状を自分で恥ずかしく思っていると，過食や嘔吐のことについては話さないことがあります。精神科の初診の面接の基本の通り，「精神現症」として網羅的に精神症状について確認して初めて，過食や嘔吐についての話が出ることが多いのです。内科や婦人科など精神科以外の科でも，過食嘔吐症状や精神症状について，どれくらい詳しく聞いてよいかは迷う場合もあるでしょう。もし可能ならば，**早い段階で症状の全貌がわかったほうが，治療計画が立てやすくなります**。簡単な質問紙を用意しておいて，基本

的な生活リズムについて記入してもらうという工夫もできるし,「あなたに直接関係ないかもしれませんが,ひと通り確認させてください」と言って,食事習慣について聞いてもよいでしょう。

さて,このケースは,精神科クリニックを受診しているので,精神症状についてはひと通り確認し,睡眠不足の理由の1つは,過食嘔吐にあることが明らかになったとしましょう。次の課題は,**過食の量や過食の出る状況について確認すること**です。これは,簡単なようでなかなか難しいことです。多くの場合,患者は,過食嘔吐について,悲観的になっていて,自己嫌悪感も強いので,

・毎日過食が出る
・何をやっても変わらない

という説明になることが多いのです。まずは,この**悲観的な認識を見直してみるのが,セルフヘルプの第1歩**です。

確かに,多くの人にとって,過食がゼロの日は少ないかもしれませんが,第3者の目でみると,過食の量や過食にかける時間や金額は,日々異なっていることがほとんどです。ただし,かなり慢性の患者については,日々の出来事が過食嘔吐に影響する割合が少なく,「ほぼ毎日同じように,癖のように過食」という本人の話が,現実にも当てはまる場合もあります。このような場合は,毎日症状が同じという主張が正しいかどうかについて,本人と治療者とで議論してもあまり治療的とはいえません。症状が生活に与える影響など,別の切り口で話を進めるほうがよいでしょう。しかし,ほとんどの症例,特に初診の症例では,本人が「何をやっても同じ」と主張しても,日々の症状は,その日の出来事や気分で変動しています。このことに注意を向けることは,「無力感でいっぱい」の状態から,「工夫すれば,症状は減らせるのかもしれない」という肯定的な見方に転換するきっかけになるでしょう。

次に,この患者と医師が,過食の量や過食の出方について話し合っている場面を想定してみます。最初は,メディカルモデル(☞p18)での会話を想定してみます。

Scene ❾-2 メディカルモデルでの展開

精神科医:過食の程度はどれくらいですか?
Iさん:毎日です。
精神科医:毎日必ず出るのですか?
Iさん:そうです。
精神科医:過食が軽い日はないのですか?
Iさん:……あまり詳しく考えたことはないですけど,ないと思います。軽くても意味ないです。過食のない日はないので。自分では嫌です。何とかしたいです。
精神科医:毎日同じなのですね。毎日同じだとしたら,うつ的な要素も強いのではないかと思います。気分も沈みがちのようですし。少し抗うつ薬で治療をしてみましょう。少し眠くなるかもしれませんし,飲んで効くまでに少し時間がかかりますから,あせらずにやりましょう。また再来週来てください。

患者：過食にはどう対応したらいいでしょう？　我慢したらよいでしょうか？

Iさん：そうですね。難しいと思いますが，あまり買い置きはしないなど工夫して，それから，あまりストレスはためないよう気分転換をして，我慢できる場合は我慢してください。

　このように，**メディカルモデルでスタート**して，抗うつ薬を投与するのも1つの方法です。実際に，抗うつ薬により，少し症状がコントロールできる場合もあるでしょう。しかし，「過食症状がいつも同じ」という本人の主張が実は不正確で，また一方で本人に「どうしたらよいでしょう」「我慢したほうがよいか迷っている」という気持ちがあるのならば，この面接の際，あるいは次回の診察の際に，次のような会話をしてみることが可能です。

Scene 9-3　食事の記録を書いてみる

精神科医：あなたにとって，過食があることを考えるだけで，かなりストレスなので，過食の程度がどれくらいか，という観察はあまりやったことがないようです。少しでも過食してしまうと，「過食した日＝ダメな日」と考えてしまうようですが，少し過食が軽い日もあるかもしれませんね。軽い日があれば，「その日は他の日とどう違うのか？」など考えることができます。大変だと思いますが，食事の記録を書いてきてください。普通の食事も過食も，口に入ったものはすべて記録してください。何を食べたかだけでなく，量も書いてみましょう。

Iさん：過食の量も書くんですか？　すごい量だし，家にあるものも食べたりするので，正確には書けない気がします。「書かなきゃ」っていうと，食事のことにまたとらわれそうな気もしますけど，書かなきゃいけないとなると，歯止めがきく気もします。やってみますけど……。普通のノートでいいですか？

精神科医：書き方はお任せします。とにかくやってみましょう。やってみて，難しいところがあれば，教えてください。また，やり方を工夫しましょう。

　このような会話をすると，これまで，**過食について考えることが，「恐怖」になって，回避していたIさんに，回避しないほうがよいというメッセージを伝える**ことができます。記録が難しかったかどうか，また，本人が心配しているように，記録することでとらわれがひどくなったかどうかなどについては，次回の診察で確認します。

Scene 9-4　短いメモからわかること

Iさん：毎日過食が出ましたが，全然記録できませんでした。ちゃんと書けたのは1日です。やっぱりどれだけ過食したかを振り返るのは恥ずかしいです。

精神科医：短いメモを書いた日もあるようですね。では，ちょっとみてみましょう。

表28 ノートの内容

○月△日

朝食　　　トースト　　1枚
　　　　　低脂肪ヨーグルト　　1個
　　　　　ハーブティー

昼食　　　コンビニのサラダ
　　　　　野菜ジュース

夕食　　　（職場でおやつ的に）
　　　　　クラッカー　　5枚
　　　　　ウーロン茶　　ペットボトル1本

家に帰ってから　　帰宅途中で買った菓子パン　5個
　　　　　　　　　前日に母親が実家から持ってきたおかず。
　　　　　　　　　　量は……。「大量」というしかない量。
　　　　　　　　　ダイエットコーラ　　2L

　次の診察で，Iさんは，表28のような記録を持参しました。
　他の日は，朝食や昼食について記録がなく，過食について「ご飯炊いた分，全部」とか，「ドーナツたくさん」など，**短いメモがあるだけ**でした。
　この患者のこの診察に持参した記録からわかることはどのようなことでしょうか？
　医師の頭に浮かんだことを書き出すとすると，次のようになります。

- 記録をするのはストレスのようだ
- 日中は食事量が少ないらしい
- 過食の量がよくわからない。特に母親が作った分や，本人が作った分
- 間食的な夕食が過食の引き金？　間食的な夕食は空腹が引き金？　職場での気分が引き金？
- 「嘔吐もある」と本人は言っていたが，記録の中にはまったく出てこない。コーラ2Lは嘔吐のためのように思われるが……。どの時点で嘔吐が出ているのか？　嘔吐と次の過食や食事との関係はどうなっているか？
- 主訴であった，睡眠不足，疲労感と過食の関係はどうか？
- 日によって症状が違うかどうかがわかりにくい

　このように，1日分の症状の記録と，簡単なメモがあるだけで，その患者とどのような領域について詳しい話をすればよいのかがわかってきます。このリストにあるテーマについて，医師がもう少し詳しく知るのももちろん大事ですが，患者本人に考えてもらうというところが非常に重要です。過食症の場合，症状が日課のようになって，過食が出る状況についてあまり考えていないか，あるいは，過食の引き金になる人間関係の難しさなどについてとらわれているかという両極端のことが多いのです。治療者の質問を手がかりに，症状の出方について冷静に考えてみるというのは，セル

フヘルプのために重要だといえるでしょう。

頭に浮かんだことを踏まえて，医師は次のような会話をしました。

Scene ❾-5　用意した記録用紙に毎日記入する

精神科医：記録をするのは難しいようですね。でも，具体的に書いていただいたこの日の記録だけでも，だいぶ雰囲気がわかります。過食をコントロールするには，過食がどういう状況で起きるのか，よく見てみるのが役に立ちます。過食は急にゼロにはなりません。少しずつコントロールしていくのが一番の方法なので，面倒のようですが，このような記録がとても大事なのです。

Iさん：……これまでは何となく，「自分の意志が弱いんだろう」「治すとしたら心を入れ替えて，きっぱり過食はやめなくてはいけないんだろう」と思っていました。

精神科医：きっぱりやめようとすると，かえって過食がひどくなってコントロールできなくなることがあります。きっぱりやめるといっても，過食以外の食事がきちんと取れる状態でないと，1日中絶食のようになってしまうこともあります。いまの状態を冷静にみて，少しずつコントロールしていけばよいと思います。

Iさん：はい。

精神科医：さて，この1日の記録を見てみましょう。日中の食事量が少ないですね。これをみると，身体はいつも空腹感を感じていて，食物を見ると食べようと反応してしまう状態になっているのかなと思います。また一方で，お母さんとの関係とか，職場のストレスなど，心理的な影響も強いかもしれません。両方ということもあるでしょう。

Iさん：両方という気がします……。でもストレスのほうは，日によって違います。ストレスを感じない日はないですけど，強い日とそうでもない日があるっていう感じです。

精神科医：それは，とても大事なことに気がつきましたね。その辺を詳しく見ていくと，症状をコントロールするきっかけもみつかります。

Iさん：はい。……記録するというのは結構大変です。見たくないものを見ている感じです。この感じが克服できたら，だいぶよいのだろうというのはわかります。過食の量を書くのも難しいけど，日中の食事を書くのも，緊張します。食事量が明らかに少ないんで，今日は先生に怒られるんだろうと思って来ました。記録だけ，もうちょっと足して書いておこうかと思ったくらいです。

精神科医：そうですか。ごまかそうかという気持ちに負けずに，正確に書けたのは，とてもよかったです。

Iさん：過食のほうも，正確に書きたいんですけど，これはどう書いていいかわからないんですよ。お鍋1杯とか書くんですか。

精神科医：調理したものの過食は，量の記録が難しいですね。人と比較する必要はないわけですから，あなたなりの記録でよいですよ。お皿何杯分という感じでもいいです。自分でわかるように工夫してみてください。お母さんがたくさん食物を持っ

て来られること，あなたがそれを過食してしまうというところはとても興味深く，治療の手がかりがこの辺にありそうに思いますが，これはまた毎日の症状の出方をみてゆっくり考えてみましょう。

Ｉさん：はい。

精神科医：さて，食事の話に戻りますが，嘔吐の症状もあるというお話でしたが，今回は記録がありません。今回は，詳しい記録は1日だけですので，たまたまこの日は，嘔吐がなかったのかもしれません。過食と嘔吐はお互いに関連があるので，嘔吐の程度も知ることで，過食のコントロールに役立てられます。嘔吐について記録するのは，過食の記録以上に，抵抗感がある方が多いですが，嘔吐についても記録してみましょう。

Ｉさん：……やっぱり恥ずかしいですけど，やらなきゃ仕方ないですね。記録は他の人に見せるわけじゃないんですよね。……やってみます。

精神科医：今度は，記録用紙を使ってみましょうか。記録の意義がわかっていただけたようですので，むしろ今度は，用紙があったほうが，書き忘れがないかもしれません。できるだけ毎日記録をしたほうが，症状の歯止めになりますし，治療に使える題材が増えます。もし毎日記録するのが難しければ，仕事のある日，休みの日など，生活リズムの違う日の例をいくつか持ってきてください。

　　このような働きかけを診察のたびに続けると，**患者には治療者が症状を正確に知りたいと思っていることが伝わります。また，記録が正確なほど，医師からのアドバイスも具体的になることが感覚としてわかります。**

　治療者が渡した記録用紙は，**資料11**（☞p198）のようなものです。このような**記録用紙は，あらかじめ用意しておくと便利です。**患者によって必要な項目は異なるので，あまり複雑な記録用紙でないほうが取り組みやすいでしょう。

　次回の診察で，Ｉさんは，何日分かの記録を持参しました。今回は，**コメント欄にも記入があり，家での症状の出方がより具体的になりました。本人のコメントも率直です**（表29，30）。「普通に仕事に行った日」「食事がめちゃくちゃになった日」の2つの例を見てみます。

　今回の記入で，**母親が食事を持ってきた日とそうでない日とでは，症状の出方が少し違うことがわかりました。**しかし，母親の差し入れがあった日は，職場でも日頃より多めの間食（夕食）をとっています。**職場での気分と母親との両方が症状に影響しているようです。**

　これらの記録をみて，医師は次のような会話を行いました。

Scene ❾-6　具体的な記録を題材に，症状を確認する

精神科医：今回の記録はだいぶ具体的です。最初の日の記録（**表29**）をみると，確か

表29　普通に仕事に行った日（Iさんが持参した記録）

○月×日　（普通に仕事に行った日）

```
0時   1時      6時 7時        2時           10時         0時
─────────────────────────────────────────────────────────
        睡眠          ●─●         ●─●           ●─???
                ちょっとしか食べないから
                食事時間といっても5分で終わり
```

食事	食材，内容，メニュー	量	コメント
朝食	トースト 紅茶	1枚 1杯	少なすぎたとわかっていたけど……
昼食	ヨーグルト ウーロン茶	1個 ペットボトル半分	これも少なすぎ…
夕食	おにぎり	2個	過食とつながっているので，これが夕食といえるかわからない……
間食	なし		
過食	菓子パン 食パン その他	大量（金額なら3,000円分くらい）	量は何袋と書く？　何千円分と書く？　今回の過食は全部買ったものだから，金額は大体わかる。

に日中は食事が極端に少なく，夜に過食が出ているようです。日中には空腹感はないでしょうか？　空腹感はあるのに，「過食をしたのでカロリー摂取を減らさなければ」と頭で考えてこのような食事になっているでしょうか？

Iさん：空腹感はいつもありますが，昼間は，空腹感を我慢するのが普通になっているというか……。前の日にこれだけ過食したからこれくらい減らすというより，いつもの習慣という感じです。

精神科医：なるほど。過食をどう減らすかと同時に，普通の食事をどう増やすかについてもよく考えたほうがよさそうですね。でも，食事をまったく抜いてしまうのではなく，時間が来たら何か食べる努力をしているという点はとてもよいと思います。過食の量は書きにくかったのですね。でも，この日のように，市販のものだったら，あなたが書いているように，金額で書くのもよい方法でしょう。今度はこの方法を試してみましょう。この日は，嘔吐の記録はありませんが，嘔吐もあったのでしょうか？

Iさん：……ありました。軽い嘔吐というか，吐き切るというところまではいかなかったんですけど。過食がある程度を超えると，苦しいし，このまま寝ると太ると思うから，吐かずにはいられません。

表30 食事がめちゃくちゃになった日（I さんが持参した記録）

○月□日 （母親が持ってきたおかずがあって，食事がめちゃくちゃになった日）

0 時   0 時

時間の記録はできなかった……。前日の夜から過食が始まって次の日に影響したから書き方がわからない……。頭が混乱して，ちゃんと寝ていないから，睡眠時間も書きにくいし……。

食事	食材，内容，メニュー	量	コメント
朝食 間食というか 夕食（職場で）	おにぎり	4個	多すぎ……。
昼食	シチュー 肉じゃが ご飯	鍋1杯 鍋1杯 ？？？大量 →嘔吐	母親が大量に作って置いていったもの。昔は好きだったけど，いまは避けているものばかり……。
夕食	紅茶	3杯	これは朝食とはいえません。
間食	メロンパン プリン	2個 2個	甘いものがほしくて間食みたいになってしまった……。
過食	〜〜〜〜〜〜〜〜〜〜〜		

精神科医：嘔吐にも日によって程度の差がありそうですね。この日は嘔吐の後，眠れましたか？

I さん：この日は，嘔吐が軽かったから眠れました。だから，嘔吐とは書かなかったというのもあるんです。嘔吐が夜長く続いてしまうと，朝起きるのも遅くなるし，ここで食べたら太ると思って，朝は抜いてしまいます。

精神科医：なるほど。その辺はとても大事なことです。過食嘔吐があった後，できるだけ早く普通の食事のリズムに戻すのが，過食のコントロールの鉄則です。「過食した後こそ普通の食事を食べる」というのは抵抗がある患者さんが多いのですが，この図（図12）のように，できるだけ早い段階で，普通の食事に戻るようにしてみましょう。過食のたびに，「次の食事はいつ食べようか？」と考えるのは大変ですから，最初の練習段階としては，朝食の時間，昼食の時間を決めておいたほうがやりやすいでしょう。食事内容は，普通の食事に近いほど望ましいですが，どうしても難しければ，「過食の後に食べても安心感のある朝食メニュー」などをあらかじめ考えておいて，昼食からは普通に，という方法で構いません。とにかく，絶食の時間を長く置かないようにしてください。昼食と夕食の間など空腹時間が長くなる場合は，最初からおやつの時間を設定してもよいでしょう。

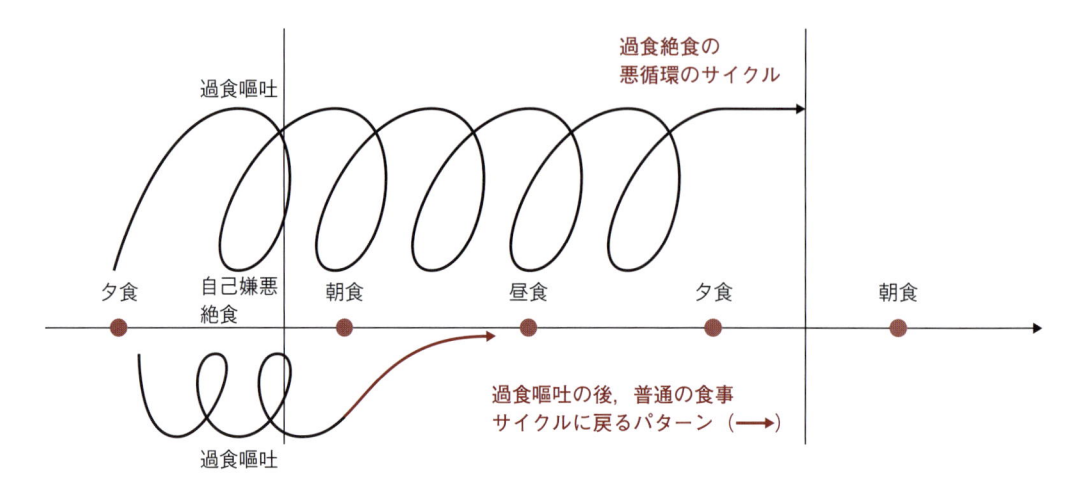

図12　過食絶食のサイクル

　食事のタイミングはできるだけ規則的にする一方で，食事内容，特に過食後に食べられる安心感のある食事の内容については本人の意見も聞くという方法により，セルフヘルプを生かした食事計画を考えることができます。本人は，自分だけ「人には言えない変な食生活」をしていると思っていることが少なくありません。あらかじめ用意されたこのような図を使えば，「このような問題で悩んでいるのは自分だけではない」というメッセージを伝えることになります。こうすれば，**摂食障害患者全般に対するアドバイスの中に，自分に役に立つ部分もあるかもしれないという前向きな気分にもなる**でしょう。

　母親の差し入れという問題は，非常に大きなテーマであり，治療上のヒントがいろいろ含まれます。この大きなテーマも，日々の記録があると次のような会話ができます。最初の面接とは，だいぶ自己開示度が違っているのがわかるのではないでしょうか。

Scene ❾-7　症状が激しい日の記録を治療に生かす

精神科医：この日の記録（表30）は，過食のいろいろな背景が記録から読み取れますね。記録も率直でわかりやすいです。これを書くのは大変でしたか？

Ⅰさん：食事がめちゃくちゃになった日のことは，いろいろ感情がありすぎて，ちょっと言葉がまとまらないというか……。とりあえず過食の出方だけは書こうと思いました。書きながら，母親に対する怒りを感じました。

精神科医：このあたりの感情が少し言葉になると，過食で発散しなくてもよいかもしれませんね。

Ⅰさん：そうなんでしょうか……。

精神科医：職場での気分とは何か関連がありますか？

Ⅰさん：私は，あまり人に相談したりしないで，１人で時間をかけてストレスが通り

過ぎるのを待つというタイプなんです。ストレスが一度にたくさん来るとパニックになってしまいます。この日は職場でも仕事のやり直しがあって、すぐには帰宅できないので、イライラしながら間食をしてしまい、帰ったら母親が来た形跡があって、ダブルパンチでした。食べずに捨てるってこともできないし……。吐いてしまうから結局同じなんですけど……。

　これは、過食症の症状とその治療が多面的であることを示すよい例です。**過食症の治療は、このように、症状面でのコントロールを行いつつ、心理面にも対応していく必要があります。**一般的には、心理面への対応よりは症状のコントロールのほうがセルフヘルプを進めやすいと思います。**症状コントロールに本人の力を生かして、本人の自信を取り戻しつつ、治療者とより心理的な問題について話し合うというような治療の進め方がよいでしょう。**Ⅰさんも、ようやく心理的な問題を話せる状況になってきたといえます。症状コントロールの部分に**本人が参加することで、治療は新しい局面を迎えます。**

Commentary ❶ 過食症治療の前提にある食事の規則性

　過食症の治療の認知行動療法的なアプローチについては日本でも知られるようになっていますが、次のPart 2（☞p173）で示すような、過食の心理的背景について表に書き入れながら考えていくアプローチというイメージが強いでしょう。うつ病などの治療の場合は、症状の背景の検討に最初から取り組めますが、摂食障害の場合は冒頭で述べたように、心理的作業の前に、食生活の安定化や、食事を回避しない練習などが必要です。食事が不規則な場合、心理的な振り返りをすることで、かえって症状が不安定になることもあるからです。英語圏では、本人が症状コントロールに取り組むための書籍やワークブックは多数出版されていますが、前半は食事の課題に割いてある場合がほとんどです。

　過食症の食生活の改善の骨子は、絶食と過食、また、食材の回避と回避していた食材の過食という悪循環を断つことです。過食後に絶食したい心理は摂食障害ならば当然ですが、絶食は爆発的な過食をもたらします。図12に示したような考え方を繰り返し伝え、「過食の後こそきちんと食べる」という練習を勧めます。あまりにも時計に縛られるような生活も苦しいのですが、気の向くままに食に取り組むとどうしても絶食過食のサイクルに入ってしまいます。最初は、ある程度食事時間を決めたほうがよいでしょう。食事の質よりも、食事の間をあけない規則性のほうが優先すると言ってもよいかもしれません。

　過食症の場合、炭水化物や脂肪分の多い食材など、特定の食物を回避する傾向も強いと思います。健康のためなど、本人にはさまざまな理由付けがありますが、これは摂食障害がない場合にあてはまることです。過食症の場合は、特定の食物を回避すればするほど、過食のときにはそれらを食べる傾向があります。一般的に言って、回避

する食材が少ないほうが食生活は安定化します。英語圏では，避けている食材リストを作り，それらを少しずつ食事計画に入れるという方法もよく行われています。英語圏の場合，患者が避けるのは，パスタ，フライドポテト，パイ，デザート類など，一般の人が日常的に食べているもので，これらを避けると食べる物がなくなってしまうというようなリストになりがちです。日本では幸いに，食べる物がない事態にはなりませんが，和食の中の低カロリーメニュー以外は避けているケースがしばしばあります。和食が好きと主張する患者の場合は，回避の程度がどれくらいかわかりにくい面があります。食べられる食材を選ぶのに，食事のたびに過剰にエネルギーを使っていないか，避けたものの反動的な過食がないかなどをよく聞き，回避と反動の過食というパターンがあるようだったら，少し回避をゆるめるように指導します。チョコレート類など特定の2，3の食材が必ず過食をもたらすとわかっている場合は一時的に避けてもよいでしょう。

Commentary ❷ 症状モニター（モニタリング）

　症状記録を促すための会話の例は，すでに，CASE 1～8 でも示しました。これまで挙げたケースは拒食が中心でしたが，拒食の場合は，体重の動きや採血結果など，病理の判断をする材料が，本人の記録以外にもあります。まったく記録ができない場合も，緊急事態かどうかといった判断は，検査結果を用いれば不可能ではありません。一方，CASE 9 で示す過食症の場合は，本人の報告が不正確な場合は，症状の程度の把握が大変難しくなります(☞p12)。もちろん，採血で電解質異常が発見されたり，嘔吐により口腔領域に問題がある場合は症状の深刻さが推測されますが，これらが軽い場合も，症状が軽いとは限りません。アルコール乱用と比較すると，アルコール乱用の患者本人の飲酒量の報告は不正確なことが多いですが，一緒に住む家族がいれば大体の量は推測できます。過食症の場合，患者は酩酊するわけでも瓶や缶が残るわけでもないので，家族にも量がわからないことが多いのです。本人は過食量を知りながら隠している場合もありますが，本人もはっきりとは把握していない場合もあります。このような意味で，過食症の治療においては，本人が積極的に治療に参加することが非常に重要です。

　症状のモニター（観察と記録）は，単に症状の全貌を明らかにするというだけでなく，モニターすること自体が症状のコントロールをもたらします。この点が理解されないと，治療者が詮索しているだけのような印象になり，本人の協力が得られにくくなります。図13に，症状のモニターの意義についてまとめて示しました(☞p172)。このような内容を繰り返し説明したり，コピーを渡して理解が得られるようにします。

　Iさんは，記録用紙のコメント欄にも比較的自由に記録ができていますが，何を書けばよいかわからないというケースには，最初は**資料12-1**(☞p200, 201)のようなチェックボックスがある記録用紙を用い，食事と過食の関係などをチェックしてもよいでしょう。過食がお菓子など中心の場合は，**資料12-1**のように，過食の買物に行った際のレシートを貼る部分がある記録用紙を用いると，過食の量が簡単に把握でき

ます．レシートには，買物に行った時間なども記載されるので，過食の出るパターンもわかりやすいと思います．過食の買物とほかの買物を一度に行わず，過食用の食物は別に買いに行ったほうが症状をコントロールしやすい場合が多いようです．過食用の食品だけを買う場合は，過食に費やす金額が一目瞭然となり，ある限度を超えそうな場合は歯止めがききます．過食の買物用の財布は専用として，決まった額以上は入れておかないなどの工夫もできます．自分で症状の記録をするのは面倒なケースでも，レシートを保存することができれば，あまり負担感なく，セルフヘルプの練習ができます．

　資料12-1の項目⑧（☞p201）に示したように，明日の過食はどれくらいだろうかと予測を立てるのも，症状をコントロールする1つの方法です．予測と実際がどう違ったかをいつも比較していれば，どのような生活状況と症状が関連しているかを考えるきっかけになります．予測がきちんとできるようになれば症状に対する不安は減り，さらにコントロール感が出てきます．

Interlude

- 過食は「止める」より「全体像を把握する」ほうが先．
- 食事の時間はできるだけ規則的に．
- 高すぎる目標は避け，症状コントロールは少しずつ行う．

COLUMN

女性アスリートの3徴

　運動選手の中には，激しいトレーニングのために体脂肪が消費されたり，食事制限のために，無月経になっていたりすることがあり，この状態が一般の神経性食欲不振症と同じかどうかはよく議論されます．摂食の問題と，無月経，骨粗鬆症は，女性アスリートの3徴と呼ばれることもあります．本人にもともとメンタルな問題が特別なくても，激しいトレーニングの結果，無月経，骨粗鬆症がみられることもあるので，無月経のスポーツ選手が全員摂食障害というわけではありません．しかし，子どもの頃から本格的にスポーツをしている女子の身長の伸びの停滞や初経の遅れなど，注意すべき健康上の問題があります．また，スポーツ選手が摂食障害を発症した場合，一般の患者以上に「休めない」気分が強かったり，スポーツ指導者への相談なしに決断することに慣れていないなど，治療上工夫を要する点も多いのです．スポーツ特待生のような場合は，よい結果を出さなければ学校に在籍できなくなるなど，大きな問題が生じてしまう場合も少なくありません．よい結果を出すことが最優先という時期もあるでしょうが，長期の健康にも配慮が必要ということについて，スポーツ指導者に対する啓発も必要な領域です．

症状モニター

過食症の治療の1つの方法として，自分で症状を観察して記録する（症状モニター）という方法があります。これには，どういう意味があるのでしょう？　これは，「症状を少しずつコントロールする」ためなのです。

あなたは「過食をなくす」という目標を持っていると思います。でも，最初から「過食ゼロ」を目指すのはあまりお勧めできません。過食が起きてくる状況を改善せずに，ただ我慢するというのは難しいですし，反動で過食がひどくなることもあります。我慢と反動をすでに経験した方も多いと思います。過食は「我慢力」が足りなかったり意志が弱いから起きるわけではありません。過食を少しずつコントロールしながら，過食が起きてくる状況を改善するのが，健康な生活への一番の近道です。

あなたは，どれくらい毎日過食をしているでしょうか？　例えば，金額に換算して1日に平均3,000円くらい使っているとしたら，平均1日2,800円を目指せばよいのです。いまあなたにとって，1,000円過食した日も3,000円過食した日も，「また症状が出た日」「やっぱりだめだった日」になっていませんか？　もし，1日2,800円という目標を立てていたとしたら，1日2,500円の過食で済んだ日は，喜んでよいのです。「そんな甘い目標ではだめなのでは？」と思うかもしれません。しかし，過食症の治療には，「今日は2,500円で済んでよかった」と思える余裕がとても大事です。このような「コントロール感」が出てくると楽になるし，実際に症状も減っていきます。このようなコントロール感のためには，自分の症状をよく把握しておくことがとても重要です。そして，あまり高すぎない目標を着実に達成していくことが大事です。3,000円から2,800円へという感覚が大事で，一気に2,000円ではハードルが高すぎるのです。

症状が続いてしまう道筋と，症状が徐々にコントロールできている道筋を図で表すと次のようになります。ぜひ，右側の道を進んでいきましょう。

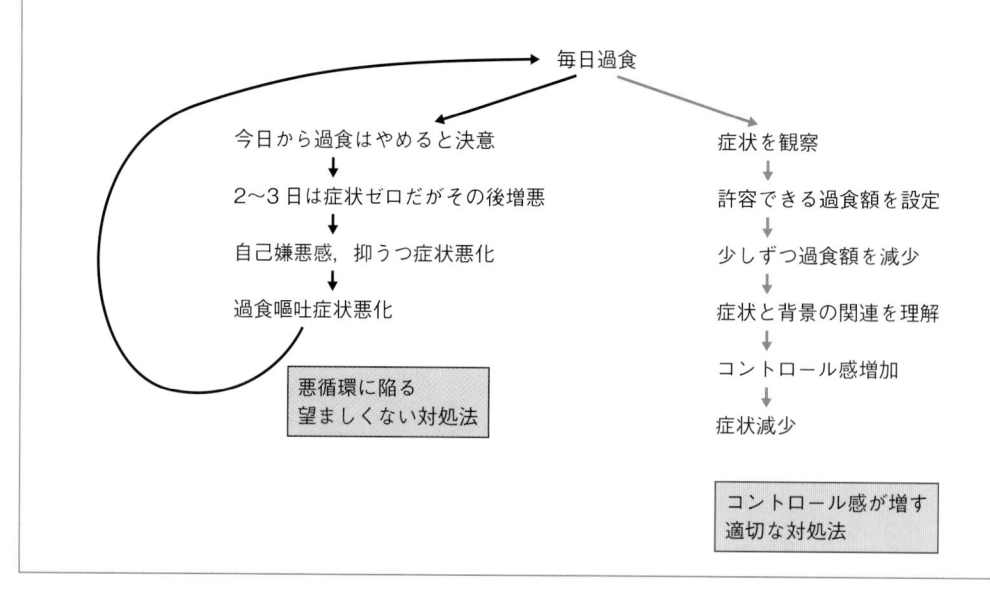

```
                          毎日過食
                          ↙        ↘
          今日から過食はやめると決意      症状を観察
                ↓                        ↓
        2～3日は症状ゼロだがその後増悪   許容できる過食額を設定
                ↓                        ↓
         自己嫌悪感，抑うつ症状悪化      少しずつ過食額を減少
                ↓                        ↓
           過食嘔吐症状悪化            症状と背景の関連を理解
                                         ↓
                                      コントロール感増加
                                         ↓
          ┌──────────────┐              症状減少
          │ 悪循環に陥る   │
          │ 望ましくない対処法 │         ┌──────────────┐
          └──────────────┘              │ コントロール感が増す │
                                        │ 適切な対処法      │
                                        └──────────────┘
```

図13　症状モニターの意義

CASE 9(Part 2)

面接する人	精神科医
受ける人	I さん(20 代女性，会社員)
場　　所	精神科クリニック
テ　ー　マ	背景の分析とより安定した症状コントロール

Interlude

　　CASE 9(Part 1)の続きです(面接の設定と病歴は☞p159)。Part 2 では，Part 1 からさらに治療を進め，過食が出る状況への対応について検討します。Part 1 で示した食生活の安定化と症状モニターの導入で，かなり症状はコントロールしやすくなっています。次の過食の背景の問題に取り組む段階では，自分の心理的な問題にかなり直面することになります。この治療を進めるためには，Part 1 の段階の治療により，ある程度，治療に対する動機付けができていることが重要です。Part 1 の段階で，身体の状態のチェックなどが済んでいれば，冒頭で述べたように，Part 2 の治療は，臨床心理士が医療と連携しながら担当するという形も可能です。ここでは，Part 1 の担当医師が引き続き担当したという想定で話を進めます。

Scene ❾-8　生活リズムと症状の関係を考える

精神科医：さて，これまでのお話で，あなたの場合，過食には2つのパターンがあることがわかりました。1つは，お母さんの差し入れがなく，お菓子類 3,000 円相当の過食がある日です。こういう日は，嘔吐は軽いようです。もう 1 つは，お母さんの差し入れの過食で，量を示すのは難しいけれども，感覚的には，お菓子 3,000 円分より苦しく，必ず激しく嘔吐してしまうというパターンです。こんな理解でいいでしょうか？

I さん：はい。大体そうですが，よく考えると，母親の料理の過食の後，お菓子の過食がある日とない日があります。母親の食物の過食嘔吐の後，お菓子の過食が出た日が最悪です。

精神科医：なるほど。これまでの治療で，過食嘔吐があっても，できるだけリズムを守って生活することを目指してきましたが，その辺は，今週はどうでしたか？

I さん：寝つきが悪いので，眠れずにいる時間が苦しいです。過食はしないと決めているのに，過食したくなってしまい，実際に過食したこともあります。睡眠が改善すれば少しリズムがよくなるように思います。

精神科医：そうですか。少し睡眠導入剤を処方するなどしてよく眠れるよう工夫してみましょう。

I さん：はい。あまり強くない薬で，次の日の仕事に影響がないのならば，試してみたいです。

精神科医：それから，そろそろ過食の背景についても考えてみたいと思います。
Ⅰさん：母親との関係とかですか。
精神科医：いきなりお母さんとの関係を掘り下げて考えると，かえって気持ちが不安定になるかもしれません。
Ⅰさん：はい。それはちょっと心配です。でも原因というか，根本的な問題を解決しないとダメなんですよね。
精神科医：原因を解決しようと考えるとちょっと問題が大きくなってしまいます。原因は複雑ですし，お母さんとの関係を完全に解決というのも難しいと思います。

　家族関係を発症の原因と考えるかどうかについては，CASE 1（☞p71）で述べましたが，患者さんの中にも「母との関係を根本的に見直さなければ治療にならない」と思ってしまって，その負担感から治療が始められない場合があります。もう少し現実的な問題を少しずつ解決していくということを伝えます。

Scene ❾-9　過食の背景にある感情について話し合う（1）

精神科医：いまの段階でベストなのは，過食との関係で，どういう感情が症状に結びつくかを考えていくことではないかと思います。ここに，過食の前のことを振り返るための用紙があります。過食の前の状態を振り返って具体的なことをこの用紙（資料12-2，☞p202，203）に記録してみてください。お母さんへの感情が出てくれば，もちろん書いていただいて結構ですが，過食の前の状況に限ったほうが効果的です。この用紙の①～③はこれまでの繰り返しの食事モニターです。④のところに過食の前の状況を書いてみましょう。よく観察すると，過食の引き金になりやすい感情があると思います。人によって違いますが，感情に名前を付けるとすると，怒りとか，自己嫌悪感とか，寂しさといった感情が多いようです。何とも言えない過食気分としか言えないという方もいます。どういう言葉で呼ぶかも大事なことなので，よく観察してみてください。
Ⅰさん：自己嫌悪に近いような気がします。怒りも強いかな。
精神科医：そうですか。状況によって違うかもしれませんし，混ざっているかもしれませんね。よく振り返ってみましょう。それから次の⑤が大事で，過食や嘔吐を減らすために自分ではどのような工夫をしたかについて記録してみてください。過食嘔吐にはまったくお手上げで，自分では何もしていないという方もいらっしゃいますが，よく振り返ると，過食になりそうな食品は避けているというような場合があります。これまでの治療でみたように，このような努力がうまくいく場合もあるし，かえって症状を悪くする場合もあります。これは大事なことですのでどのようなことでもいいですから，自分なりに工夫していることがあったら書いてください。
Ⅰさん：はい。何の工夫もしてない気がしますけど……。
精神科医：よく考えると，何かあるかもしれません。記録用紙の⑥～⑪はこれまでの

モニターと同じです．コピーを多めに差し上げます．毎日書く余裕がなければ，過食が多い日，少ない日など，さまざまな例を数日分持ってきてください．

　過食の背景を振り返ろうとすると，親との関係や子ども時代のいじめなど，大きなトピックが出てくることがしばしばあります．本人の体験をカテゴリーに入れようとすれば，確かに「虐待」や「いじめ」になる場合がありますし，これが大きな体験であることは否定はできません．しかし，**過食嘔吐症状のコントロールを考えるときは，症状に直接結びつく具体的な状況に注目することが必要**です．漠然と「親に対する怒り」などを振り返ると，どんどん怒りがわいてきて，診察に通ったために症状が悪化するというような事態になりがちです．より具体的な状況に注目すれば，それに対して自分はどんな工夫をしたかという話にも導入しやすくなります．

　次の診察で，Ｉさんが，記録を持参しました．2週間分の記録のうち，一番症状が悪かった日の④，⑤，⑩の部分だけ示します（図14）．

Scene ❾-10　過食の背景にある感情について話し合う（2）

精神科医：さて，どうでしたか？

Ｉさん：書いてみました．やっぱり怒りというか自己嫌悪というか，そういう気分が過食の元，という感じです．

精神科医：なるほど．難しい感情をよく振り返れましたね．上司やお母さんに対して「押しが強い」と感じていて，そういう方とのコミュニケーションで，このような感情が湧きやすいようですね．

Ｉさん：はい，何と表現していいかわかりませんが，振り回されている感じです．

精神科医：なるほど．私は職場の雰囲気を知りませんが，例えばここにある書類の書き直しの件など，あなたと同じ立場の社員さんで同じような状況になったときに，もっとはっきり上司に説明を求める人はいますか？

Ｉさん：たくさんいます．みんな，割と言いたいことを言っています．

精神科医：そうなんですか．ではあなたが，もっと上司に説明を求めてもおかしくはないのですね？

Ｉさん：私が言うと，みんなびっくりするかもしれません．でも，一般的には全然おかしくありません．

精神科医：そうですか．それでは，思っていることを上司にはっきり伝えるというところから練習するとよさそうですね．上司に対して振り回されている感じと，お母さんに対して振り回されている感じは似ていますか？

Ｉさん：似ていますけど，どちらかと言うと，上司に対してはどうしてはっきり言えなかったんだろうという自己嫌悪が強いです．母親には怒りのほうが強いです．場合によってちょっと違いますが．

④過食が出たきっかけ，過食直前の気分，そのとき考えていたことなどを書いてください。

1）水曜日
　上司が，書類の記載の細かいところについて，文句を言い出した。外回りの仕事から帰って，残業して作り直していたら，私の外出中に上司が他の人に頼んですでに作り直してあったのが途中でわかった。「私の努力はどうなる？」「私のことを馬鹿にしている」と思って最初腹が立ったが，「自分のコミュニケーション力がないのが悪い」と落ち込んでしまった。上司にもう一歩詰めて確認すればよかった。こういうことが結構ある。落ち込みというか，自己嫌悪というか……。イライラした自己嫌悪。こういう日は過食の量が多い。吐いてすっきりするために食べているから，過食の量も多い。

2）金曜日
　母親が携帯に電話してきてもできるだけ出ないことにしているが，何回も電話してきて留守電を入れてあった。「この前持ってきた食事は食べたか？」とか，「そろそろ電子レンジを買い替えたほうがいいんじゃないか？」とか，「冷蔵庫におかずを入れておいたから食べろ」とか，また，「来週は叔母さんが訪ねてくるから，実家に帰って来なくてはいけない」とか，「叔母さんにも，みんな集まるから食事に行こうと言ってある」とか。いろいろ勝手に決められて，ものすごく腹が立った。アパートに帰ったら，いろいろ食物が置いてあって，こまごまとメモがあってますます腹が立った。こういうとき，母が持ってきたものを全部捨てられればいいんだけど，それができない自分が情けない。

⑤過食や嘔吐を減らしたり中断したりするために，どのような工夫をしましたか？　その結果どうなりましたか？

工夫，試み
・母親の電話に出ないようにしているのは，工夫といえば工夫。
・母親が大きい冷蔵庫を買ってあげると言っているのに，抵抗しているのは工夫といえば工夫。冷蔵庫が大きくなったらもっと食べ物を持ってくると思う…。
・急な仕事が入ったと行って叔母さんに会いに行かなかったのは工夫。叔母さんには会いたかったから悪かったけど……。
・過食用のお財布を作った。

その結果
・電話に出て話すとイライラするから，出ないのはよい工夫だと思う。でも，出ないから家まで様子を見に来てしまうというのもあるかも……。
・専用のお財布ができたら，過食の量がわかりやすくなった。余計なお金を入れないようにしたら，母親の食物がない日は3,000円以内でOK。母親の食物があって過食を足す日も1,000円でOK。

⑩今日の症状記録をみて，症状について気づいたこと，明日試したいことなどあったら書いてください。

上司にも母親にも，もうちょっとはっきり物が言えればいいのがわかった。でも，すごく押しが強い人たちなので，どうしていいかわからない。

図14　過食背景記録例

Iさんは，自分の気持ちの振り返りと言語化ができています。漠然と「嫌な感じ」としか言えない人もいます。その場合は，感情を言葉で名付けるところにも援助が必要です。

Scene ❾-11　認知行動療法の技法の活用（1）

精神科医：それでは，ちょっと単純化しすぎかもしれませんが，次の記録は上司とのやりとりがきっかけで症状が出た日は自己嫌悪，お母さんとの関係で症状が出た日は怒りに注目しましょう。この図（資料12-3，☞p204，205）の④が，前回より詳しくなっています。まずは，あなたの人生で最大最悪の自己嫌悪感を100％とします。思い浮かべられますか？

Iさん：はい。去年ですが，これも，私が「No」と言えなかったために，職場で他の人の仕事を手伝う羽目に陥り，それが結局いい結果をもたらさず，もともと自分がやっていた仕事も中途半端になってしまって，あちこちでトラブルが起きました。このときは自己嫌悪で，2日間休んで寝込んでしまいました。

精神科医：そうですか。それは大変でしたね。そのときに比べれば，例えば今回の書類に関する自己嫌悪は少ないのですね。

Iさん：何度も繰り返しているから，繰り返すたびに自己嫌悪がひどくなる気はしますけど，その状況だけみれば，去年のあのときよりは少ないです。

精神科医：なるほど。もし去年のその状況を100％とすると，今回はどれくらいですか？（資料12-3の④の左から2番目の項目）

Iさん：……80％くらいでしょうか。

精神科医：かなり高いのですね。そのときは，「トラブルが起きて嫌になった」という以上に，「自分のこういうところが許せない」とか，自分に対してかなり否定的になりましたか？

Iさん：はい。「自分は何をやっても失敗するダメな人」と思いました。

精神科医：なるほど。その考えはときどき頭に浮かびますか？

Iさん：はい。「自分は何をやっても失敗する」というのはいつも頭の中にあります。

ここでは，認知行動療法では「信念」と呼ばれるその人特有の思い込みについて話をしています。「信念」については，少し揺らいだほうがよいので，「治療者にはこうみえる」ことを伝えたり，「友人だったらどう言うだろうか」と考えてもらったりします。否定的な信念は，本人を苦しめますが，長年抱えて本人の一部のような存在なので，頭ごなしに否定したり，馬鹿にしたりした雰囲気にならないように留意します。

Scene ❾-12　認知行動療法の技法の活用（2）

精神科医：それはつらいことですね。でも，現実にはあなたが何をやっても失敗する

というのは考えにくいことです。

Iさん：いいえ，本当に失敗ばかりなんです。

精神科医：「何をやっても」というところが当てはまる人は少ないですよ。

Iさん：確かに「何をやっても」というのは大げさといえば大げさですけど，いつもそういうふうに思っているので……。

精神科医：書類の書き直しの件で，あなたと同じ体験をしても，「自分は何をやっても失敗する」と思う人ばかりではないかもしれません。このようにお話しすると，「何をやっても失敗すると思う私が悪い」というふうに受け取ってしまう人もいるのですが。

Iさん：はい，私はそう思ってしまいます。

精神科医：そのようですね。資料12-3の④の右から2番目の項目で書き入れるのは，「このようなときに他の考え方ができないだろうか？」とか，「もしIさんに対して好意的な友達だったらどう言ってくれるだろうか？」ということです。

Iさん：私がこれまでどれだけ失敗しているかを知らない人だったら「好意的な声かけをしてくれるだろうな」とは思います。例えば……「Iさんに書き直せと言っておいて，他の人にも同じことを頼むのはひどいんじゃないの」とか，「Iさんが書き直すべきかどうか，はっきり言わなかったのは上司が悪い」とか，「Iさんの部全体の役割分担もおかしいんじゃないの」とか。また，「Iさんの代わりに仕事をした人も，Iさんに確認してみようと思わなかったのか？」とか，「Iさんが自己嫌悪になる必要はないでしょう」とか……。

精神科医：そうですね。いろいろな考え方ができますよね。もしそういうふうに考えられれば，少し自己嫌悪はやわらぎますか？

Iさん：ほんの少し。

精神科医：「友達の立場だったら」というところでいろいろな考え方が出てきたのはよかったです。ほんの少しでも嫌な気持ちがやわらげば，症状が今後軽減できる可能性があります。

Iさん：そうなんですか？

精神科医：その調子で，やってみましょう。今回はいろいろ考えなくてはいけないので，慣れるまでは，考えて記入するのに時間がかかるかもしれません。特に，**資料12-3の④の部分**は，毎日記録するのは難しいかもしれません。数日分を詳しく検討することを目指しましょう。

　　過食の背景の気持ちを％で表すこのような方法は，認知行動療法の基本として知られています。過食の前の気持ちは，最初は言葉にするのが難しいのが普通です。感情を自分で把握しにくいのは摂食障害の特徴です。記録用紙を埋めるのを急がず，**嫌な感情を何と名付けるかというところは，よく話し合う必要があります**。他の考え方はできないかという項目も，書くだけ書いておこうというようにならないように，最

表31 「過食が出た状況」の記入例（その1：上司とのやりとりがきっかけ）
④過食が出た状況を1つ選び，下の表に書き入れてみましょう。今日過食がなければ書かなくて構いません。

過食が出たときの状況	そのときの気持ち（最悪を100%とするとどれくらい？）	そのとき考えていたこと。自動的に思い浮かんだ自分に対する否定的な考え。	他の考え方はできないか？ 好意的な友達だったらどう言うだろう？	左のように考えると，気分の悪さはどう変わる？
上司がまた急ぎの仕事を言ってきた。おまけに，「またこの前のようなミスをするなら最初から他の子に回そうかな」とか値踏みするようなことを言われた。結局忙しくて昼は抜いてしまい，絶食が長かったこともあって，帰宅後にかなり過食が出た。	自己嫌悪80%	自分はいつも失敗ばかり。人からも失敗する人とみられている。	上司のこういう言い方はよくないと思う。本気では言っていない気もする。こういうからかうような態度はよくない。こういうのには気持ちを振り回されないようにしないと。それに，またミスするかどうかはわからない。失敗ばかりと思う必要はない。前の書類の件だって，Iさんのミスとは言い切れないと思うし。	自己嫌悪60% ミスをする人，失敗する人という意味での自己嫌悪は減るけど，他の人は振り回されないのに自分は振り回されているという意味では，自己嫌悪がちょっと増える……。

初はよく話し合いながら記入項目を確認します。記入が複雑になってくると，記入だけは完璧で現実がついていかなくなったり，記入に非常に時間がかかり，負担感が大きくなったりしがちです。負担感をゼロにするのは難しいですが，治療に対する前向きな気持ちが失われない範囲で症状モニターができるよう工夫します。このためには，**症状モニターに対する率直な意見が言えるような治療関係を作っておくのが重要**なことです。

次の診察で，Iさんは，数日分の記録を持ってきました。**表31**と**表32**にそれぞれの④の部分の例を示します。

Scene ❾-13 過食の背景の感情についてもう一度話し合う

精神科医：どうでしたか？
Iさん：書いてみました。3食の食事はだいぶ規則的になってきました。いまちょっと仕事が忙しいのもあって，上司とギクシャクしています。それで，仕事のことでイライラして，過食はやっぱり出ます。上司も，かなり無理な仕事を短期間に完成するよう上から言われているようで，あせっています。……というか，上司にも問

表32 「過食が出た状況」の記入例(その2：母親との関係で)

④過食が出た状況を1つ選び，下の表に書き入れてみましょう。今日過食がなければ書かなくて構いません。

過食が出たときの状況	そのときの気持ち(最悪を100%とするとどれくらい?)	そのとき考えていたこと。自動的に思い浮かんだ自分に対する否定的な考え。	他の考え方はできないか? 好意的な友達だったらどう言うだろう?	左のように考えると，気分の悪さはどう変わる?
母親が電話してきた。いつも無視するのもいけないかと思って出た。「友達の娘が結婚した」とか，「何であなたは結婚しないんだ」とか，「そんなにやせているから結婚できない」とか言っていた。電話の後，ひどくイライラして，過食嘔吐。	怒りで言うと，80% 自己嫌悪も混じっている。70%くらい?	自分はダメな人間(結婚できない，いつも母親に言われっぱなし……)	これは，お母さんのあせりをIさんにぶつけているだけ。こういうことを言うお母さんは他にもいる。Iさんが特別ダメなんじゃないよ。その友達に，「お宅はまだなの?」とかたまたま言われたんだよ，きっと。まだ20代なんだし，「結婚できない」とかいう年齢でもないし。結婚できないほどやせてるってことはないよ。	自己嫌悪はだいぶ楽になる。40%くらい? 怒りはまだ強い。70%くらい。

題ありというのは，この記録(表31)を書いてみて「他の人ならそう見るだろうな」と思っただけです。自分ではギクシャクするたびに，自己嫌悪でいっぱいになってしまっています。

精神科医：そうなんですか? その辺が楽になるとよいですね。

Iさん：……この間，「これまで最大の自己嫌悪100%は去年の仕事のこと」と言いましたが，実はその頃付き合っていた彼ともうまくいかなくなっていたんです。いま考えると，彼も上司と同じように，ちょっと自己中心的なところがありました。いますごく冷静に考えると，彼のほうがだいぶ無理なことを言っていたのに，私は「自分が悪い」というふうに思っていました。

精神科医：少しこれまでの体験がつなげて考えられてよかったです。自己嫌悪というのは確かにあなたにとってキーワードのようです。

Iさん：去年の最悪のときは，会社に行けば決まった仕事は大体できていましたが，あまり余裕はありませんでした。ずっと病院に行かなかったのは，病院に行く元気もなかったという感じで，最近少し落ち着いて余裕が出てきたので，受診したとい

うのもあります。彼とは別れたので，いまはストレスが主に仕事と母親のことだけ。過食のきっかけを少し絞って考えられるから，治療が続けられる気もします。

精神科医：よく思い出せてよかったです。ひょっとしたら去年のその時期は少し抑うつ的だったといえるかもしれませんね。

Iさん：そうかもしれません。すぐ自分で落ち込むのがいけないですよね。今週も，母親がきっかけで過食嘔吐したこともあって，記録を書いてみたんですけど（**表32**），冷静に考えれば，母親は自分がイライラしたり不安になったりしたときに，こっちにあたってきているだけなんです。でも私のほうが，母に対して怒りながらも「自分はダメな人……」と引きずる気分があって，これが過食になるんです。こちらの記入用紙（**表32**）のほうは，「友達ならこういうだろう」っていうのを書いたら，自己嫌悪はだいぶ軽くなりました。

精神科医：それはよかったです。自己嫌悪が過食に結びつくようですから，自己嫌悪を減らすのがポイントですね。この状況では，怒りを感じるのは当然に思いますし。

　　　　記録を題材に，母親に対する感情も見返しているようです。派生して出てくる次のような話題には柔軟に対応します。

Scene ❾-14　母親との関係について考える

Iさん：母には，いま摂食障害の治療中で「食事も生活も自分のペースを守るほうがいいと言われている」と伝えてもいいんですよね？

精神科医：それはそうですね。その通りですから。お母さんには，治療中ということは伝えてあるのですか？

Iさん：……実はちゃんと伝えてはいません。症状についても，過食嘔吐については言っていないんです。「胃腸の調子が悪くて，内科にときどき行っている」と言ってあります。母親としては，仕事が忙しくて，ちゃんとした食事も摂っていないんだろうと思っているんでしょう。学生のときからダイエットとその反動の過食はあったんですけど，母親には隠せる範囲だったので……。母親はちゃんとした食事を食べさせようと思って食物を持ってくるんだと思います。鍵を渡さなければよかったんですけど，「あんたは身体が弱いから，倒れたときに私が世話に行けないといけない」と強引に持って行ってしまったんです。

精神科医：そうですか。お母さんには少し説明して，「こういうふうにしてほしい」というあなたの希望を伝えられるとよいですね。

　　　　だいぶ過食の背景が明らかになってきました。過食の記録を数回分，丁寧にみると，症状の成り立ちや治療のヒントがわかってきます。Iさんは，いくつかの過食場

面をバラバラに捉えず，それぞれの場面の共通点を捉えて自分の問題を整理することができました。

母親との関係は大きなテーマです．過食の背景として大きなテーマというだけでなく，現実の食生活にも大きな影響があります．このような場合，本ケースの Part 1 Scene ❾-5, 6, 7（☞p164〜169）の段階で，「母親からの差し入れは禁止にして，医師からもそれを母親に伝える」という方法もあるし，「本人が伝える」という方法もあります．今回の会話のように，母親との関係を本人が自分の問題として考えられるようになれば，「本人の母親への働きかけを見守りながらアドバイスする」という方法でもよいでしょう．本人のセルフヘルプを援助する方法のほうが，状況を根本的に変えるのには役立ちますが，症状の程度や本人の余裕をみながら，適切な援助をすることが重要です．

さて，母親との関係は引き続き考えていくとして，表31や表32のような検討の積み重ねにより，自己嫌悪にもいろいろな程度があることがわかってきました．このことと，これまで本人が記録してきた本人なりの工夫とその結果について検討していくと，どのような気分のときにどのような対応をすればよいかがわかってきます．

診察の中で出てきた，本人なりの工夫と対応について，集めると表33のようなリストができました．

Scene ❾-15　過食に結びつきそうな感情に対処する方法(1)

精神科医：さまざまな工夫がありますね．多くの工夫は，過食が出る状況を作らないための工夫ですね．1つだけ，お母さんとの電話の後，DVDをみるというのがあります．これは，イライラや自己嫌悪が出た後，あるいは出そうなときの対応ですね．このような対応が増えるとよいと思います．

Iさん：はい．これまでは，強い自己嫌悪が出た後は自動的に過食嘔吐になっていました．何か途中でできる工夫はないかと考えて，たまたまDVDをみてみたら，気分転換できたので驚きました．確かにこういう方法が他にあるとよいのですが，少ないですね．電話できる友達はいるんですけど，母親からの電話の後はとてもイライラして，友達と話せる状態ではありません．

精神科医：自己嫌悪やイライラの程度によって，自分なりの対応が効く場合とそうでない場合があるでしょうね．これまでの記録で，何%くらいの自己嫌悪だったらどのようなことができるか，考えてみましょう．

次の診察までに，さらにいろいろな方法を試した後，表34のようなリストができました．

Scene ❾-16　過食に結びつきそうな感情に対処する方法(2)

精神科医：自己嫌悪が非常に強いときは，過食嘔吐症状を出さないというのは難しい

表33 過食嘔吐を減らすための工夫とその結果

工夫したこと	その結果
・母親からの電話にはすぐ出ない。	母親から気分を乱されるのは防げるのでよい。あまり無視し続けると，必ず家に来てしまうから，この方法には限界があるけど……。
・自分で料理した物を冷蔵庫に入れておく。	「最近はちゃんと食べているのね」と母親がちょっと安心したようだった。母親に見せるために置いておくのも変だが，自分が作った作り置きは過食嘔吐しないので，これはよい方法かも。
・過食の買い物のお財布は別にする。	これはよかった。
・睡眠時間を確保する。	これもよかったと思う。横になって眠れない日もあるが，就寝時間を決めておけば，眠れなかった次の日は同じ時間に眠れるのがわかってきた。
・母親からの電話の後は，まず好きなDVDをみる。	過食しないで済んだ日があった！ これは画期的！
・上司に仕事を言われたら，「忘れっぽいのですみません」と言ってその場でメモをとる。	嫌みだという印象を与えているかもしれないが，上司も何を言うか気を付けている様子もある。毎回違うことを命令されるのは少し減った気もする。最終的には，ひどく嫌われてしまうかもしれないけど……。

表34 自己嫌悪の程度と対応

自己嫌悪の程度	自分でできること
100%	・過食嘔吐は避けられない
90%	・家にいると過食嘔吐してしまうので，外に出る ・過食嘔吐は避けられない場合も多いが，最初から決まった量にして，1回吐いて終わりにする
70〜80%	・外に出る ・DVDをみる ・入浴する ・寝る
50〜60%	・友達に電話する ・CDを聴く ・インターネットをみる ・TVをみる ・雑誌をみる

ようですね。

Iさん：はい。家を離れるのがベストの対応ですが，夜中だと難しいですし……。自分の納得できる範疇の中に収めることはできると思います。

精神科医：そうですか？　それだけでも少しコントロール感は持てますね。70～80％という次の段階はいろいろ方法がありそうですね。

Iさん：はい。友達に電話とか，本を読むとか，そういうことはこの段階では無理なのがわかりました。もっと単純なことがいいです。過食がゼロになるとは限らないけど，入浴とかDVDなどで，気持ちはだいぶ楽になります。「自分はダメ人間だ」という気分のときに，「友達ならどう言ってくれるだろう……」というのは急には頭に思い浮かばないこともあるんですけど，入浴したりすると，友達ならこう言ってくれるかな，と考えたりして，少し楽になります。友達ならどう言ってくれるかというのを記録用紙で練習しておいてよかったです。

精神科医：それはよかったです。次の50～60％という段階は，もっといろいろな工夫ができるようですね。

Iさん：はい。本当はさっきのような，入浴とか外に出るほうがちゃんと気分転換はできます。テレビをみたりするのは，何となく気をそらせているだけ，ごまかしているだけという感覚もあるんですけど，まあまあの自己嫌悪だったら，テレビをみたり雑誌をみたりしているうちに，軽くなる場合もあるという感じです。このなかでは，友達と話すのはよく効きます。友達の迷惑にならない時間ならこれが一番いいです。

精神科医：なるほど。対応法が増えてよかったです。これまでに，自分はダメな人間という考え方を変えてみることで自己嫌悪が減るかという練習を何回かやりましたね。毎日の生活では，自己嫌悪100％とか90％という場面は減っていますか？　入浴やDVDなど，気分を変える方法が増えることに加えて，自己嫌悪そのものが減れば，症状のコントロールがやりやすくなりますが。

Iさん：まだ強い自己嫌悪は感じるし，過食嘔吐になってしまうこともあります。でも，いまは，自己嫌悪に陥っても，何が起きているかわかるというか，パニックにはならないという感じです。自己嫌悪があるから過食嘔吐して，そのことでまた自己嫌悪に陥って……という，どうしようもない悪循環はだいぶ減りました。だいぶ楽です。ここで満足するのはダメじゃないかとか，また思ってしまいますが……。

精神科医：なかなか厳しいですね。でも，だいぶ余裕が出てきたようでよかったです。

Iさん：それから，1つ気づいたことがあります。私は，3食の食事をちゃんと食べると太ってしまうとずっと思っていたんです。でも，最近，食事はちゃんと食べているのに，体重は，1kg増えたくらいで，ほとんど変わりません。これは私の思い込みでした。もっと早く気付けばよかったです。友達には，顔色がよくなったと言われます。体調もいいので，1kg増えたことは気にしないようにしています。

精神科医：体調がよくなったこと，体重の数字が気にならなくなったのはよかったです。

表35 よくみられる「思い込み」

経過について	・3食食べると太る ・拒食が治るときは，必ずリバウンドの時期があって太る
治療について	・精神科に行くと薬漬けにされる ・臨床心理士に全部感情をぶつけて吐き出すのが治療 ・臨床心理士がコンプレックスを分析して，解決法を示してくれるはず ・摂食障害は親との関係で起きる。親との関係を根本的に考え直さなくては治らない ・女性の医師でないと摂食障害は治療できない

　摂食障害の治療に限りませんが，本人は治療について，また病気の特徴や経過について，さまざまな「思い込み」を持っていることが少なくありません。Iさんのような「3食食べると太る」というのはその典型的なものです。「精神科の薬は1回飲み始めると一生飲み続けなくてはいけない」というような思い込みもあります。過食の背後の対人関係などについて注目していると盲点となりがちですが，**さまざまな思い込み，特に治療に対する思い込みについても，一度確認すると治療が進めやすくなります**。本人には特に思い込みがなくても，家族に思い込みがあって，治療に対する不満が聞かれる場合もあります。表35に，臨床の場でしばしばみられる思い込みについて挙げておきます。テレビドラマなどの影響で，「カリスマ的な治療者がつらい過去を持った患者の傷を癒すのが治療」というようなイメージを持っている患者もいるのですが，そのようなイメージが強い人には「実際の治療は，本人が治療に積極的に参加することが必要で，治療者と本人との地道な共同作業で進んでいく」ことを繰り返し伝えたほうがよいでしょう。

Commentary ❶ 過食の代わりになること

　過食前の気分を％で表す方法はよく使われますが，あまり数字にこだわるのも望ましくありません。自分の手に負えるレベルかどうか，自分に対応法がわかっているかどうかということが大体わかればよいので，「強い，中位，弱い」といった分類でも構いません。重要なのは，**「これくらいの感情ならば自分でこのように対応できる」という安心感がある**ことです。理想的な展開は，自分に対する否定的な考え方を考え直す**表31**(☞p179)や**表32**(☞p180)のような練習を繰り返すことにより，ストレス下に置かれても，自己嫌悪などの感情があまりかきたてられず，結果的に過食嘔吐も出ないことです。しかし現実的には，自分に対する考え方を，急に劇的に変えるというのは難しいことです。そこで，「中等度の自己嫌悪を感じながらも，過食嘔吐に走らずに気分を変える」という方法も，同時に練習しておくことが望ましいのです。過食嘔吐の直前の気分は激しいものが多いので，気分転換といっても読書など集中力や冷静さが必要なものは適しません。散歩，ジョギング，水泳，ダンスなど体を動かすこと，入浴，寝てしまうことなどがよいようです。このような場合も，過食直前は冷

静には考えられないので，散歩の途中に食品を買わないよう，お財布は持たずに出るなど**工夫をあらかじめ考えておく必要があります**。DVDやCDなども中程度の感情の気分転換にはよいでしょう。これについても，過食したい気分になってからDVDを探すのは，イライラの元ですので，あらかじめ「このDVDで泣くと気分が変わる」とか，「笑うとリラックスできる」というものを用意しておいたほうがよいようです。過食嘔吐は，多くの場合は家で症状が出ます。家にいると症状が出るので，外へ出て行くという方法は，体重が安定していればまったく問題ありませんが，低体重傾向の場合は過活動につながり，あまり推奨できない場合もあります。家の中での気分転換が苦手な方が多いようですが，手芸，絵を描く，音楽を聴く，ヨガやストレッチなど家の中でできる簡単な運動などを工夫すると，1日の過ごし方の選択肢が増えます。

Commentary ❷ 食生活の安定化と心理的対応のバランス

　本ケースのPart 2では，過食の背景の心理的な問題を扱っています。すでに述べたように，心理的な問題だけを追求してしまうと，食生活が不安定になることもあります。微妙なバランスですが，**生活が極端に不安定になっていないことを確認しながら心理的な作業を進めます**。Part 2のような心理的な作業は，本人を不安にさせる面もあるので，やはり治療者との共同作業があって初めて効果が出るといえるでしょう。これは，臨床心理士の得意領域でもあるので，「食生活のコントロールは本人が記録用紙を使いながらセルフヘルプで行って，心理的な治療の部分は臨床心理士の指導を受ける」という方法もよいでしょう。この場合，食生活の記録を臨床心理士がときどきチェックする指導付きセルフヘルプの方法(☞p14)にし，医療機関とも連携ができれば理想的です。学生相談室などでも応用可能な方法だといえるでしょう。

　治療のペースについては，海外の専門治療では，週1回というのが基本で，摂食障害に特化した認知行動療法のプロトコールでは，20回(20週)が1コースなど，半年くらいで集中的に治療する形が多いと思います。専門機関以外ではもう少しゆるやかな形が普通です。指導付きセルフヘルプはよりゆるやかで，自分でワークブックをこなす期間に数回短時間臨床心理士やソーシャルワーカー，看護師などのアドバイスを受けるという形です(☞p14)。日本では，週1回の通院はなかなか大変な場合が多いのではないでしょうか。海外の専門治療のプロトコール通りにはできないことが多いのですが，セルフヘルプを促す治療は，**「少しずつ先の段階に進んでいる」という感覚が非常に重要**です。治療を始める段階で，先の見通しがあるほうが治療への動機付けになります。例えば，2週間に1回の通院を基本にして，半年間できるところまでやって，そこで一度振り返ることにするなどです。記録用紙の記入を先に進めるのはあせらず，「2週間は同じ記入用紙で，書ける日に書く」というのがよいでしょう。記録することが多すぎては煩雑ですが，診察の間があいてしまう場合には，**資料13**(☞p199)のようなまとめシートを使う方法もあります。1人で振り返るのが難しければ，診察の場で治療者が確認してもよいでしょう。摂食障害の症状の全貌をつかむの

は，大変難しいものです。本人の否認(☞p7)の影響もあり，また，治療者の職種によって，治療の場で話題になることには盲点ができます。記録するのは，診察室の中で話題にならないことにも確認し，全体像を理解しながら前に進んでいくためです。症状モニターが負担になって，治療からのドロップアウトを招いては本末転倒なので，使い方はよく工夫します。記録したものは本人がまとめて持っておくと，治療が終わったときの達成感を助けます。

　さて，Iさんの今後の治療としては，さまざまなものが考えられます。問題点がはっきりし，本人も少し自信を回復したので，いったん治療は終了するという選択もあるでしょう。あるいは，もう1つの選択として，本人が母親に「自分のペースの生活を見守ってほしい」ということを伝え，そのことがどのような波紋を呼ぶか確認するまでは治療を続けるというのもよい方法でしょう。また，食生活はかなりコントロールできるようになったので，今度は，昔からの懸念である母親との関係について，もう少し精神療法的な治療を行うという場合もあるでしょう。いったん治療を終了する場合も，Iさんのように，**症状へのセルフヘルプ的な取り組みと，セルフヘルプについて専門家の援助を受けた体験があれば，将来的にまた治療が必要になったときの受診の敷居が低くなります。**

Epilogue

- 記録そのものが目的ではない。症状モニターが症状コントロールに役立つと実感できるような援助を。
- 「思い込み」についても話し合ってみる。
- 症状が減ってきたら，次の段階の援助について考えてみる。

COLUMN

治療ノート

　患者の治療参加を促すには，患者にも「カルテ」に相当する治療ノートのようなものを持ってもらうほうがよいでしょう。自分流のセルフヘルプとして，日記などをずっとつけているという場合もありますが，人に見せることを前提としていない記録を治療に持ってきてもらうのは望ましくありません。治療者に見せることを前提として，どのようなノートにするか話し合うとよいでしょう。血液検査データを書いたり，体重を記入したりするなど，医学的内容を盛り込むのもよいと思います。負担の少ない方法を検討してみましょう。

第3部

資料編
患者の力を生かす「13のツール」

　第3部は，資料編です。第2部の症例提示の中で，さまざまな図やグラフが出てきました。資料編に集めたのは，これらの症例が記入される前の白紙の用紙というイメージです。精神科の治療は対話が中心ですから，このような道具がないと，症状や経過について視覚的につかむということは難しいと思います。ここに挙げた用紙をひな型にして，個々の患者さんの症状や年齢に合わせて，使いやすい用紙を工夫してみてください。症状や経過についてうまく視覚化ができれば，治療者と患者さんとで理解を共有する強力な手段となります。

資料1　週2回の体重と脈の記録

週1回目の体重測定 ＿＿＿＿＿＿＿＿
週2回目の体重測定 ＿＿＿＿＿＿＿＿

体重(kg)　　　　　　　　　　　　　　　　　　　　　　脈(回/分)

日付

＊記入例は図4（☞p68）

資料2　家族の責任と本人の責任について話し合うためのチャート

★食事について，次のようなことは，今，誰が決めていますか？　変えたほうがよいところがありますか？

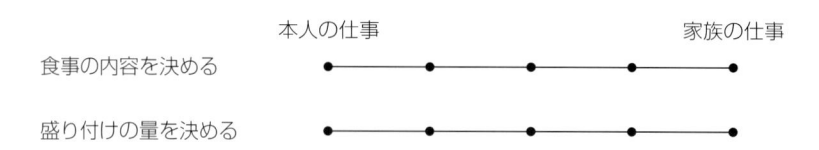

　　　　　　　　　　　本人の仕事　　　　　　　　家族の仕事
食事の内容を決める
盛り付けの量を決める

★ご家族は，次のような食事の「監督」的なことをやっていますか？　うまくいっていますか？

　　　　　　　　　　　やっていない　時々やっている　いつもやっている
食事時間中家族が付き添う
食べた量を家族が確認する

＊本文では p87，88 で記述

資料3　食生活を変えたいかについての質問

0%　　　100%
まったく変えたくない　　　　　　　　　　　　　　　　　　　　　　　　　　　　　　　すっかり変えたい

＊記入例は図7（☞p94）

資料4　変えたほうがよい理由と変えないほうがよい理由

_____について 変えたほうがよいと思う理由	_____について 変えないほうがよいと思う理由

＊記入例は表12（☞p96）

資料 5　食事の時間，場所，内容

時間	食事	場所	内容
(　　　)	朝食前	_____	(　　　　　　　　　)
(　　　)	朝食	_____	(　　　　　　　　　)
(　　　)	午前間食	_____	(　　　　　　　　　)
(　　　)	昼食	_____	(　　　　　　　　　)
(　　　)	午後間食	_____	(　　　　　　　　　)
(　　　)	夕食	_____	(　　　　　　　　　)
(　　　)	夜食	_____	(　　　　　　　　　)

＊記入例は表 14（☞p100）

資料 6　安心食材リスト

100 kcal 食材　_____
　　　　　　　　_____
　　　　　　　　_____

200 kcal 食材　_____
　　　　　　　　_____
　　　　　　　　_____

300 kcal 食材　_____
　　　　　　　　_____
　　　　　　　　_____

＊記入例は表 15（☞p101）

資料7　経過表

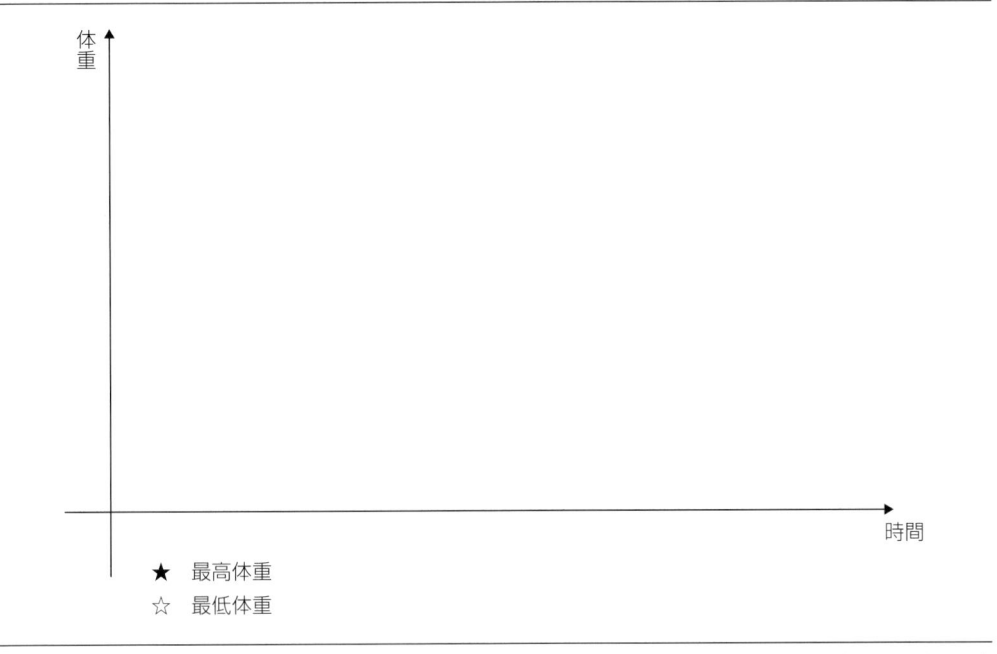

体重 ↑
　　　　　　　　　　　　　　　　　　　　　→ 時間

★　最高体重
☆　最低体重

＊記入例は図8（☞p114），図10（☞p135）

資料8　成長曲線の記録用紙（女子用はp194，男子用はp195）

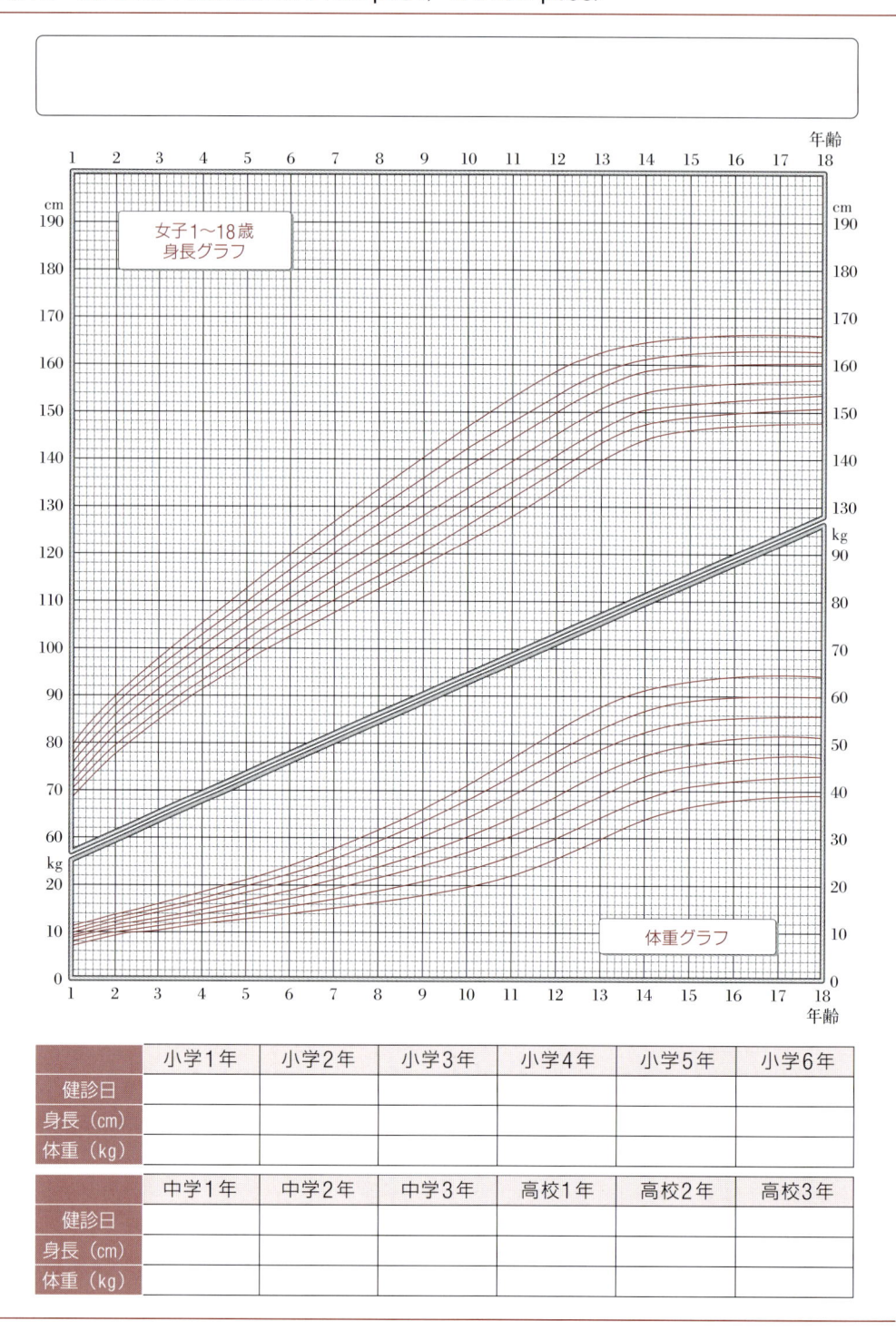

女子1～18歳 身長グラフ

体重グラフ

	小学1年	小学2年	小学3年	小学4年	小学5年	小学6年
健診日						
身長（cm）						
体重（kg）						

	中学1年	中学2年	中学3年	高校1年	高校2年	高校3年
健診日						
身長（cm）						
体重（kg）						

＊記入例は図9（☞p125）

厚生労働科学研究思春期やせ症と思春期の不健康やせの実態把握および対策に関する研究班：思春期やせ症の診断と治療ガイド，文光堂，2005

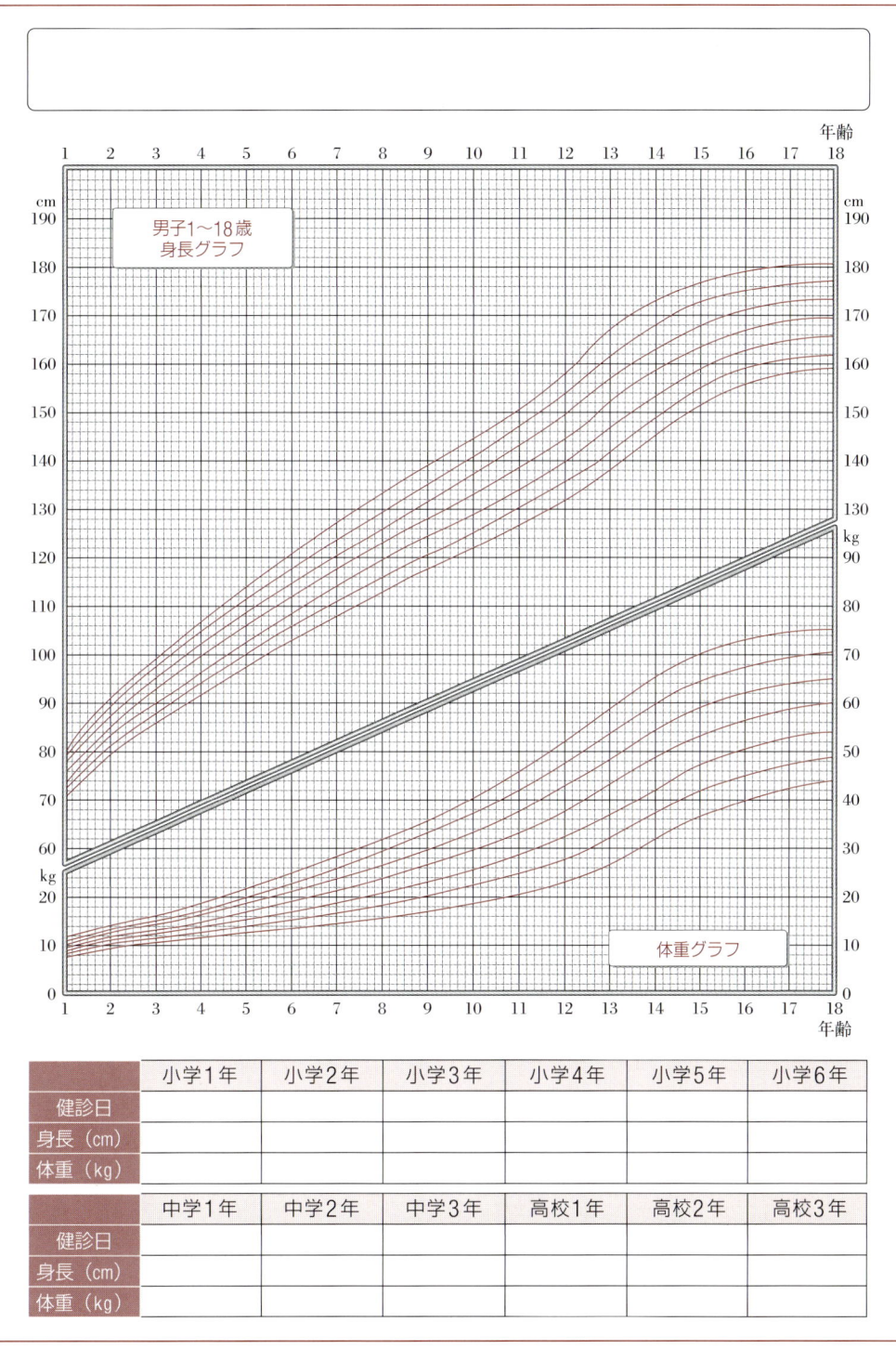

男子1～18歳 身長グラフ

体重グラフ

	小学1年	小学2年	小学3年	小学4年	小学5年	小学6年
健診日						
身長（cm）						
体重（kg）						

	中学1年	中学2年	中学3年	高校1年	高校2年	高校3年
健診日						
身長（cm）						
体重（kg）						

厚生労働科学研究思春期やせ症と思春期の不健康やせの実態把握および対策に関する研究班：思春期やせ症の診断と治療ガイド，文光堂，2005

資料9　1日の生活リズム記録表

月　　日

夜中の0時　　　　　　　　　　　　　正午　　　　　　　　　　　　　次の日の夜中

・自分の朝食，昼食，夕食の時間は　●———●　で書き入れてみましょう
・自分の睡眠時間は　————————　で書き入れてみましょう
・離乳食を作って食べさせている時間は　————————　で書き入れてみましょう

＊記入例は図11（☞p143）

資料10　症状がよくなったり悪くなったりするきっかけ

●過食嘔吐が最悪のときはどのような状態になりますか？　どれくらい続きますか？

●うまくコントロールできているときはどのような状態ですか？　どれくらい続きますか？

●症状に波のある方の場合，どのようなきっかけで症状は軽くなりますか？

●症状に波のある方の場合，どのようなきっかけで症状は悪くなりますか？

●日々の症状をコントロールするために，自分でやってきた工夫が何かありますか？

●その工夫の効果はどうでしょうか？

●症状を軽くするために試してみたいことは何かありますか？

●そのことは試せそうですか，何かハードルがありますか？

＊記入例は表23（☞p147）

資料11　治療者が渡した記録表

　月　　日

夜中の0時　　　　　　　　　　　　正午　　　　　　　　　　　　　次の日の夜中

朝食，昼食，夕食の時間は ●―――● で書き入れてみましょう
睡眠時間は ―――――――
過食していた時間は ～～～～～～～ で記録してみましょう
嘔吐した時間は ～～～～～ で書き入れてみましょう

食事の内容について書いてみましょう

食事	食材，内容，メニュー	量	コメント
朝食			
昼食			
夕食			
間食			
過食			

＊記入例は表29（☞p166），表30（☞p167）

資料 12-1 ☞ p200，201
資料 12-2 ☞ p202，203
資料 12-3 ☞ p204，205

資料 13　今週のまとめシート

今週のまとめ（　　　月　　　日～　　　月　　　日）

1. 過食以外の 3 食の食事はどうでしょうか？
　　□　大体 OK　　□　あまり満足いくものではない

2. 睡眠はとれていますか？
　　□　大体 OK　　□　あまりとれていない

3. 過食や嘔吐の症状が日常生活に影響していますか？
　　□　かなり影響している　　□　それほどでもない

4. 今週の過食は，金額にすると，この 1 週間分で　　約＿＿＿＿＿＿＿円

5. 今週の体重　　＿＿＿＿＿＿kg

6. 今週の発見　（症状への気づき，新たな工夫など）

＊本文では p186 で記述

資料編

資料 12-1　過食症の記録用紙（基本バージョン）

● 食生活の記録用紙

　　月　　　日　　（曜日）

① 下記の時間表の上で、過食嘔吐の症状が出た時間を塗りつぶしてください。

　　夜中の 12 時　　　　　　　　　　　　　　正午　　　　　　　　　　　　　　夜中の 12 時

過食嘔吐の時間は、この日は、合計およそ ＿＿＿＿＿＿時間
（前の日や次の日の夜中とつながっていることもあると思いますが、この日の 0 時から次の日の 0 時の計 24 時間のうちおよそ何時間かを書いてください）

② 過食以外の 3 食はどうでしたか？（朝食と昼食が一緒になった『ブランチ』などの場合は、朝食か昼食どちらかで書いてください）

(1) 朝食
　　□食べなかった　　□食べた
　　　　　　（食べた場合は上の時間表上に朝食時間を記入してください）
時間帯
　　□納得できる時間帯に食べた　　□予定外の時間だったり過食につながったりした
内容や量
　　□納得できる内容を食べた　　□内容や量的に偏りがあった　　□過食につながった

(2) 昼食
　　□食べなかった　　□食べた
　　　　　　（食べた場合は上の時間表上に昼食時間を記入してください）
時間帯
　　□納得できる時間帯に食べた　　□予定外の時間だったり過食につながったりした
内容や量
　　□納得できる内容を食べた　　□内容や量的に偏りがあった　　□過食につながった

(3) 夕食
　　□食べなかった　　□食べた
　　　　　　（食べた場合は上の時間表上に夕食時間を記入してください）
時間帯
　　□納得できる時間帯に食べた　　□予定外の時間だったり過食につながったりした
内容や量
　　□納得できる内容を食べた　　□内容や量的に偏りがあった　　□過食につながった

③過食の内容を書いてください(外で買ったものは，レシートを貼ってもよいです)。

```
┌─────────────────────────────────────────────────┐
│                                                 │
│                                                 │
│                                                 │
│                                                 │
└─────────────────────────────────────────────────┘
```

お金に換算すると，この日の過食はおよそ　　　　　　　　円
これは，予測していたより
　　　□多すぎ　　□大体予測通り　　□少ない

④嘔吐は，何回ありましたか？　　　　　　回

⑤下剤は使いましたか？　　□いいえ　　□はい　　　　錠

⑥睡眠時間を上の時間表に書き入れてください。
　　　睡眠時間は，合計およそ　　　　　　時間
(上の表では，0時から朝起きるまでの睡眠時間と，眠ってから深夜0時までの睡眠時間の2つに分かれる場合も多いと思いますが，この日の睡眠時間としてこれらを足してください。)

⑦生活上の必要や適度な気分転換以上に身体を動かした時間(いわゆる運動強迫，過活動)はどれくらいありましたか？
　　　　　　分(内容：　　　　　　　　　　　　　　　　　　　　　　　　)

⑧今日の症状記録をみて，症状について気づいたこと，明日試したいことなどあったら書いてください。

```
┌─────────────────────────────────────────────────┐
│                                                 │
│                                                 │
│                                                 │
│                                                 │
└─────────────────────────────────────────────────┘
```

　　　明日の過食の予想はお金に換算すると？
　　　　　　　　　　円くらいではないかと思う

＊夜の睡眠時間など，次の日にならないと書きにくいところもあると思います。1日分をいつどのように記入するかは，あなたのスケジュールに合わせて，工夫していただいて結構です。

＊本文ではp170で記述

資料編

資料 12-2　過食症の記録用紙（過食の背景を含めたバージョン）

●過食の出方を観察するための記録用紙

　　月　　　日　（曜日）

①下記の時間表の上で，過食嘔吐の症状が出た時間を塗りつぶしてください。

夜中の 12 時　　　　　　　　　　　　　正午　　　　　　　　　　　　　夜中の 12 時

過食嘔吐の時間は，この日は，合計およそ＿＿＿＿時間

②過食以外の 3 食はどうでしたか？

	朝食	昼食	夕食
時間帯	時　　分頃から 約　　　分	時　　分頃から 約　　　分	時　　分頃から 約　　　分
内容			

③過食の内容を書いてください（外で買ったものは，レシートを貼ってもよいです）。

お金に換算すると，この日の過食はおよそ　　＿＿＿＿＿＿円
これは，予定（予測）していたより
　　　□多すぎ　　□大体こんなものだと思った通り　　□少ない

④過食が出たきっかけ，過食直前の気分，そのとき考えていたことなどを書いてください。

[　　　　　　　　　　　　　　　　　　]

⑤過食や嘔吐を減らしたり中断したりするために，どのような工夫をしましたか？　その結果どうなりましたか？

工夫，試み

その結果

⑥嘔吐は，何回ありましたか？　　＿＿＿回

⑦下剤は使いましたか？　　□いいえ　□はい＿＿＿錠

⑧睡眠時間を上の時間表で塗りつぶしてください。
　　　睡眠時間は，合計およそ＿＿＿時間

⑨生活上の必要や適度な気分転換以上に身体を動かした時間（いわゆる運動強迫，過活動）はどれくらいありましたか？　＿＿＿分
　　　内容：＿＿＿＿＿＿＿＿＿＿＿＿＿＿＿＿＿＿＿＿＿＿＿＿＿＿＿＿＿＿＿＿＿

⑩今日の症状記録をみて，症状について気づいたこと，明日試したいことなどあったら書いてください。

⑪明日の過食の予想は，お金に換算すると？
　　　＿＿＿＿＿円くらいではないかと思う

＊本文ではp174で記述。一部の記入例は図14（☞p176）

資料編

203

資料 12-3　過食症の記録用紙（症状出現時の状況を詳しく記入するバージョン）

●過食前の状況を詳しくみてみるための記録用紙

　　月　　　日　（曜日）

①下記の時間表の上で，過食嘔吐の症状が出た時間を塗りつぶしてください。

夜中の 12 時　　　　　　　　　　　　正午　　　　　　　　　　　　夜中の 12 時

過食嘔吐の時間は，この日は，合計およそ＿＿＿＿時間

②過食以外の 3 食はどうでしたか？

	朝食	昼食	夕食
時間帯	時　　分頃から 約　　　　分	時　　分頃から 約　　　　分	時　　分頃から 約　　　　分
内容			

③過食の内容を書いてください（外で買ったものは，レシートを貼ってもよいです）。

お金に換算すると，この日の過食はおよそ　　　＿＿＿＿＿＿円

これは，予定（予測）していたより

　　□多すぎ　　□大体こんなものだと思った通り　　□少ない

④過食が出た状況を1つ選び，下の表に書き入れてみましょう。今日過食がなければ書かなくて構いません。

過食が出たときの状況	そのときの気持ち（最悪を100%とするとどれくらい？）	そのとき考えていたこと。自動的に思い浮かんだ自分に対する否定的な考え。	他の考え方はできないか？　好意的な友達だったらどう言うだろう？	左のように考えると，気分の悪さはどう変わる？

⑤嘔吐は，何回ありましたか？　　＿＿＿回

⑥下剤は使いましたか？　　□いいえ　　□はい＿＿＿錠

⑦睡眠時間を上の時間表で塗りつぶしてください。
　　睡眠時間は，合計およそ＿＿＿時間

⑧生活上の必要や適度な気分転換以上に身体を動かした時間（いわゆる運動強迫，過活動）はどれくらいありましたか？　＿＿＿分
　　内容：＿＿＿＿＿＿＿＿＿＿＿＿＿＿＿＿＿＿＿＿＿＿＿＿＿＿＿＿＿＿＿＿＿＿＿＿

⑨過食や嘔吐を減らしたり中断したりするために，どのような工夫をしましたか？　その結果どうなりましたか？

工夫したこと	その結果

⑩明日の過食の予想はお金に換算すると？
　　＿＿＿＿＿円くらいではないかと思う

＊本文ではp177で記述。一部の記入例は表31（☞p179），表32（☞p180）

参考文献

【第1～3章】

1) Agras WS, Walsh BT, Fairburn CG, et al：A multi-centre comparison of cognitive-behavioral therapy and interpersonal psychotherapy for bulimia nervosa. Arch Gen Psych 54：459-465, 2000
2) American Psychiatric Association：Diagnostic and Statistical Manual of Mental Disorders, IV Text revision, APA Press, Washington DC, 2000（高橋三郎, 大野裕, 染矢俊幸訳：DSM-IV-TR　精神疾患の診断・統計マニュアル, 医学書院, 2002）
3) Bailer U：Guided self-help versus cognitive-behavioral group therapy in the treatment of bulimia nervosa. Int J Eat Disord 35：522-537, 2004
4) Clark DM, Fairburn CG：Science and Practice of Cognitive Behaviour Therapy, Oxford University Press, Oxford, 1997
5) Fairburn CG, Jones R, Peveler R, et al：Psychotherapy and bulimia nervosa. Longer-term effects of interpersonal psychotherapy, behaviour therapy and cognitive behavior therapy. Arch Gen Psych 50：419-428, 1993
6) Fairburn CG：Cognitive Behavior Therapy and Eating Disorders, The Guilford Press, New York, 2008（切池信夫監訳：摂食障害の認知行動療法. 医学書院, 2010）
☞摂食障害に特化した認知行動療法の教科書. 治療技法が網羅的に解説されている.
7) Gull W：Anorexia nervosa（apepsica hysterica, anorexia hysterica）. Trans Clin Soc London 7：22-28, 1874
8) Hoek HW：The distribution of eating disorders（Brownell KD, et al：Eating disorders and obesity）, The Guilford Press, New York, pp207-211, 1995
9) Hotta M, et al：The importance of body weight history in the occurrence and recovery of osteoporosis in patients with anorexia nervosa：evaluation by X-ray absorptiometry and bone metabolicmarkers. Eur J Endocrinol 139：276-283, 1998
10) Marcé LV：Note sur une forme de délire hypochondriaque consécutive aux dyspépsies et caractérisée principalement par le refus d'aliments. Annales médico-psychologiques 6：15-28, 1860
11) Miller W, Rollnick S：Moitvational Interviewing, The Guilford Press, New York, 2002（松島義博, 後藤恵訳：動機付け面接法. 星和書店, 2007）
☞摂食障害に特化したものではないが, 動機付け面接法の考え方と技法について学ぶことができる.
12) Minuchin S, Rosman B, Baker L：Psychosomatic Families：Anorexia Nervosa in Context, Harvard Univ Press, Cambridge, Mass, 1978
13) National Institute for Clinical Excellence. Eating disorders：Core interventions in the treatment and management of anorexia nervosa, bulimia nervosa and related eating disorders（CG9 Full guideline）, 2004（http://www.bps.org.uk/downloadfile.cfm?file_uuid=C1173310-7E96-C67F-D396-ADF1B891F5A3&ext=pdf）
☞英国で使用されている治療ガイドライン. 専門化向け版以外に, 当事者家族版もある.
14) Palmer RL, Birchall H, McGrian L, et al：Self-help for bulimic disorders：a randomized controlled trial comparing minimal guidance with face-to-face telephone guidance. Brit J Psych 181：230-235, 2002
15) Prochaska JO, DiClemente CC, Norcross JC：In search of how people change：Applications to adictive behaviors. Am Psychol 47：1102-1114, 1992

16) Robinson PH: Community treatment of eating disorders, John Wiley & Sons, Ltd. Chichester, 2006
   ☞ 地域での摂食障害の治療について詳述されている。英国での実践なので，医療制度は日本と異なるが，考え方は参考になる。
17) Ryle A: Cognitive Analytic Therapy: Developments in Theory and Practice, John Wiley, Chichester, 1995
18) Treasure J, Schmidt U, Troop N, et al: Sequential treatment for bulimia nervosa incorporating a self-care manual. Brit J Psych 168: 94-98, 1996
19) Treasure J: Anorexia nervosa: A survival guide for families, friends, and sufferers, London, Psychology Press, 1997（傳田健三, 北川信樹訳：拒食症サバイバルガイド. 金剛出版, 2000）
   ☞ 本人家族向けに，症状の説明だけでなく，変化の諸段階についても解説がある。摂食障害の治療は，取り付いている病気を本人が振り落とせるよう格闘するのを治療者が助けることを示すイラストは，臨床場面で活用できる。
20) Treasure J, Schmidt U: Motivational interviewing in the management of eating eisorders. In: Motivational interviewing in the treatment of psychological problems（Arkowitz H, et al, eds）, pp194-224, The Guilford Press, New York, 2008
21) Waller G, Cordery H, Corstorphine E, et al: Cognitive behavioral therapy of eating disorders; A comprehensive treatment guide, Cambridge University Press, Cambridge, 2007
   ☞ 英国での摂食障害の治療に関する優れた参考書。認知行動療法の技法だけでなく，併存する精神症状への対応や治療上のさまざまな場面について非常に詳しい。
22) Henderson M, Freeman CP: A self-rating scale for bulimia. The 'BITE'. Br J Psychiatry150: 18-24, 1987

【第4章】
1) Clausen L: Time course of symptom remission in eating disorders. Int J Eat Disord 36: 296-306, 2004
2) BEAT annual report 2007/08
3) Burns T: Community Mental Health Teams-A Guide to current practices. Oxford University Press, 2004
4) http://www.b-eat.co.uk（BEATのサイト）
   ☞ 摂食障害に関する基礎知識，相談できる場所などについての情報だけでなく，さまざまなイベントやヘルプラインなどについても掲載されている。
5) 西園マーハ文：摂食障害の中長期予後と死亡例. 臨床精神医学講座 special issue 第4巻（牛島定信，山内俊雄編），pp265-277, 中山書店，2000
6) 西園マーハ文, 皆川邦直, 三宅由子, 他：摂食障害の長期予後-追跡面接による経過の検討. 精神科治療学 15: 1179-1188, 2000
7) 西園マーハ文：摂食障害の長期化とそれに伴うライフサイクルの課題の乗り越え方. 精神科治療学 20: 801-805, 2005
   ☞ 摂食障害の長期化と，「思春期やせ症」モデルでは援助が難しい病態について解説。
8) Oxfordshire Child & Adolescent Eating Disorder Steering Group: Disordered eating-Guidelines for school staff 2007
9) Robinson PH: Community treatment of eating disorders. John Wiley & Sons Ltd, Chichester, 2006
   ☞ 地域での摂食障害の治療について詳述されている。英国での実践なので，医療制度は日本と異なるが，考え方は参考になる。
10) Robinson P: Severe and enduring eating disorder（SEED）: Management of complex presentations of anorexia and bulimia nervosa. Wiley-Blackwell, Chichester, 2009
   ☞ 長期経過をたどる摂食障害の特徴について述べた本。社会適応や家族関係などについて詳しく述べられている。
11) Steinhausen H-Ch, Rauss-Mason C, Seidel R: Follow-up studies of anorexia nervosa: A review of four decades of outcome research. Psychol Med 21: 447-454, 1991
12) Steinhausen H-Ch: The course and outcome of anorexia nervosa. In Browell KD, Fairburn CG, eds, Eating

disorders and obesity, pp234-237, Guilford Press, London, 1995
13) Strober M, Freeman R, Morrell W: The long-term course of severe anorexia nervosa in adolescents; Survival analysis of recovery, relapse, and outcome predictors over 10-15 years in a prospective study. Int J Eat Disord 22: 339-360, 1997
　☞思春期に治療を受けた神経性食欲不振症患者の治療後の回復曲線が詳しく示されている。

【第5章 CASE 1】
1) Leff J, Vaughn C: Expressed emotion in Families. The Guilford Press, London, 1985(三野善央, 牛島定信訳：分裂病と家族の感情表出. 金剛出版, 1991)
　☞家族の態度と精神疾患, 主に統合失調症の経過についての研究から発展した「感情表出」理論の考え方についての参考書。
2) Waller G, Cordery H, Corstorphine E, et al: Cognitive behavioral therapy of eating disorders; A comprehensive treatment guide. Cambridge University Press, Cambridge, 2007
　☞英国での摂食障害の治療に関する優れた参考書。認知行動療法の技法だけでなく, 併存する精神症状への対応や治療上のさまざまな場面について非常に詳しい。

【第5章 CASE 2】
1) Fairburn CG: Cognitive Behavior Therapy and Eating Disorders. The Guilford Press, New York, 2008(切池信夫監訳：摂食障害の認知行動療法. 医学書院, 2010)
　☞摂食障害に特化した認知行動療法の教科書。治療技法が網羅的に解説されている。
2) 後藤雅博編：摂食障害の家族心理教育. 金剛出版, 2000
　☞摂食障害の家族心理教育についての参考書。摂食障害の治療の中で, 家族の役割をどう考えるかなどについても触れられている。
3) 西園マーハ文：思春期の摂食障害と家族. 精神神経学雑誌 106：617-621, 2004
　☞摂食障害の病理の理解や治療の中で, 家族についてどう考えるか解説。
4) Waller G, Cordery H, Corstorphine E, et al: Cognitive behavioral therapy of eating disorders; A comprehensive treatment guide. Cambridge University Press, Cambridge, 2007
　☞英国での摂食障害の治療に関する優れた参考書。認知行動療法の技法だけでなく, 併存する精神症状への対応や治療上のさまざまな場面について非常に詳しい。

【第5章 CASE 3】
1) 西園マーハ文：摂食障害の長期化とそれに伴うライフサイクルの課題の乗り越え方. 精神科治療学 20：801-805, 2005
　☞摂食障害の長期化と,「思春期やせ症」モデルでは援助が難しい病態について解説。

【第5章 CASE 4】
1) Treasure J, Owen JB: Intriguing links between animal behavior and anorexia nervosa. Int J Eat Disord 21: 307-311, 1997
2) Gutierrez E, Vazquez R: Heat in the treatment of patients with anorexia nervosa. Eat Weight Disorder 6: 49-51, 2001
3) Page LA, Sutherby K, Treasure JL: A Preliminary description of the use of 'Relapse Prevention Cards' in anorexia nervosa. Eur Eat Disorders Rev 10: 281-291, 2002
4) 西園マーハ文：摂食障害の心因―摂食障害の「原因」の再構築. こころの科学 95：64-69, 2001
5) 西園マーハ文：心理教育の適応拡大と技法の修正. 臨床精神医学 32：1209-1214, 2003
　☞症状が悪化したときにどう対応するか, 状態がよいときに話し合っておくなどの可能性について解説。
6) 西園マーハ文：スポーツ選手の摂食障害と精神科医の役割. スポーツ精神医学 2：22-27, 2005

7) Waller G, Cordery H, Corstorphine E, et al: Cognitive behavioral therapy of eating disorders; A comprehensive treatment guide, Cambridge University Press, Cambridge, 2007

【第6章 CASE 5】
1) 井ノ口美香子:成長曲線評価による小児期発症神経性食欲不振症のハイリスク児抽出の意義. 小児科学会雑誌 111:451-343, 2007
2) 厚生労働科学研究思春期やせ症と思春期の不健康やせの実態把握および対策に関する研究班:思春期やせ症の診断と治療ガイド, 文光堂, 2005
　☞成長曲線の重要性についての解説があり, 成長曲線を活用した実例が示されている。
3) 西園文:女子スポーツ選手と摂食障害. 臨床スポーツ医学 22:73-77, 2004
4) 西園文:摂食障害の治療と予防. 健康教室 657:14-18, 2005
5) 西園マーハ文:「ダイエットはやめましょう」はなぜ効かないのか? 摂食障害領域の予防学. 日本社会医学会雑誌 17:93-98, 2008
　☞4)と5)は, 学校保健と医療機関での臨床との連携について解説。
6) Powers PS, et al: Small victories: Prevention of eating disorders among elite athletes. In: Piran N, et al, eds, Preventing eating disorders-A handbook of interventions and special challenges, Brunner/Mazel, pp241-255, 1999
7) Waller G, Cordery H, Corstorphine E, et al: Cognitive behavioral therapy of eating disorders; A comprehensive treatment guide, Cambridge University Press, Cambridge, 2007

【第6章 CASE 6】
1) 西園マーハ文:摂食障害の早期発見と初期治療の充実のための多職種連携のための研究. 厚生労働省精神・神経疾患研究委託費 17 公-1, 摂食障害治療ガイドラインの臨床実証及びネットワークの確立研究(主任研究者:石川俊男), 平成17-19年度総括, 分担研究報告書, pp27-33, 2008

【第6章 CASE 7】
1) 吉田敬子:母子と家族への援助:妊娠と出産の精神医学, 金剛出版, 2000
2) 吉田敬子編:育児支援のチームアプローチ:周産期精神医学の理論と実践, 金剛出版, 2006
3) 西園マーハ文:育児中に見られる摂食障害(久保木富房編), 食べられない やめられない／摂食障害, 日本評論社, pp99-112, 2002
4) 西園マーハ文:産前産後の母親のメンタルヘルス. 小児科臨床 57:1287-1293, 2004
5) 西園マーハ文:摂食障害の長期化とそれに伴うライフサイクルの課題の乗り越え方. 精神科治療学 20:801-805, 2005
　☞摂食障害の長期化と,「思春期やせ症」モデルでは援助が難しい病態について解説。
6) 西園マーハ文:産後メンタルヘルス援助事業来談者に見られる摂食障害―長期経過の一つの実態―. 精神神経学雑誌 109:1135-1139, 2008
　☞乳児健診に訪れる母親にみられる摂食障害についての実態の報告。
7) Crow SJ, Keel PK, Thuras P, et al: Bulimia symptoms and other risk behaviors during pregnancy in women with bulimia nervosa. Int J Eat Disord 36: 220-223, 2004
8) Morgan JF, Lacey JH, Sedgwick PM: Impact of pregnancy on bulimia nervosa. Br J Psychiat 174: 135-140, 1999
9) Stein A, Woolley H, McPherson K: Conflict between mothers with eating disorders and their infants during mealtimes. Brit J Psychiat 175: 455-461, 1999
　☞摂食障害の母親と子供の間の食事をめぐる葛藤についての研究。
10) Stein A, Woolley H, Murray L: Influence of psychiatric disorder on the controlling behaviour of mothers with 1-year-old infants: A study of women with maternal eating disorder, postnatal depression and a

healthy comparison group. Brit J Psychiat 179: 157-162, 2001
☞ 摂食障害の母親が示す，子供についての支配的な態度についての研究。

【第 6 章 CASE 8】

1) 西園マーハ文：摂食障害—心と身体のケア アドバイスブック(シリーズ—ともに歩むケア 2)．精神看護出版，2005
☞ 治療計画の立て方，患者との対話の仕方などについて解説。

【第 7 章 CASE 9 (Part 1)】

1) Cooper PJ: Bulimia nervosa and binge-eating: A guide to recovery. Robinson, London, 1993 (PJ クーパー：セルフヘルプマニュアル．PJ クーパー，生野照子，西園文：自分で治す実践ガイド：過食症からの脱出．女子栄養大学出版部，1997)
2) Cooper PJ: Overcoming Bulimia and binge-eating-Self-help Course, Part 1, 2, 3. Robinson, London, 2007
3) Fairburn CG: Overcoming binge eating, The Guilford Press, New York, 1995
4) Schmidt U, Treasure J: Getting better bit(e) by bit(e): A survival kit for sufferers of bulimia nervosa and binge eating disorders. Lawrence Erlbaum Associates Pub, Hove, 1993

【第 7 章 CASE 9 (Part 2)】

1) Fairburn CG: Cognitive Behavior Therapy and Eating Disorders, The Guilford Press, New York, 2008 (切池信夫監訳：摂食障害の認知行動療法．医学書院，2010)
☞ 摂食障害に特化した認知行動療法の教科書。治療技法が網羅的に解説されている。

索 引

数字・欧文

1か月の食事を振り返る　101
1次予防　127
2次予防　139
2つの気持ち　26
3食は必ず摂る　24
3徴，女性アスリートの　171

A

action stage，動機付け　26
anorexia nervosa　2, 17

B

BEAT，援助団体　57
Beck，認知療法の創始者　21
BED　13
binge　9
binge eating disorder　13
BMI；body mass index　5, 62
bulimia nervosa　2

C, D

chew and spit　13
cognitive analytical therapy　20
Community Mental Health Team　55
contemplation stage，動機付け　26
DSM-Ⅳ-TR　5

G

GP；general practitioner　14, 39-41, 55
guided self-help　4, 14
Gull，19世紀の英国の内科医師　17

M

maintenance stage，動機付け　26
Marcé，19世紀のフランスの医師　17

motivational interviewing　25

N

NHS；National Health Service　55
NICE；National Institute for Health and Clinical Excellenceのガイドライン　15, 41, 102, 103
NOS；not otherwise specified　13

O

open-ended quesiton
　――，指導付きセルフヘルプ導入のコツ　32
　――，動機付け　28

P, T

precontemplation stage，動機付け　26
preparation stage，動機付け　26
pro-anorexic　19
pro-bulimia　19
pros and cons　96
　――，動機付け　27
psychoeducation　32
purge　9
refeeding syndrome　102
transdiagnostic　19

V, Y

visual analogue scale　95
yes no question　33

和文

■あ

アセスメント(症状評価) 22, 102
　——，栄養面での 102
アセスメント受診 42, 128, 138, 148
アダルトチルドレン 20
アプローチ，患者の力を生かす 31
アルコール乱用 19, 170
　——，症状モニターをしないとき 46
悪循環を断つ，過食症 169
頭にある関心事の割合 83
悪化のサイン，早い段階での 118
安心食材リスト 101
　——，資料 192
安静時間 117
安定した治療環境 46

■い

インスリン使用を嫌う 46
インテーク面接 133
インフォームドコンセント 34
いじめ 175
医学的処置 36
医学モデル 18
医務室，職場の 141
医療機関受診への抵抗の理由 134
医療モデル 18
依頼状，かかりつけ医から専門機関への 23
維持期，動機付け 26
怒り，過食の引き金になる感情 174

■う

うつ病 31, 146, 148
　——，症状モニターをしないとき 46
受け身的 34
嘘，「ちゃんと食べている」 7
運動 148
　——，病室の中でこっそり 157
運動強迫 8, 106, 145
運動量が多すぎる 8

■え

エスカレーター，過活動 108
エストロゲン 103
エンシュアリキッド 69
栄養剤 69
栄養士 39, 69, 91, 98
栄養指導 91
栄養相談 98
栄養補給のドリンク 100
援助団体，BEAT 57

■お

お金がないと言っている，いつも 12
追い立てられる気分 109
落ち着かなさ 107
嘔吐 160
同じ会話，メディカルモデルの問題点 30
思い込み 185
　——，本人だけの 11
親の援助についても指導 65

■か

カウンセリング 84-86, 132
カロリーブック 103
かかりつけ医制度 41
変えたくない理由 95
変えたほうがよい理由 96
変えないほうがよい理由 96
家族 71
　——，摂食障害と 71
　——が心配して受診した例 80
　——の相談 76
　——の態度は経過に影響 71
　——への干渉，本人の 87
家族関係 52
家族原因説 71
家庭医 14, 39-41, 55
過活動 8, 105-107, 115
　——，診断基準以外の特徴 7
　——に陥る危険，仕事を考えるとき 54
過剰な運動 9
過食
　——に費やした金額 10
　——の回数 10
　——のコントロール 167
　——の出方 11
過食嘔吐 105, 137, 145, 184

──，境界性パーソナリティ障害　51
過食症　2, 3
　　──の治療　159
過食症の記録用紙
　　──，資料（過食の背景 ver.）　202
　　──，資料（基本 ver.）　200
　　──，資料（症状出現時の状況 ver.）　204
過食症礼賛的　19
過食絶食のサイクル　168
過食背景記録　176
顆粒球の数，白血球の中の　74
噛み吐き障害　13
回数，体重の量り過ぎ　73
回復　47
海外での試み　55
階段，過活動　108
確認
　　──，血圧の　64
　　──，脈拍の　64
学生相談　137, 138
学生相談室，大学の　131
学校　41
　　──の対応，海外での試み　56
学校保健の中の摂食障害　127
髪が抜ける　78
軽い浮腫　103
完全主義　11
　　──，診断基準以外の特徴　11
完璧主義　78
看護師　19, 39, 152
浣腸　9
間食　24
患者
　　──が避ける食材，英語圏　170
　　──と依存者の治療関係　17
　　──との会話の接点　155
　　──の力を生かすアプローチ　31

■き

キーパーソン，援助の　90
ギャップ，患者の世界と周囲の理解に　30
危険性を強調するメッセージ　127
気分障害，症状モニターをしないとき　46
気分不安定　8
気分変調　148

気分変調症，症状モニターをしないとき　46
気持ちを％で表す，過食の背景の　178
記録　75, 162
　　──，過活動についての　111
　　──をとる　45
記録用紙　165
基礎体温表　103
虐待　175
急激な体重減少，症状モニターをしないとき　45
救命　4
　　──の医学的処置　18
給食　69
拒食症　2
拒食症礼賛的　19
拒絶感，周囲に対する　7
共通理解を持つために　30
恐怖リスト　22
境界性パーソナリティ障害　50
金額，過食に費やした　10

■く

クラブ活動，競争的に活動　129
グラフに記入　67
グレーゾーン　5
空白，経歴の　49
空白期間，ライフサイクル上の　47
空腹感　150
　　──がよくわからない　150

■け

下剤　9
　　──の乱用　9
経過　71
経過観察　6, 13
経過表　136
　　──，資料　193
経済的な負担　10
経歴の空白　49
月経
　　──が不規則　103
　　──の回復　103
検査の結果を説明　65
健診　5, 60, 122

■こ

コモビディティー（併存診断）　148
コントロール感　54
子育て　149
　——，摂食障害と　149
子育て中の母親　140
個人情報　38
　——の共有，他職種　38
個別性　31
行動期　26
　——，動機付け　26
行動療法　19, 22, 115
抗うつ薬　31, 41, 107
抗不安薬　107
攻撃性　153
肯定的な見方に転換　161
高カロリー輸液　3, 156
構造，何か生活に　116
骨粗鬆症，女性アスリートの3徴　171
骨密度　5
今週のまとめシート，資料　199

■さ

再栄養症候群　102
再発　51
　——の徴候を知る　117
再発予防　117, 118
罪悪感　8
　——，診断基準以外の特徴　7
寂しさ，過食の引き金になる感情　174
寒さ　37
産科との連携，妊娠ケース　46
産後うつ　146
散歩
　——，気分転換　185
　——をする，何時間も　8
賛成と反対の意見，動機付け　27

■し

ジョギング
　——，過活動　108
　——，気分転換　185
　——をする，何時間も　8
仕事を考える，生活の自立　52

思考重視，過食症患者の　11
思春期ならではの難しさ　8
思春期の成長　124
思春期やせ症　3, 149
施設間連携，海外での試み　55
指導付きセルフヘルプ　4, 12-14, 21, 32, 45, 186
嗜癖行動　19
嗜癖モデル　20
　——に基づく治療　20
自覚症状　9
自己開示　50, 53
自己価値観の不安定さ　8
自己嫌悪　174
　——，過食の引き金になる感情　174
自己受容　28
自己評価　6, 7, 10
　——，過食症患者の　10
自己誘発性嘔吐　9
自助　13
　——グループ　13
自分なりのセルフヘルプ　144
自立をめぐる葛藤　8
児童思春期　71
時間割　116
失コントロール感　9
疾病利得　27
社会的なひきこもり　50
社会復帰を視野に　48
受診経路，初診の際の　41
受診動機　61
収入の使い方，生活の自立　54
周囲に対する操作的態度，境界性パーソナリティ障害　51
従来の治療法　17
宿題　24, 35, 97
　——，セルフヘルプを促す技法　35
　——，認知行動療法　24
熟考期，動機付け　26
準備期，動機付け　26
初診時外来
　——，小児科　60
　——，精神科　91, 105
　——，内科　76, 91
初診の動機　60

女性アスリートの3徴　171
女性ホルモン　5
徐脈　65
小児科医　60
小児科クリニック，初診時外来　60
症状
　——，セルフヘルプに導入しやすい　4
　—— の意味を理解したい，力動的精神療法
　　　　　　　　　　　　　　　　　　20
　—— の観察と記録　35
　—— のコントロール　184
　—— の出方　11
　—— の理解　4
　—— を隠したい心理，摂食障害の病理　17
　—— を量的に表現，認知行動療法　22
症状悪化予防　118
症状自己モニター　24
症状全体の把握　159
症状モニター　31, 45, 54, 159, 170, 172
　—— をしないほうがよいとき　45
紹介時の注意点　42
紹介状　22
紹介する側が知っておくべきこと　42
紹介のプロセス　89
　——，一般内科医から心療内科への　89
衝動性の高さ，境界性パーソナリティ障害
　　　　　　　　　　　　　　　　　　51
上司とのコミュニケーション　160
食材のカロリー　99
食事
　——，仕事を考えるとき　53
　—— がめちゃくちゃ　167
　—— の規則性　24, 169
　—— の記録　162
　—— の工夫　69
　—— へのこだわり　48
食生活の安定化　159
職場の医務室　141
心理教育　31, 118
心療内科　86
心療内科医　41
身体感覚　155
身体に対する操作，過食症患者の　11
身体疲労感の消失，診断基準以外の特徴　7
身体を温める　117

神経性食欲不振症　2, 17
神経性大食症　2
信念，その人特有の思い込み　177
深刻な低体重，症状モニターをしないとき
　　　　　　　　　　　　　　　　　　45
診察時間が短い　29
診察時の体重測定　73
診察の間隔を柔軟に設定，宿題　36
診断基準　4
　——，神経性食欲不振症（拒食症）の　5
　——，神経性大食症（過食症）の　9
　—— にはこだわらない　19
新体操　145

■す

スクールカウンセラー　120, 128, 144
スナック菓子の包み　12
スポーツ指導者に対する啓発　171
スポーツ選手の健康問題　129
スポーツ特待生　171
水泳
　——，過活動　108
　——，気分転換　185
衰弱感　37
睡眠　8, 11, 74, 105, 140
睡眠時間　11
睡眠リズム　108
数字重視　12
　——，過食症患者の　11
少しずつコントロール　11

■せ

セッションの録音　75
セルフヘルプ　13
　——，年齢に見合った　49
　—— の第1歩　161
セルフヘルプ的アプローチ　15
世代間の境界　71
生育歴上の問題を解決したい，力動的精神療法
　　　　　　　　　　　　　　　　　　20
生活上の出来事への対応　55
生活の自立　12, 52
生活費　12
生活面の簡略化　116
生活リズム　109, 161

生活リズム記録表　143
　——，資料　196
生理
　——　がない　92
　——　に影響　63
　——　も不規則　77
成人ならではの難しさ，過食症の　12
成長曲線　63, 123
　——，資料　194
成長記録，記入例　125
精神医学的アセスメント　46
精神科医　39, 41, 91, 105, 159, 173
精神科クリニック　107, 159, 173
　——，初診時外来　91, 105
精神科病棟　152
精神分析　20
精神保健相談　141
摂食障害
　——，特定不能の　13
　——　と子育て　149
摂食障害専用の質問紙　10
絶食　9
専門的援助が難しくなる展開　126
前熟考期　26, 148
　——，動機付け　26

■そ

ソーシャルワーカー　39
早期治療　32, 40
早期発見　5, 32, 40
掃除
　——，過活動　114
　——　をする，何時間も　8

■た

ダイエット　51, 121
ダイエットブーム　6
ダンス，気分転換　185
だらだら食い　11
多職種連携　38
食べられない食材　94
大量服薬，境界性パーソナリティ障害　51
体型へのこだわり　48
体重回復のスピード　102
体重計　75

　——，アナログ　75
体重操作　73
体重測定　37
　——　から対話を発展させる　152
体重の単位　16
体操，過活動　111
体力，仕事を考えるとき　53
対人関係療法　3, 20
大学　41
　——　の学生相談室　131
代償行動　9, 10
段階的治療　15

■ち

チームマネジャー　39
地域メンタルヘルスチーム　41
治療
　——　が進んでいる感覚，宿題　36
　——　との両立，仕事を考えるとき　54
　——　に対する思い込み　185
　——　のギアを入れる　15
　——　の終了　130
　——　の責任　88
　——　の動機付けの確認，宿題　35
治療観　25
　——　をきちんと聞く，本人の　12
治療関係　17
　——，治療者と患者の　17
　——　の難度　32
治療計画　12, 160
治療効果のエビデンス　15
治療構造　14
治療しない立場　19
治療者と患者の治療関係　17
治療態度，動機付け　28
治療中断　36
治療動機　4, 6, 12
　——，多職種連携と本人の　38
治療ノート　35, 151
治療法
　——　の特徴　18
　——　の分類　18
治療目標　11
注意，一人暮らしの場合の　54
注意点，紹介時の　42

長期化　3, 8, 47, 48
　　──，拒食症の　3
　　──のパターン　47
長期化ケース　47

■つ
次につながらない面接　121
次につながる面接　122

■て
手紙　97
　　──を書く　27, 95
　　──を書く練習　97
手紙療法，動機付け　27
手首切り，境界性パーソナリティ障害　51
低栄養　4, 8, 86
低カリウム血症　9
低体温　8
低体重　5, 8
抵抗　4
抵抗感，治療に対する　4
適度な距離関係，職場の同僚との　54

■と
トイレが詰まる　12
ドロップアウト　3, 90
　　──，治療から　3, 35
　　──が少ない，指導付きセルフヘルプ　15
　　──しないように　12
統合失調症　7, 31, 71
糖尿病，症状モニターをしないとき　46
動機付け　18, 91
　　──の対話　39
動機付け面接法　19, 25, 81, 96, 133
動機付け療法　21
特定の食物を回避，過食症　169
特定不能の摂食障害　12, 13, 141
独特の感覚，身体に対する　11

■な
内科医師　39, 76
内科クリニック，初診時外来　76

■に
入院治療　39

入浴
　　──，過活動の低下　117
　　──，気分転換　185
人間関係
　　──，仕事を考えるとき　53
　　──の不安定さ，境界性パーソナリティ障害　51
妊娠，症状モニターをしないとき　46
認識のずれ，親と子の間で　88
認知行動療法　3, 19, 21, 22, 56
認知の歪み　7
認知分析療法　3
認知療法　21

■ね，の
ネグレクト傾向　72
寝てしまうこと，気分転換　185
眠る前の儀式，過食嘔吐が　11
望ましい治療者像，摂食障害の　28

■は
ハードル
　　──の設定，治療目標　11
　　──を低く設定，治療目標　11
ハイリスク生徒　128
パージ　9
パートナーとの関係　52
パニック発作，症状モニターをしないとき　46
配偶者との関係　52
肌荒れ　37
肌がガサガサ　78
発症状況について確認　66
母親
　　──から見た症状の確認　76
　　──との関係　182
　　──に対する怒り　168
　　──の考えを聞く　63
　　──の差し入れ　168
　　──の相談　76
　　──の役割　70
万能感　8

■ひ
ビンジ　9

否定的な思考　21
否定的な発言，メディカルモデルの問題点
　　　　　　　　　　　　　　　　30
否認　5, 7, 8, 158
　── の病理　157
肥満恐怖　6
疲労感　7, 37
一人暮らしの場合の注意　54
人からの勧めで受診　91
人に言えない期間　50
暇にできない　106
病院・地域連携，海外での試み　55
病気観　25
病識　25
貧血　126

■ふ
フィードバック　39
　── になる，宿題　35
フォーミュレーション　20, 22, 33, 41, 107
　──，図を用いた　24
　── の例　23
プライマリ・ケアの場に受診する摂食障害
　　　　　　　　　　　　　　　　51
プロゲステロン　103
不安　84
不安性障害，症状モニターをしないとき　46
不信感，周囲に対する　7
不眠　107, 114
婦人科　92
部分症状　5
腹痛　33

■へ
併存疾患，摂食障害の　50
併存症，症状モニターをしないとき　46
併存診断　46
変化　25
　── に対する2つの気持ち，動機付け　26

■ほ
ホルモン剤　92
ボディイメージ　48
　── の修正　6
　── の障害　6, 156

　── の歪み　6
保健師　140
保健室　120
保健センター　41, 69, 140
他の人と一緒に行動する　116
本人
　── が困っていること　82
　── だけの思い込み　12
　── の受診　81
　── の受診の勧め　78
　── を受診させるには　80

■ま
まとめシート　186
まぼろしの線　16
万歩計　8, 116
満腹感がよくわからない　150

■み
見立てを伝えて感想を聞く　33
脈　67

■む
むちゃ食い　8, 9
むちゃ食いエピソード　8
むちゃ食い嘔吐型，神経性食欲不振症の　107
むちゃ食い障害　13, 138
無月経　5, 137
　──，女性アスリートの3徴　171
無力感　9

■め，も
メディカルモデル　18, 36
　── でスタート　162
　── の問題点　29
面接
　──，次につながらない　121
　──，次につながる　122
　──，の対応　52
目標体重　102

■や，ゆ
薬物乱用，症状モニターをしないとき　46
有病率　2
　──，摂食障害の　2

憂うつ感　84

■よ
養護教諭　42, 60, 120
抑うつ傾向　8

■ら
ライフイベント　91, 104, 158
　——への対応　54
ライフサイクルとセルフヘルプ　47

■り
リセット　12
　——，過食症患者の独特の感覚　12
利尿剤　9

理想重視，診断基準以外の特徴　11
履歴書上の空白　53
履歴書の書き方　52
離乳食が負担，育児中の母親　143
力動的精神療法　20
量の把握，過食の場合　10
臨床心理士　19, 39, 85, 86, 131
臨床的総括　22

■れ，ろ
レシート，過食患者の　10
レジュメ　22
連携ネットワーク　40
連携モデル　39
ロールプレイ　151